高等职业院校教学改革教材

中　药　鉴　定

于海帅　主编
陈立波　主审

化学工业出版社
·北京·

本教材分为5个学习项目，共15个学习任务。学习项目按照中药的来源分类，分为植物类中药的鉴定、动物类中药的鉴定、矿物类中药的鉴定、其他类中药的鉴定、中成药的鉴定。收载常见中药100余味，包括中药的来源、产地、性状鉴定、显微鉴定、理化鉴定等内容，几乎每味中药都配有图片。而且，本教材选取常用药材及药品为对象，将具体实验项目列入相应学习任务之后，体现“教学做”的特点。

本书为高职高专制药类专业教材，也可作为参加全国执业中药师资格考试的人员、制药类专业师生、基层中药生产收购、饮片加工人员及中药爱好者参考使用。

图书在版编目（CIP）数据

中药鉴定/于海帅主编. —北京：化学工业出版社，2015.8（2021.2重印）

ISBN 978-7-122-24274-7

Ⅰ.①中…　Ⅱ.①于…　Ⅲ.①中药鉴定学-教材　Ⅳ.①R282.5

中国版本图书馆CIP数据核字（2015）第128541号

责任编辑：陈有华　刘心怡　　文字编辑：周　倜

责任校对：边　涛　　装帧设计：尹琳琳

出版发行：化学工业出版社（北京市东城区青年湖南街13号　邮政编码100011）

印　　装：北京虎彩文化传播有限公司

787mm×1092mm　1/16　印张10½　字数256千字　2021年2月北京第1版第3次印刷

购书咨询：010-64518888　　售后服务：010-64518899

网　　址：http://www.cip.com.cn

凡购买本书，如有缺损质量问题，本社销售中心负责调换。

定　　价：28.00元

前言

中药鉴定是制药类专业的一门职业核心课程。 中药鉴定教材是以高等职业院校中药制药技术专业教学标准为依据，以现行《中华人民共和国药典》（一部）为指南，结合高职院校制药类专业教学改革实际，由长期从事中药鉴定教学和实践工作的教师及企事业单位专家编撰而成。

本教材以适应我国制药类专业高等职业教育改革和发展的需要为目标，以全面推进素质教育为目的，力求体现职业教育特色，注重教材整体内容的优化和创新，同时反映中医药高等职业教育和中药鉴定学科发展的最新成果，突出制药类专业高职人才岗位的职业性、服务的社会性和技能的高级性。 在编写中力求做到文字简练，图文并茂，表述准确，使用方便。

本教材分为 5 个学习项目，共 15 个学习任务。 学习项目按照中药的来源，分为植物类中药的鉴定、动物类中药的鉴定、矿物类中药的鉴定、其他类中药的鉴定、中成药的鉴定等 5 个项目。 收载常见中药 100 余味，包括中药的来源、产地、性状鉴定、显微鉴定、理化鉴定等内容，几乎每味中药都配有图片。 而且，本教材选取常用药材及饮片等为对象，在 15 个学习任务之后都配有相应的鉴定项目，体现“教学做”结合的特点。

本书为高职高专制药类专业的教材，也可作为参加全国执业中药师资格考试的人员、制药类专业师生、基层中药生产收购、饮片加工人员作为培训教材及中药爱好者参考。

本教材由吉林工业职业技术学院于海帅主编，吉林鹿王制药有限公司孟宪菊担任副主编，吉林工业职业技术学院谭舒心、王宏、刘彬，吉林市中西医结合肛肠医院白栋岩等参编。于海帅、谭舒心编写学习项目 1；孟宪菊、王宏编写学习项目 2；孟宪菊、刘彬编写学习项目 3；于海帅、孟宪菊编写学习项目 4；于海帅、白栋岩编写学习项目 5。 全书由吉林工业职业技术学院陈立波主审，并提出宝贵建议，在此表示感谢。

由于时间仓促和水平有限，书中难免存在缺点和不足，敬请读者提出宝贵意见。

编　者

2015 年 3 月

目录

学习项目 1　植物类中药的鉴定 …… **1**

学习任务 1　植物类中药概述 …… 2

学习任务 2　根及根茎类中药的鉴定 …… 11

学习任务 3　茎木、皮类中药的鉴定 …… 51

学习任务 4　叶、花类中药的鉴定 …… 65

学习任务 5　果实、种子类中药的鉴定 …… 78

学习任务 6　全草类中药的鉴定 …… 99

学习任务 7　树脂类、藻菌地衣类中药的鉴定 …… 112

学习项目 2　动物类中药的鉴定 …… **123**

学习任务 1　动物类中药概述 …… 124

学习任务 2　动物类中药的鉴定 …… 125

学习项目 3　矿物类中药的鉴定 …… **143**

学习任务 1　矿物类中药概述 …… 144

学习任务 2　矿物类中药的鉴定 …… 147

学习项目 4　其他类中药的鉴定 …… **153**

学习任务 1　其他类中药鉴定概述 …… 154

学习任务 2　其他类中药的鉴定 …… 154

学习项目 5　中成药的鉴定 …… **159**

学习任务 1　中成药鉴定概述 …… 160

学习任务 2　中成药的鉴定 …… 161

参考文献 …… **164**

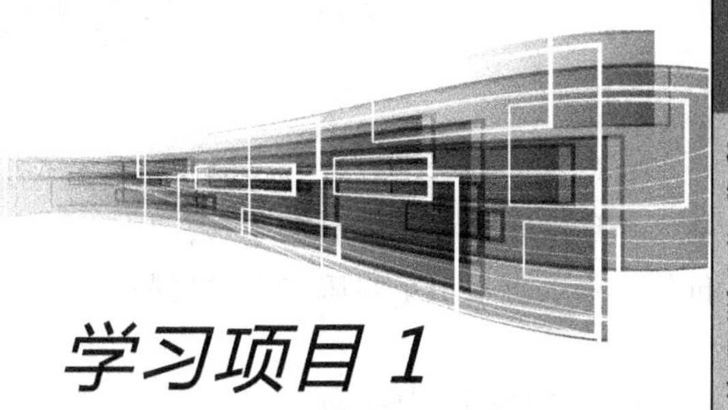

学习项目 1
植物类中药的鉴定

学习目标

1. 掌握植物类中药鉴定的依据、一般程序、真伪鉴定的方法和品质的优劣评价方法及有害物质的检查。
2. 熟悉植物类中药的入药部位及各部位的鉴定要点；熟悉显微鉴定、理化鉴定的一般程序。
3. 了解植物类中药鉴定的先进技术及发展趋势。

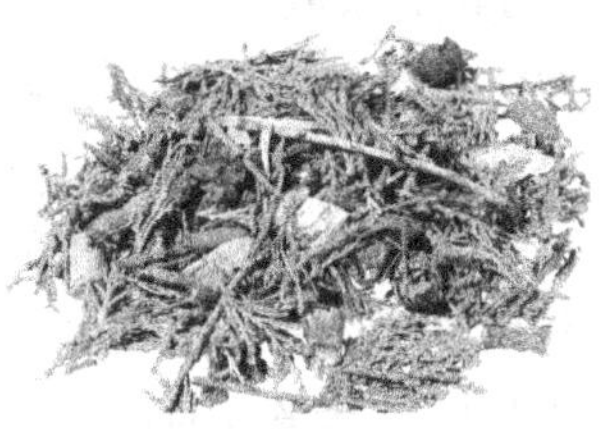

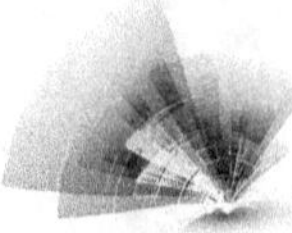

学习任务1 植物类中药概述

自然界中许多植物具有预防、治疗疾病或对人体有保健的功能，这些植物统称为药用植物。药用植物的根、根茎、茎木、茎皮、根皮、叶、花、果实、种子、全草等部位具有药用价值，可以直接用于临床或经过炮制入药，这些中药就属于植物类中药。

一、植物药的资源

我国土地幅员辽阔，东西南北地理环境和气候条件各异，高山、丘陵、草原、湖泊等不同地形以及寒带、温带、亚热带和热带等不同气候带分别蕴藏着各种不同的天然植物资源。据全国中药资源普查报告统计，迄今为止我国已有植物药 11146 种，占所有中药资源的 87%。许多著名的道地药材如麻黄、五味子、冬虫夏草等即采自野生的药用植物。所谓道地药材是指特定的产地所出产的历史悠久、品质优良、生产与加工技术精良、优质高产的著名药材。如川黄连、云三七、宁夏枸杞子、甘肃当归、山西党参、内蒙古黄芪、吉林人参、怀地黄、亳白芍、杭白菊、苏薄荷、广藿香、辽细辛、建泽泻、凤丹皮、济银花等均为驰名中外的常用道地药材。

在当今天然中药资源逐年下降的严峻现实面前，人类只有利用现代科学技术和方法加强对天然中药资源进行多层次、多功能、全方位的综合开发和利用，才能满足中药产品的市场供应。据不完全统计，我国目前引种栽培的植物药有 200 多种。为了规范中药材种植，生产绿色无公害中药，促进中药的标准化和现代化，国家于 2002 年 6 月 1 日起颁布和实施了“中药材生产质量管理规范”（GAP）。此后，全国建立 GAP 药材生产基地 600 多个，栽培面积约 $40\times10^4\,m^2$，年产药材 $3.5\times10^8\,kg$，大面积种植的品种达 250 多种，它标志着我国人工栽培植物药的发展规模和水平上了一个新台阶，为进一步生产中药饮片和中成药奠定了基础。

二、植物药的采收与产地加工

（一）植物药的采收

药用植物在不同的生长发育阶段、不同的器官中，其有效成分的种类及含量不同，同时受气候、产地、土壤等多种因素的影响。科学采收应包括：药用植物的药用部分中有效成分积累动态和生长发育阶段这两个指标，既要考虑有效成分的含量，又要注意产量，同时对含毒性成分的药用植物还要注意在毒性成分含量较小时采收，以获得优质高产安全的中药。因此，植物药的品质与其采收时间、采收方法及采收部位密切相关。

1. 采收时间

（1）根和根茎类　地上部分将枯萎（秋）或春初刚露苗时采收，此时贮存营养物最丰富，有效成分最高。倒苗较早的在夏末采收。

（2）茎木类　秋冬：关木通、大血藤、首乌藤、忍冬藤（藤茎）。全年：苏木、降香、沉香（心材）。

(3) 皮类　多数春末夏初，如黄柏、厚朴、秦皮，此时形成层分裂快，伤口易愈合；少数秋冬，如川陈皮、肉桂，此时成分含量多。

(4) 叶类　开花前或果实未成熟前，春夏光合作用旺盛期采收，如艾叶、臭梧桐叶。桑叶：冬季采收。

(5) 花类　花蕾：金银花、槐花、辛夷、丁香。初花：洋金花、金花（蒲黄、松花粉）。盛花：菊花、西红花。

(6) 果实、种子类　幼果：枳实、青皮。近成熟：瓜蒌、栀子、山楂。成熟经霜：山茱萸（变红）、川楝子（变黄）。种子：成熟果实的种子。

(7) 全草　幼苗：茵陈。茎叶盛时：青蒿、穿心莲、淡竹叶。开花：益母草、荆芥、香薷。

2. 采收方法

正确的采收方法能保持中药的有效成分和外形美观。花类中药如槐米、金银花、菊花等，手工摘取较机器采收更能获得品质良好而一致的花朵。地下器官采挖时应注意避免损伤。含鞣质的树皮类中药或须去除外皮的根及根茎类中药，采收加工时忌用铁器，以免引起表面颜色的变化，如肉桂、川楝皮、山药等。

3. 采收药用部分

有效成分在植物体的不同器官，甚至同一器官的不同部分分布是不同的。例如，槐树以花中有效成分高，人参中人参皂苷含量高低顺序依次为：韧皮部＞木栓层＞木质部。不同的药用部分不仅有效成分含量有较大的差异，而且化学成分的种类也有所不同。例如，麻黄草质茎中主要含有麻黄碱，有升压作用；而麻黄根中则不含麻黄碱，而含麻黄考宁及麻黄新碱A、B、C，呈降压作用。

（二）植物药的产地加工

中药采集后，除少数要求鲜用，如鲜地黄、鲜石斛、鲜芦根等，绝大多数需在产地进行一些简单的加工，促使干燥，符合商品规格，保证中药质量，便于包装贮运，一般要求形体完整、含水分适度、色泽好、香气散失少、不变味、有效成分破坏少等。

常见的加工及干燥方法如下。

1. 拣、洗

拣除非药用部位，洗去泥沙，种子须筛去果壳。芳香药材不用水洗。揉搓打光，如党参、光山药等。

2. 切片

便于干燥，缩小体积，便于运输，如鸡血藤、木通、大血藤、山楂、木瓜等切片。挥发性成分、易氧化的成分不宜切片，如当归、川芎、槟榔、麻黄。

3. 煮、蒸、烫

含浆汁、淀粉的药材不易直接干燥，须经烫煮。烫煮可防虫卵，易于保存。白芍、莪术蒸至透心，天麻、红参蒸透，太子参略烫，黄精、玉竹、地黄熟制起滋润作用。

4. 熏硫

山药、白芷、川贝母等干燥前后用硫黄熏制，使色泽洁白，防止霉烂。

5. 发汗

有些药材在加工过程中用微火烘至半干或微煮、蒸后，堆置起来发热，使其内部水分往外溢，变软、变色、增加香味或减少刺激性，有利于干燥，这种方法习称“发汗”，如厚朴、杜仲、玄参、续断等。

6. 干燥

含挥发油类、花草、叶类、全草类或易变色、变质的药材，均不易烈日下暴晒或高温下烘干，均应阴干。烘干的温度以50～60℃为宜，对成分无影响，又能抑制酶活动。多汁果实类可70～90℃干燥。

三、植物药的贮藏保管

植物药的品质优劣，除与采收加工是否得当有关外，还与贮藏保管有直接的关系。如果贮藏不当，植物药就会产生不同的变异现象，降低质量，影响疗效。

（一）贮存中的变质现象

1. 虫蛀

多种害虫，其中螨危害最大。螨属节肢动物门，蛛形纲蜱螨目中的小动物大小介于0.3～1mm，种类很多。药材和中成药都可寄生，染有螨的药物短期内发霉变质，服后引起消化系统、泌尿系统、呼吸系统的疾病。螨类及虫卵的检查，螨类生长适宜温度25℃，相对湿度80％以上，繁殖时间5～8月，繁殖温度16～35℃。易虫蛀植物类药材有：①含脂肪油（苦杏仁、桃仁、柏子仁）；②淀粉（白芷、山药、薏苡仁）。

含辛辣成分的药材一般不易虫蛀，如胡椒、花椒等。

2. 生霉

防霉的主要措施是控制仓库的温度及湿度。另外，一般药材的含水量应控制在13％以下。有效成分易水解的药材，其含水量应在6.0％以下，如洋地黄等。仓库的相对湿度应小于70％，温度应在25℃以下。

3. 变色

中药的变色常伴随着有效成分的变化，因而影响中药的品质，影响疗效。

4. 走油

含有多量脂肪油的中药，在温度高的情况下，其中油分容易向外渗出，从而使中药表面呈现油样的光泽，称为“泛油”或“走油”，也常伴随着变色和变质。“走油”原因有：①贮存不当油分外溢（如柏子仁）；②受潮、变色、变质后表面呈现油样变化。

5. 跑味

含挥发油的中药，如薄荷、紫苏、荆芥等，在温度较高的情况下，挥发油易散失，从而使香气减弱，称为“跑味”，往往其药效也降低。

（二）贮存注意事项

1. 仓库管理

入库检查：污染严重的不入库。

定期检查：执行“先进先出、近期先出、易霉易变先出”的原则。

分库保管：贵重、毒剧、麻醉植物药应有具体标识，并采取双人双锁制度。

科学配置：“对抗同贮法”，丹皮与泽泻放一起，泽泻不虫蛀，丹皮不变色。

2. 虫害防治

杀虫剂使用时应注意，防毒，戴防护面具。

3. 气调养护

塑料帐内充入 N_2 或 CO_2。有的地区经验：在一定温度、湿度下可有效杀死螨类。

四、植物药的鉴定

（一）鉴定的依据、程序和中药拉丁名

1. 药典和其他国家标准

（1）《中华人民共和国药典》（简称《中国药典》） 1953 年版、1963 年版、1977 年版、1985 年版、1990 年版、1995 年版、2000 年版、2005 年版、2010 年版、2015 年版。除 1953 年版，1963 年版至 2000 年版分为一、二部，2005 年版至 2015 年版分为一、二、三部，一部收载中药材和成方制剂。

（2）"中华人民共和国卫生部药品标准"、"部颁标准" 1963 年、1992 年部颁标准《中药材》第一册。《部颁进口药材标准》（未公开发行）。

（3）地方药品标准（已取消，仅供参考） 省、自治区、直辖市药品标准。

2. 鉴定的程序

（1）取样

① 核对标签：品名、产地、批号、规格、等级、包装或标志是否相符。

② 检查样品完整性、清洁程度、水迹、霉变、污染状况。

③ 取样注意代表性，大批药材，不但各包件可能有差异，同一包件中不同部位也可能有差异，选择不同包件、包件的不同部位取样，贵重药材逐件取样。

④ 取样量＝鉴定用量＋留样量（复核、重复分析）。个大：1kg；个小种子类：5～10g。

（2）鉴定 采用恰当的鉴定方法进行鉴定操作。

（3）检验报告 如实填报检验报告。

3. 中药拉丁名

中药有了拉丁名，可进一步统一中药名称，防止混乱，有利于对外贸易和国际学术交流。

药用部位（第一格）＋药品（第二格）

Rhizoma	Coptidis	黄连
Folium	Eryobotryae	枇杷叶
Semen	Strychni	马钱子

（1）一属一个品种入药，或多品种入药，一般用属名。

（2）一属中不同品种作不同药材时，除一种外，均需加种名。

如：Radix Angehicae Sinensis 当归

Radix Angelicae Pubescentis 独活

Herba Asarie 细辛

Herba Asari Forbesii 马蹄细辛（杜衡）

（3）药用不同部位入药或不同属植物入药加 et（和） seu（或）。

如：Radix et Rhizoma Rhei 大黄

Herba Erodii seu Geranii 老鹳草

（4）拉丁名中的形容词位于最后。

如：Semen Armeniacae Amarum（苦杏仁）

Semen Sojae Preparatum（淡豆豉）

（5）习惯用法。

如：Pericarpium Granati（石榴皮，用种名）

（二）鉴定方法

四大鉴别，各种方法有其特点和适用对象，如全草、根、粉末；有时需几种方法配合运用。

1. 来源鉴别（基源鉴定）

（1）观察植物形态　观察特征，采集有花果标本。单纯靠营养器官是不够的，有时易得出错误结论。重点采集完整繁殖器官。

（2）核对植物学文献　植物态、图鉴、植物分类学报、补编，必要时查对原始文献。

（3）核对标本（最好到植物所等权威部门）　注意同种植物在不同生长期的形态差异，必要时请专家协助鉴定。

2. 性状鉴别

宏观观察方法，观察的深度与分析水平、思想框架有关。

形状：形状一般较固定，注意经验鉴别术语，如“蚯蚓头”、“枣核艼”等。

大小：种子果实变化幅度较小，沙苑子 2.5mm，草沙苑 3mm。

颜色：海金砂棕红色，掺砂呈淡棕色。

表面：光滑程度，有无毛茸（叶、果、种子）、皱纹、鳞毛（金毛狗脊）。

质地：指软硬坚韧、疏松假密、黏性和粉性等程度。南沙参质轻松、断面裂隙——“松泡”。山药，含淀粉粒多，折断淀粉容易飞扬——“粉性”。当归，柔软，含油而润泽——“油润”。郁金经蒸煮加工，质硬，断面透明有光泽——“角质”。

断面：与结构有关。淀粉粒多——平坦；纤维多——纤维性；石细胞多——颗粒性。

纹理：形成层环、单子叶结构、双子叶结构、菊花心、筋脉点、车轮纹、罗盘纹。

气味：强烈刺激性和毒性药材，口尝要小心，尝后吐出，漱口和洗手。麻舌的药材：南星、半夏、乌头、一支蒿。

水试：西红花——黄色；秦皮——碧蓝色荧光；葶苈子、车前子、光明子加水体积膨胀、种子黏滑。

火试：海金沙——燃烧有爆鸣声，且有闪光；青黛——燃烧有紫色烟雾。

3. 显微鉴定

（1）制片方法　横切片、纵切片（徒手、滑走、石蜡切片）；表面片、粉末片、组织解离制片。

（2）封藏试剂

① 水、稀甘油、斯氏液：观察淀粉粒、油润、菌丝。

② 水合氯醛：观察组织、晶体；溶解淀粉粒、蛋白质、叶绿体、树脂、挥发油，使收缩膨胀。

③ 5% KOH 切片清洁液：溶解淀粉粒、蛋白质，使之膨胀，增加透明度。处理后应立即洗去碱液，封藏，以免长时间破坏组织。

④ 等量乙醚乙醇液：脱脂剂，除去种子中脂肪油、挥发油及树脂等，观察糊粉粒。

⑤ 氯化碱液：漂白剂，对颜色浑暗的切片可漂白，除去叶绿素。

（3）细胞壁和细胞后含物的检查

① 木化　浓盐酸＋间苯三酚，红色。

② 纤维素　氯化锌碘液，蓝色或紫色。

③ 淀粉粒　I_2，蓝色。

④ 糊粉粒　$Hg(NO_3)_2$，砖红色。

⑤ 油滴　苏丹Ⅲ，红色。

⑥ 草酸钙　50%H_2SO_4，针状结晶（硫酸钙）。

⑦ 碳酸钙　HCl，溶解＋$CO_2\uparrow$＋$CaCl_2$。

⑧ 硅质块　HF，溶解，CaF_2。

⑨ 黏液质、树胶　镣红，染成红色。

（4）扫描电镜、超微分析　立体感、真实感强，丰富显微鉴定内容。花粉粒、种子表面具有分析价值。

4. 理化鉴定

（1）物理常数测定（密度、黏稠度、硬度等）　相对密度：蜂蜜 1.349 以上，薄荷油 0.89～0.91；竹黄粉末（过 4 号筛）10g，体积大于 35ml（轻泡）。

（2）膨胀度　$S=\frac{V}{W}$，每 1g 药材在溶剂中的体积（ml）。北葶苈子（12）＞南葶苈子（3）。

（3）色度　检查白术走油情况。

精密称取最粗粉 2g，加 55%乙醇 50ml，用稀盐酸调节 pH2～3，振摇 1h，离心 15min，取上清液 10ml，与对照液比，不显得较深。

（4）（泡沫指数）溶血指数　用标准皂素比较。

溶血指数应说明温度和动物血，以能产生溶血的最低浓度说明之。

（5）微量升华　大黄素、丹皮酚、安息香酸。

属于显微化学反应，迅速提取出来，进行有选择的反应。

（6）荧光反应　黄连木部金黄色荧光；秦皮，日光下，天蓝色荧光；银柴胡醇溶液，蓝色荧光；芦荟水溶液，硼砂，绿色荧光。

（7）显微化学反应

① 柴胡横切片　无水乙醇-硫酸，黄绿色-绿色-蓝色（柴胡皂苷）（次生韧皮部以外）。

② 黄连粉末　95%乙醇＋30%HNO_3，小檗碱针簇状结晶。

（8）一般测定

① 灰分测定

a. 生理灰分：将中药粉碎高温炽灼，其细胞组织及其内含物形成的灰分。

b. 总灰分：药材生理灰分＋所附无机残渣。

c. 酸不溶性灰分：药材灰化后，用 10%HCl 洗涤，所得灰分。

生理灰分中 $CaSO_4$ 含量多且差异大，用 HCl 除去。生理灰分中的钙盐，总灰分中泥沙、杂质等硅酸盐保留，以评定质量。

② 水分测定　不同的中药材对水分的含量要求不同，一般分 9%、11%、13%、15%等几个水平。

③ 浸出物测定　包括挥发油、总黄酮、总皂苷、总鞣质测定等。

(9) 指纹定性分析　常用方法包括 TLC、UV、IR、GC、HPLC 等。

(10) 含量测定　常用方法包括 TLC、HPLC、GC、UV 等。

(11) 有害物检查　有机氯农药［DDT、BHC（六六六）］；有机磷农药；黄曲霉素，溶于 $CHCl_3$、甲醇，不溶于乙烷、乙醚、石油醚，有强荧光。

(12) 微量元素分析　游离态→有机络合体。

(三) 中药鉴定的难点和空白

① 同一药材，来源于同属不同品种，性状、结构相似。如党参属、沙参属、铁线莲属、钩屯属、石斛属、黄精属。

② 同种药材不同地区产品。

③ TLC 和含量测定只一小部分。

④ 动物药的鉴别，如阿胶、龟板、蛇胆等的鉴别，难点较多。

⑤ 未知药材鉴别及检索。已知形状、结构、粉末、其药名或范围。

⑥ 未知粉末鉴别。

(四) 中药鉴定新技术、新方法

1. 色谱法

色谱法是在 20 世纪初产生，于 60 年代开始用于中药分析，经逐步完善最后列入 1977 年版《中国药典》，且在以后各版药典的中药和成方制剂中的应用比例迅速上升，成为中药鉴别最主要的方法之一。色谱法包括：薄层色谱法（TLC)、薄层扫描法（TLCS)、高效液相色谱法（HPLC)、气相色谱法（GC)、气质联用法（GC-MS)。

2. 光谱法

鉴别中药的原理：选择某一波段波长，以此通过中药的粉末或提取液，测定中药对这一波段波长的吸收并记录其吸收光谱。光谱法包括：紫外光谱法（UV)、导数光谱法（DS)、红外光谱法（IR)、荧光光谱法（FP)、核磁共振波谱法（NMR)、质谱法（MS)。

3. X 射线衍射法

理论基础：当对某物质（晶体或非晶体）进行衍射分析时，该物质被 X 射线照射产生不同程度的衍射现象，物质组成、晶型、分子内成键方式、分子的构型、构象等决定该物质产生特有的衍射图谱。X 衍射图谱分析可以给出待测中药材全体成分的衍射图形及衍射峰值，将衍射信息进行傅里叶变换，可获得每一中药的较为简单且又能反映药材整体结构特征的图谱。该方法适用于结晶度较强的矿物类药和部分动植物类药的鉴别。

4. 近红外漫反射光谱技术

近红外光谱包含了大多数类型有机化合物的组成和分子结构的信息。借助于化学计量学中的多元统计、曲线拟合、聚类分析、多元校准等方法定标，将其所含的定性、定量信息提取出来，能够用于中药材的鉴别。

5. 扫描电镜技术

是一种超微鉴定方法。扫描电子显微镜的分辨率较光学显微镜高数万倍，能够观察药材表面的细微特征，而且立体感强，样品制作简单。目前主要应用于药材花粉粒、叶表面、种皮表面的鉴定研究。

6. 热分析法

是研究样品及参比物在相同环境下等速加温时，两者的温度与时间或与加热温度的变化关系的方法。分析的结果用热谱图表示，比较两者热谱图的差异，以达到鉴别中药的目的。按分析内容分为：热重量法［热量法（TG）］、差示热量分析法［差热分析法（DTA）］、差示扫描量热法［差动法（DSC）］。在中药鉴别分析中，差热分析法最为常用。

7. 电分析法

示波极谱法：中药提取液中所含的化学成分，有的是电活性物质，利用示波极谱滴定仪可测得其 dE/dt-E 曲线，不同药材其曲线上出现切口和示波图形是不同的，可达到鉴别目的。等电点法：通过测量氨基酸的等电点来鉴别蛋白质类中药。

8. 电泳技术

中药中的一些带电荷的成分如有机酸、蛋白质、多肽、氨基酸、生物碱和酶等在一定强度的电场中，在相同的时间内，由于各成分的电荷性质、电荷量和分子量不同，造成泳动方向（向正极或负极）、速度和距离等不同，结合谱带条数和染色结果达鉴别的目的。

电泳的种类：醋酸纤维素薄膜电泳、聚丙烯酰胺凝胶电泳（PAGE）、琼脂糖凝胶电泳、十二烷基硫酸钠-聚丙烯酰胺凝胶电泳（SDS-PAGE）、等电聚焦电泳（IFE）、高效毛细管电泳（HPCE）。

9. 分子生物学技术

聚合酶链反应（PCR）：是1985年发明的一种模拟自然DNA复制过程的快速体外DNA片段扩增技术，又称无细胞分子克隆技术，获得1993年诺贝尔化学奖。该技术的问世，为中药鉴别提供了一条新途径。PCR能将药材中提取的痕量DNA扩增到足以供检测和分析的数量。在PCR基础上延伸出的鉴定方法有很多种，如RFLP、RAPD、AP-PCR、AFLP、SSR、DNA测序等。其中，随机扩增多态DNA法（random amplified polymorphic DNA，RAPD）最为普通，它无需专门设计扩增反应引物，也无需预先知道被研究生物基因组的核苷酸序列，尤其是在目前绝大多数动植物类中药没有基因组DNA资料的情况下，RAPD技术有很强的通用性，它最适于种下居群（品种）间的差异，也适用于种间和个体间。基因芯片（gene chip）又称DNA微阵列，是一种新型分子生物技术。于20世纪80年代提出，90年代初期迅速发展，近几年用于中药的品种鉴定。应用这一技术的前提是应用分子生物学技术找出待鉴定中药的特定寡核苷酸序列，并将其集成在芯片上，然后提取样本DNA进行扩增，荧光标记后与芯片杂交，若样本中存在与之互补的序列即可检测出来，从而达到鉴定的目的。基因芯片技术的优点是可以在一块芯片上同时点上成千上万个探针，进行大规模的药材鉴定，大大节约时间和精力，减少随机误差，提高鉴定效率。以遗传物质为基础的分子生物学方法弥补传统鉴定方法的不足，成功地鉴定中药的物种，但不鉴定优劣，因而不能取代中药化学成分指纹图谱等的鉴定。

10. 免疫技术

不同的动植物药材含有不同的特异蛋白，利用该特异蛋白为抗原制备的特异抗体与检品中的特异抗原结合产生沉淀反应来鉴别药材的真伪称为免疫鉴别。尤其适合亲缘关系比较近的动物药的基源鉴别。免疫鉴别还有酶标法和单克隆抗体法。

11. 中药生物效应鉴定法

在中医药理论指导下，以中药的归经、功能主治为线索，通过高效液相色谱、液-质联用、气-质联用等现代分离分析手段和放射性配体、受体结合分析法研究中药活性成分对机体生物分子（受体）的作用，在此基础上建立国际承认的中药质量评价、控制方法。方法的表征体现为有效成分含量或有效成分半数有效浓度 EC_{50} 值、半效抑制浓度 IC_{50} 值、表观解离常数 K_i 值。

12. 化学模式识别法

模式识别在20世纪60年代末被引入到化学领域，它基于一个十分直观的基本假设，即“物以类聚”：同类或相似的“样本”间的距离应较近，不同类的“样本”间的距离应较远。这样就可以根据各样本间的距离或距离的函数来判别、分类，并利用分类结果预报未知。

模式识别法包括主成分分析法（PCA）、SIMCA分类法、贝叶斯（Bayes）判别法、聚类分析法（CA）、模糊动态聚类分析法、人工神经网络技术（ANN）等，另外还有计算机图像分析技术（CIA）、导数谱线组法（DSUVG）等，这些方法通常是根据采集到的药材总成分提取物的大量光谱或色谱数据以及某些经量化后的指标，运用计算机对这些数据进行处理，去粗取精，去伪存真，从数据分析中获取能用于药材分析鉴别的有用信息，然后以计算机代替人对药材进行分析、鉴别、判断，进行分类和鉴别真伪。

（1）聚类分析法（CA） 它对一些观察对象（样品）依据某种特征加以归类分析，将性质相近的归入同一类，将性质差别比较大的分在不同的类，从而达到鉴别的目的。聚类分析很有实用价值，特别是当模式类数事先并不知道时更为有用。

（2）人工神经网络技术（ANN） 是一种模拟人脑功能的信息处理系统。它借鉴了人脑神经系统处理信息的过程，以数学网络拓扑结构为理论基础，以巨量并行性、高度容错能力、信息加工和储存的一体化以及自组织、自学习功能为特征。目前得到了广泛应用的一种网络是BP（back propagation）。人工神经网络技术提取的特征能够全面反映原始数据的信息，采用人工神经网络处理中药化学模式识别数据，简单而直观。

（3）计算机图像分析技术（CIA） 图像分析是近20年来兴起的一门新技术，它可将不同层次二维图像用计算机进行处理，获取此图像的三维定量数据。在中药鉴定方面，它可将果实、种子、花粉或组织切片中的某一特征的形态用计算机进行处理，比较其形态差异，从而达到鉴别的目的。

五、显微鉴定实施

（一）显微测定

1. 目的要求

掌握显微测定尺的使用方法。

掌握显微测量的方法。

2. 仪器、试剂、材料

仪器：目镜测微尺、载台测微尺、生物显微镜、酒精灯。

试剂：水合氯醛、甘油。

药材：大黄、肉桂。

粉末：大黄、肉桂。

3. 实验内容

测量大黄簇晶直径、肉桂纤维直径及长度。

4. 实验方法

(1) 装好测量目尺和物尺，按下列计算公式校对显微测量目尺。

$$\text{目尺每小格代表长度}=\frac{\text{物尺格数}\times\text{物尺每格长度}}{\text{目尺格数}}$$

(2) 取大黄、肉桂粉末，分别以水合氯醛透化装片，测量大黄簇晶直径、肉桂纤维直径及长度。

5. 作业

(1) 校对显微镜——目尺放大倍数。

(2) 测量大黄簇晶直径和肉桂纤维直径及长度。

(二) 显微描绘

1. 目的要求

掌握显微描绘方法。

熟悉显微描绘器的使用及应用。

2. 仪器、试剂、材料

仪器：目镜测微尺、载台测微尺、显微描绘器、绘图板、生物显微镜。

试剂：水合氯醛、甘油。

药材：半夏、肉桂。

粉末：半夏、肉桂。

3. 实验内容

(1) 描绘半夏针晶、肉桂纤维和石细胞。

(2) 测量放大倍数。

4. 实验方法

(1) 取半夏、肉桂粉末，分别以水合氯醛透化装片。

(2) 装好描绘目镜和描绘架。

(3) 描绘半夏针晶和肉桂纤维及石细胞。

(4) 测量放大倍数。

5. 作业

描绘半夏针晶和肉桂纤维及石细胞。

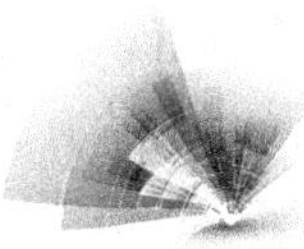

学习任务 2 根及根茎类中药的鉴定

根及根茎是植物的两种不同器官，具有不同的外形和内部构造。

一、根类中药的鉴定方法

（一）性状鉴别

根类中药包括药用为根或以根为主带有部分根茎的药材。

根没有节、没有节间和叶，一般无芽。根的形状通常为圆柱形或长圆锥形，有的为肥大块根，呈圆锥形或纺锤形等；少数根细长，集生于根茎上，如威灵仙、龙胆等，习称“马尾形”。根的表面常有纹理，有的可见皮孔；顶端有的带有根茎和茎基，根茎俗称“芦头”，上有茎痕，如人参等。根的质地有的质重坚实，有的体轻松泡；折断时有的呈粉性（含淀粉粒），或呈纤维性、角质状等。

一般双子叶植物根有一圈形成层的环纹，环内的木质部较环外的皮部大，中央无髓，自中心向外有放射状的纹理，木部尤为明显，外表常有栓皮。单子叶植物根有一圈内皮层的环纹；中柱一般较皮部为小，中央有髓部，自中心向外无放射状纹理，外表无木栓层，有的具较薄的栓化组织。其次，应注意根的断面组织中有无分泌物散布，如伞形科植物当归、白芷等含有黄棕色油点。

（二）显微鉴别

1. 双子叶植物根

一般构造：最外层为周皮，由木栓层、木栓形成层及栓内层组成。栓内层通常为数列细胞，有的比较发达，又名次生皮层。维管束一般为无限外韧型，由初生韧皮部、次生韧皮部、形成层、次生木质部和初生木质部组成。初生韧皮部细胞大多颓废；形成层连续成环，或束间形成层不明显；次生木质部占根的大部分，由导管、管胞、木薄壁细胞或木纤维组成，射线较明显；初生木质部位于中央，其原生木质部束呈星角状，星角的数目随科属种类而不同，有鉴定参考意义，如怀牛膝为二个角，属二原型。双子叶植物根一般无髓。

特殊构造：少数根类中药的次生构造不发达，无周皮而有表皮，如龙胆；或表皮死亡脱落，由微木栓化的外皮层细胞行保护作用，称为后生表皮，如细辛；或由皮层的外部细胞木栓化起保护作用，称为后生皮层，如川乌；这些根的内皮层均较明显。少数根有明显的髓部，如龙胆、川乌等。

异常构造：多环性异型同心环维管束，如牛膝、川牛膝；皮层异型维管束，如何首乌；韧皮部与木质部交错排列，如大戟、南沙参；具内涵韧皮部，如华山参。

2. 单子叶植物根

根一般均具初生构造。最外层通常为一列表皮细胞，无木栓层，细胞外壁一般无角质层。少数根的表皮细胞进行切线分裂为多层细胞，形成根被，如百部、麦冬等。皮层宽厚，占根的大部分，内皮层及其凯氏点通常明显。中柱与皮层的界限分明，直径较小。维管束为辐射型，韧皮部与木质部相间排列，无形成层。髓明显。

根类中药的横切面显微鉴别首先应观察结构，根据维管束的类型、有无形成层等，区分为双子叶或单子叶植物根。其次观察有无分泌组织，如桔梗、党参等有乳管，人参、三七等有树脂道，当归、木香等有油室；观察有无草酸钙结晶，如人参有簇晶，甘草有方晶，怀牛膝有砂晶，麦冬有针晶；观察内含物，如葛根（甘葛藤）含有多量淀粉粒，桔梗有的根含有菊糖而不含淀粉粒，天麻含有多糖颗粒；观察有无厚壁组织，如有无韧皮纤维或木纤维或石细胞。

二、根茎类中药的鉴定方法

（一）性状鉴别

根茎类是地下茎的总称，包括根状茎、块茎、球茎及鳞茎等。根茎类中药系指地下茎或带有少许根部的地下茎药材，鳞茎则带有肉质鳞叶。

根茎的形状有圆柱形、纺锤形、扁球形或不规则团块状等。根茎有节和节间，单子叶植物尤为明显；节上常有退化的鳞片状或膜质状小叶、叶柄基部残余物或叶痕；有时可见幼芽或芽痕；上面或顶端常残存茎基和茎痕，侧面和下面有细长的不定根或根痕。鳞茎呈扁平皿状，节间极短。蕨类植物的根茎常有鳞片或密生棕黄色鳞毛。

根茎的横断面，首先应注意区分双子叶植物根茎和单子叶植物根茎。双子叶植物根茎维管束环状排列，中央有明显的髓部。单子叶植物根茎通常可见内皮层环纹，皮层及中柱均有维管束散布，髓部不明显。

（二）显微鉴别

1. 双子叶植物根茎

外表常有木栓层，少数有表皮。如木栓形成层发生在皮层外方，则初生皮层仍然存在，如黄连等；有些根茎仅有栓内层细胞构成次生次层。皮层中有根迹维束或叶迹维管束斜向通过，内皮层多不明显。中柱外方部位有的具厚壁组织，如纤维和石细胞群，常排成不连续的环。草本植物的根茎维管束大多为无限外韧型，少数为双韧型，多呈环状排列，束间被射线分隔。有髓和髓射线。

2. 单子叶植物根茎

外表通常为一列表皮细胞，少数根茎皮层外部细胞木栓化，形成后生皮层，代替表皮起保护作用，如藜芦等。皮层明显，常有叶迹维管束散在；内皮层通常可见，较粗大的根茎则不明显。中柱中有多数维管束散布，髓部不明显。维管束大多为有限外韧型，也有周木型。

3. 蕨类植物根茎

外表通常为一列表皮，皮下面有下皮层，为数列厚壁细胞，内部为薄壁细胞组成的基本组织。一般具网状中柱，因根茎叶隙的纵向延伸和互相重叠，将维管系统分割成束，横切面观可见断续环状排列的周韧型维管束，每一维管束外围有内皮层，网状中柱的一个维管束又称分体中柱。分体中柱的形状、数目和排列方式是鉴定品种的重要依据。在环列的分体中柱的外方，有叶迹维管束，如绵马贯众等。有的根茎具双韧管状中柱。木质部排成环圈，其里外两侧均有韧皮部及内皮层环，中央有髓部，如狗脊。

根茎类中药的横切面显微鉴别，首先观察结构，应根据维管束类型和排列形式，决定其为蕨类植物根茎，还是双子叶植物或单子叶植物的根茎。观察分泌组织，如川芎、苍术等有油室，石菖蒲、干姜等有油细胞。单子叶植物根茎中常有黏液细胞，其中常含针晶束，如半夏、白及等。观察厚壁组织，如苍术的木栓层中有石细胞带，黄连（味连）的皮层及中柱外方部位均有石细胞。观察内含物，多数根茎类中药含有淀粉粒，有的含有菊糖而无淀粉粒，如苍术。

三、根及根茎类中药选论

（一）根及根茎类中药的鉴定选论

1. **大黄**（Radix et Rhizoma Rhei）

【来源】为蓼科植物掌叶大黄 *Rheum palmatum* L.、唐古特大黄 *Rheum tanguticum*

Maxim. ex Balf.、药用大黄 *Rheum officinale* Baill. 的根及根茎。

【植物】掌叶大黄叶掌状中裂，达 1/2；唐古特大黄叶极深裂，大于 1/2，裂又分裂；药用大黄叶浅裂，小于 1/4。

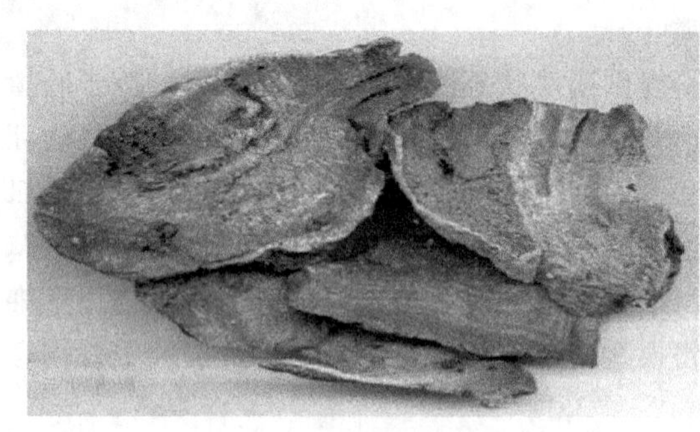

图 1-1　大黄药材

【产地】掌叶大黄主产于甘肃、青海、西藏、四川等地，主要为栽培，产量占大黄的大部分；唐古特大黄主产于青海、甘肃、西藏及四川地区，野生或栽培；药用大黄主产于四川、贵州、云南、湖北、陕西等省，栽培或野生，产量较少。

【性状鉴别】根茎呈类圆柱形或块片状。表面黄棕色至红棕色，去外皮者可见类白色网状纹理。断面淡红棕色或黄棕色，显颗粒性。根茎髓部宽广，有星点（异常维管束）环列或散在；根形成层环明显，木质部发达，具放射状纹理，无星点。气清香，味苦微涩，嚼之黏牙，有沙粒感，唾液染成黄色。如图 1-1 所示。

【显微鉴别】根茎横切面：具髓部维管束的异常构造。髓部宽广，有异常维管束，外木质部，内侧韧皮部，射线呈星状射出，韧皮部中有大型黏液腔，内含红棕色物质。薄壁细胞含淀粉粒及大型草酸钙簇晶。

粉末：掌叶大黄粉末淡黄色。草酸钙簇晶多而大，直径 21～125μm，棱角大多短钝。淀粉粒单粒或复粒，导管多为网纹，非木化。

【成分】游离蒽醌衍生物：芦荟大黄素（aloeemodin）、大黄酸（rhein）、大黄素（emodin）、大黄酚（chrysophanol）、大黄素甲醚（physcion）等，为大黄的抗菌成分。结合性蒽醌衍生物：游离蒽醌类的葡萄糖苷或双蒽酮苷，系大黄的主要泻下成分。双蒽酮苷为番泻苷 A、B、C、D、E、F（sennosid A、B、C、D、E、F）等，泻下作用强。大黄苷(rheinoside A、B、C、D)，亦为泻下成分。鞣质类物质约 5%：没食子酰葡萄糖、没食子酸、*d*-儿茶素等，为收敛成分。

【理化鉴别】

（1）取本品粉末的甲醇浸出液，滴于滤纸上，以 45%乙醇展开，置紫外线灯下检视，不得显持久的亮紫色荧光（与土大黄苷等的芪类化合物区别）。

（2）粉末微量升华得黄色菱状针晶或羽状结晶。

（3）薄层色谱以大黄酸、大黄粉末对照，紫外线灯下显 5 个橙黄黄色主斑点和相同荧光斑点，氨气熏后斑点变为红色。

【含量测定】HPLC 测定，含芦荟大黄素、大黄酸、大黄素、大黄酚、大黄素甲醚的总量不得小于 1.5%。

附：山大黄或土大黄，为同属植物藏边大黄 *R. emodi* WALL.、波叶大黄（河套大黄）*R. hotaoense* C. Y. Cheng et C. T. Kao、华北大黄 *R. fnanzenbachii* Münt、天山大黄 *R. wittrochii* Lundstr. 等的根和根茎。这些品种在部分地区和民间使用。它们都不是正品大黄，虽然也含有蒽醌衍生物成分，但不含双蒽酮苷番泻苷类，故泻下作用很差。药材根茎的横切面除藏边大黄有少数星点外其余均无星点。药材一般均含土大黄苷（rhaponticin，为二苯乙烯苷类物质)。在紫外灯下显蓝紫色荧光。

2. 何首乌(Radix Polygoni Multiflori)

【来源】为蓼科植物何首乌 *Polygonum multiflorum* Thunb. 的块根。

【性状鉴别】呈团块状或不规则纺锤形,两端各具有一个明显的根痕,露出纤维状维管束。表面红棕色,体重质坚实,不易折断。切断皮部散列"云锦状花纹"(异常维管束),中央形成层环明显,有的有木心。气微,味微苦而甘涩。如图 1-2 所示。

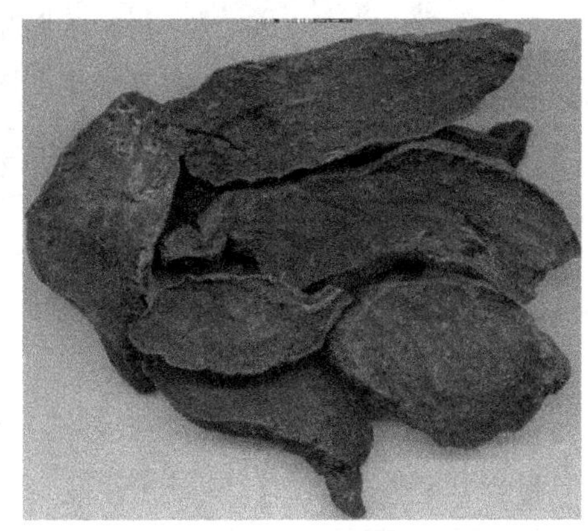

图 1-2　炙何首乌饮片

【显微鉴别】块根横切面:木栓层,含红棕色物质。韧皮部散有类圆形异型维管束,呈单个维管束 4～11 个,均为外韧型。中央形成层成环,木质部导管较少,有管胞及少数木纤维。薄壁细胞含有淀粉粒及草酸钙簇晶。

【成分】含蒽醌衍生物约 1.1%:大黄酚、大黄素、大黄酸、大黄素甲醚、大黄酚蒽酮(chrysophanol anthrone)等。2,3,5,4′-四羟基芪-2-*O*-*β*-D-葡萄糖苷。卵磷脂等。铁及锌含量较高。

【含量测定】HPLC 测定含 2,3,5,4′-四羟基芪-2-*O*-*β*-D-葡萄糖苷不得少于 1.0%。

小　结

(1) 蓼科药材:大黄、首乌、虎杖、拳参、金荞麦。

① 植物:有膜质托叶鞘。

② 显微:含簇晶,部分有异型维管束。

③ 成分:含蒽苷、蒽醌类衍生物及鞣质;*Rheum* 属、*Polygonum* 属含二苯乙烯衍生物。

(2) 含蒽醌类衍生物的植物

① 蓼科:*Rheum* 属、*Polygonum* 属。

② 豆科:决明属(*Cassia*)决明、望江南、番泻叶。

③ 茜草科:茜草属(*Rubia*)、巴戟天属(*Morinda*)、红芽大戟属(*Knoxia*)、耳草属、虎刺属。

④ 百合科:芦荟属(*Aloe*)。

⑤ 木通科:大血藤属(*Sargentodoxa*)。

3. 牛膝(Radix Achyranthis Bidentatae)

【来源】为苋科植物牛膝 *Achyranthes bidentata* Bl. 的根。

【产地】主产于河南省武涉等地(为四大怀药之一),栽培。

【采收加工】晒至干后,用硫黄熏数次,将顶端切齐,晒干。

【性状鉴别】呈细长圆柱形,表面灰黄色。质硬脆,易折断,断面角质样,中心木质部较大,外周黄白色点状维管束断续排列成 2～4 轮。如图 1-3 所示。

【显微鉴别】根横切面:木栓层为数列细胞。栓内层窄。外侧异常维管束断续排列成

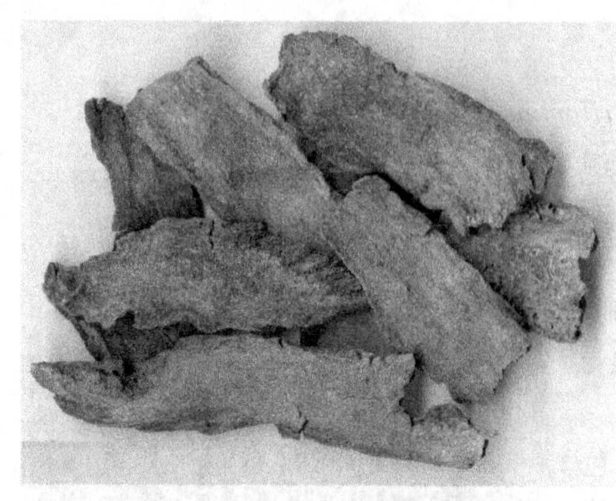
图 1-3 牛膝药材

2～4 轮；维管束外韧型，外轮束间形成层明显；木质部有导管、木纤维和木薄壁细胞。根中心木质部 2～3 群。薄壁细胞含草酸钙砂晶。

【成分】 含皂苷及羟基促脱皮甾酮 (ecdysterone)、牛膝甾酮 (inokosterone)、齐墩果酸等。

【理化鉴别】 薄层色谱以齐墩果酸为对照品。

(1) 横切面紫外线灯 (365nm) 下显淡蓝色荧光。

(2) 水浸液用力振摇呈持久性泡沫。

(3) 粉末＋冰醋酸及浓硫酸显紫红色。

附： 川牛膝 (Radix Cyathulae)

【来源】 为苋科植物川牛膝 *Cyathula officinalis Kuan* 的根。

【性状鉴别】 根呈圆柱形，微扭曲。表面棕黄色或灰褐色，有纵皱纹及侧根痕，可见多数横向突起的皮孔，顶端有时残留根茎和茎基。质坚韧，不易折断；切断面维管束点状，排列成 4～11 轮同心环。薄壁细胞含草酸钙砂晶、方晶。

4. 川乌 (Radix Aconiti)

【来源】 为毛茛科植物乌头 *Aconitum carmichaeli* Debx. 的母根（主根）。

【性状】 呈圆锥形，中部多向一侧膨大，顶端有残存的茎基。表面有瘤状侧根及子根脱落的痕迹。断面可见多角形形成层的环纹。气微，味辛辣而麻舌。如图 1-4 所示。

【显微鉴别】 根横切面：后生皮层（皮层外部细胞木栓化）；皮层偶可见石细胞，内皮层不甚明显；形成层类多角形，其内外偶有 1 至数个异型维管束；木质部导管多列，径向或略呈“V”字形排列；髓部明显。

粉末：淀粉粒；石细胞类长方形、类方形或一边斜尖；后生皮层细胞棕色，有的壁呈瘤状突入细胞腔；导管主为具缘纹孔，穿孔位于端壁或侧壁，有的粗短拐曲或纵横相连；纤维少数。

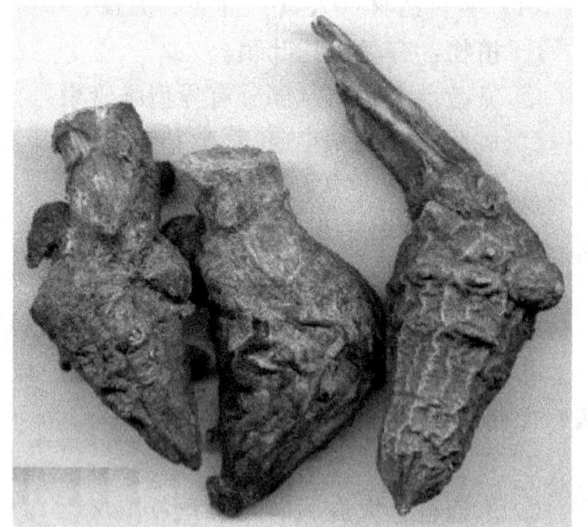
图 1-4 川乌药材

【成分】 含生物碱 0.82%～1.56%，主要为剧毒的双酯类生物碱：中乌头碱 (mesaconitine)、乌头碱 (aconitine)、次乌头碱 (hypaconitine)、杰斯乌头碱 (jesaconitine)、异翠雀花碱 (isodelphinine) 等。

【理化鉴别】

(1) 5g 粉末的乙醚 (30ml) 加氨试液 (2ml) 的浸提物，加 7%盐酸羟胺 (10 滴) 与 0.1%麝香草酚酞的甲醇溶液 (2 滴)，滴加氢氧化钾的甲醇溶液至显蓝色后，再多加 4 滴，水浴加热1min，冷却。滴加稀盐酸调节pH2～3，加三氯化铁试液1～2滴和三氯甲烷1ml振摇，上层液显紫色。

(2) 乙醚加氨试液的浸提液加硫酸溶液萃取，分取酸液适量，用水稀释后，在231nm有最大波长。

(3) TLC检中乌头碱、乌头碱、次乌头碱。

供试品：川乌粉末2g，加10%碳酸钠湿润均匀，加苯冷浸过夜，滤取苯液并用2%盐酸提出苯中的生物碱，于酸水中加浓氨水使生物碱沉淀，用乙醚提取总碱，点样。

吸附剂：碱性氧化铝板，120～140℃活化1h。

展开剂：乙醚-石油醚（10∶1）。

对照品：中乌头碱、乌头碱、次乌头碱。

显色剂：用碘蒸气熏，斑点均显棕色。

附：草乌（Radix Aconiti Kusnezoffii）

【来源】为毛茛科北乌头 *Aconitum kusnezoffii* Reichb 的块根。

【性状鉴别】呈不规则长圆锥形，长2～7cm。顶端常有残茎和少数不定根残基。表面灰褐色，皱缩，有纵皱纹和数个瘤突状侧根（钉角）。断面灰白色，形成层环纹多角形，髓部较大或中空。味辛辣、麻舌。

5. 附子（Radix Aconiti Lateralis Prepamvata）

【来源】为毛茛科植物乌头 *Aconitum carmichaeli* Debx. 子根的加工品。

【产地】四川、陕西省为主要栽培产区。

【采收加工】夏至至立秋间采挖，摘取子根，除去泥土、须根，习称“泥附子”。

盐附子：选个大、均匀的泥附子，洗净，放入食用胆巴的水溶液（主含氯化镁）中浸泡，过夜，再加食盐继续浸泡，每日取出晾晒，并逐渐延长晾晒时间，直至附子表面出现大量结晶盐粒，质地变硬时为止。

黑顺片：洗净，放入食用胆巴的水溶液中浸泡数日，连同浸液煮至透心，捞出，水漂，纵切成约5cm的厚片，再用水浸漂，取出用调色液（黄糖及菜油制成）使附片染成浓茶色，取出蒸至现油面光泽时，烘至半干，再晒干。如图1-5所示。

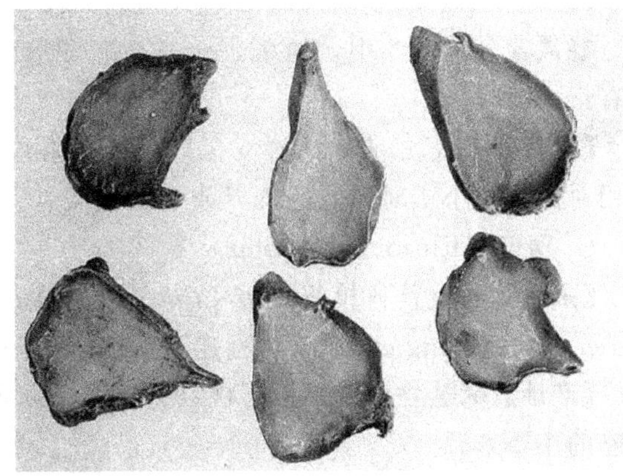

图1-5 附子饮片

白附片：选择大小均匀的泥附子，洗净，放入食用胆巴的水溶液中数日浸泡，连同浸液煮至透心，捞出，剥去外皮，纵切成约3cm的薄片，用水浸漂，取出蒸透，晒至半干，以硫黄熏后晒干。

【性状鉴别】盐附子：呈圆锥形，长4～7cm，直径3～5cm。表面灰黑色，有盐霜。顶端宽大，中央有凹陷芽痕，周围有瘤状突起的支根（钉角）或支根痕。质重而坚硬，难折断，受潮则变软。横切面灰褐色，有多角形环纹（形成层），并有食盐结晶。气微，味咸而麻舌。

黑顺片：为不规则的纵切片，上宽下窄，长1.7～5cm，宽0.9～3cm，厚2～5mm，表面黑褐色，切开面暗黄色，油润光泽，略透明，并有纵向脉纹（导管）。质硬而脆，断面角质样。

气微，味淡。

白附片：形状、气味与黑顺片相同，但无外皮，全体黄白色，半透明状。

【显微鉴别】 根横切面：为次生构造不发达根的构造。

（1）后生皮层为黄色木栓化细胞。

（2）皮层细胞切向延长，偶有石细胞，类长方形，胞腔较大；内皮层明显。

（3）韧皮部宽广，散有筛管群。

（4）形成层呈多角形环。

（5）木质部导管位于形成层内侧，多单列或略呈“V”字形排列。

（6）髓部明显。

薄壁细胞充满淀粉粒。皮层有时可见根迹维管束。

【成分】 根含生物碱，其中主要为剧毒的双酯类生物碱：中乌头碱（mesaconitine）及乌头碱（aconitine）、次乌头碱（hypaconitine）。

附子中所含双酯类生物碱，在加工炮制的过程中易水解，失去一分子醋酸，生成毒性较小的单酯类碱苯甲酰乌头胺（benzoylaeonine）、苯甲酰中乌头胺（benzoylmesaconine）和苯甲酰次乌头胺（benzoylhypaconine）。如继续水解，又失去一分子苯甲酸，生成毒性更小的不带酯键的胺醇类碱乌头胺（aconine）、中乌头胺（mesaconine）和次乌头胺（hypaconine）。因此炮制品的附子、川乌及草乌的毒性均较生品为小。盐附子的毒性则较蒸煮过的黑顺片、白附片为大。

中乌头碱为镇痛的主要活性成分。

含强心成分：氯化棍掌碱（ooryneine chloride）及去甲猪毛菜碱（salsolinol）。

【理化鉴别】 取黑顺片或白附片粗粉 4g，加乙醚 30ml 与氨试液 5ml，振摇 20min，滤过，滤液置分液漏斗中，加 0.25mol/L 硫酸溶液 20ml，振摇提取，酸液在 231nm 与 274nm 处有最大吸收。

【检查】 TLC 检查，每 20g 黑顺片或白附片的提取液 2ml 与 2mg/ml 的乌头碱溶液的斑点相对照，应小于对照品的斑点或不出现斑点。

6. 黄连（Rhizoma Coptidis）

【来源】 为毛茛科植物黄连 *Coptis chinensis* Franch.“味连”、三角叶黄连 *Coptis deltoidea* C. Y. Cheng et Hsiao“雅连”、云南黄连 *Coptis teeta* Wall.“云连”的根茎。

【产地】 味连主产于四川石柱县，湖北、陕西、甘肃等省亦产。主要为栽培品，为商品黄连的主要来源。

雅连主产于四川洪雅、峨眉等地区。栽培，少量野生。

云连主产于云南德钦、碧江及西藏地区，原系野生，现有栽培。

【采收加工】 秋末冬初（10～11 月）采挖，除去地上部分及泥土，晒干，撞去须根。云连在干燥后，再喷水使表面湿润，用硫黄熏 12～24h，干燥。

【性状鉴别】 味连：多分枝，集聚成簇，形如鸡爪，单枝长 3～6cm，直径 4～7mm。表面黄褐色，有不规则结节状隆起及须根或须根痕，部分节间平滑，习称“过桥”，上部残留棕色鳞叶或叶柄残基。质坚硬，折断面不整齐，皮部暗棕色或橙红色，木部金黄色，有放射状纹理，中央髓部红棕色，时有空心。气微，味极苦。如图 1-6 所示。

雅连：多单枝，略呈圆柱形，长 4～8cm，直径 0.5～1cm。“过桥”较长，顶端有少许残茎。

云连：多单枝，较细小，长 2～5cm，直径 2～4mm。表面棕黄色，有“过桥”。折断面较平坦，黄棕色。

【显微鉴别】 味连根茎横切面：木栓层为数列细胞。皮层较宽，有石细胞散在，单个或成群，黄色。中柱鞘纤维束木化，或伴有石细胞维管束外韧型，断续环列，束间形成层不明显；木质部细胞均木化。射线宽窄不一。髓部均为薄壁组织，无石细胞。薄壁细胞含淀粉粒。

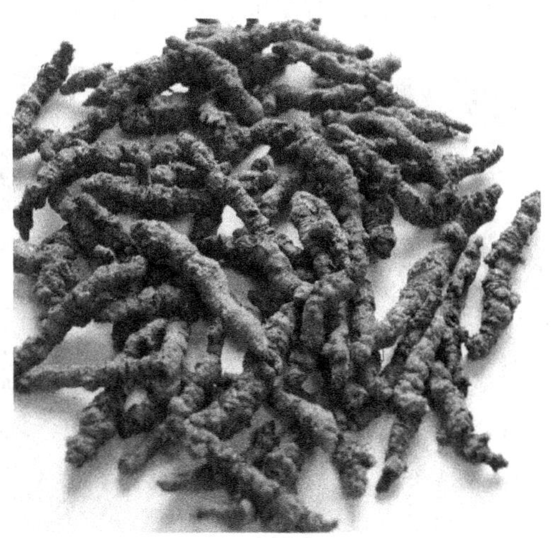

图 1-6 黄连药材

雅连与味连相似，但髓部有多数石细胞群。

云连的皮层、中柱鞘及髓部均无石细胞。

粉末：味连黄棕色或黄色。石细胞类方形、类圆形或近多角形，直径 25～64μm，长至 102μm，黄色，壁厚，壁孔明显。中柱鞘纤维黄色，纺锤形或梭形，长 136～185μm，直径 27～37μm，壁厚。木纤维较细长，直径 10～13μm，壁较薄，有稀疏点状纹孔。木薄壁细胞类长方形或不规则形，壁稍厚，有纹孔。鳞叶表皮细胞绿黄色或黄棕色，细胞长方形或长多角形，壁微波状弯曲，或作连珠状增厚。导管为网纹或孔纹，节短。淀粉粒多单粒，直径2～3μm。

雅连与味连相似，但石细胞较多，金黄色，呈不规则条形或长椭圆形，长120～140μm。

【成分】 三种黄连均含有多种生物碱：主要为小檗碱（berberine），呈盐酸盐存在；其次为黄连碱（coptisine）、甲基黄连碱（worenine，云连无）、巴马亭（palmatine）、药根碱（jatrorrhizine）。含木兰碱（magnoflorine）、阿魏酸（ferulic acid）等。

【理化鉴别】

（1）根茎横断面：紫外线灯下显金黄色荧光，木质部尤为显著。

（2）细粉约 1g＋乙醇 10ml，加热至沸，放冷，取滤液 5 滴，加稀盐酸 1ml 与含氯石灰少量，显樱红色；取滤液 5 滴，加 5％没食子酸乙醇溶液 2～3 滴，在水浴上蒸干，趁热加硫酸数滴，显深绿色（检查小檗碱）。

（3）粉末＋95％乙醇 1～2 滴＋30％硝酸 1 滴，加盖玻片放置片刻，镜检显黄色针状或针簇状结晶析出（硝酸小檗碱）。

（4）《中国药典》（2010 年版）用薄层扫描法测定：本品含小檗碱以盐酸小檗碱计，不得少于 3.6％。

7. 延胡索（Rhizoma Corydalis）

【来源】 为罂粟科植物延胡索 *Corydalis yanhusuo* W. T. Wang 的块茎。

【产地】 主产于浙江东阳、磐安，浙八味之一。湖北、湖南、江苏等省亦栽培。

【采收加工】 5～7 月植株枯萎后挖取，洗净泥土，除去细根，放入开水中略煮至内部中心有小白点为度，捞起晒干。

【性状鉴别】呈不规则扁球形，直径0.3～2cm。表面灰黄或黄棕色，有不规则网状波纹，顶端略凹陷，有茎痕；基部稍凹陷呈脐状，或呈圆锥状突起。质坚硬，碎断面黄色，角质。气微，味苦。如图1-7所示。

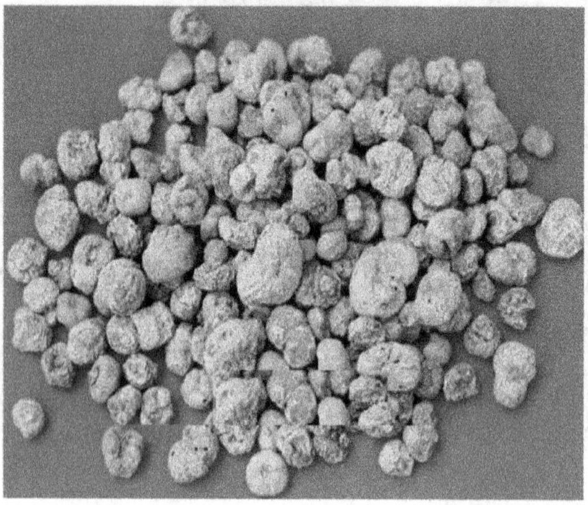

图1-7 延胡索药材

【显微鉴别】粉末：绿黄色。薄壁细胞中含糊化的淀粉团块。皮层厚壁细胞长条形，壁木化、稍厚，具细密纹孔。石细胞（来自茎痕处的皮层中）类多角形、长圆形或长多角形，长88～160μm。导管多为螺纹，少数网纹。

【成分】含多种生物碱：*d*-紫堇碱（*d*-corydaline，即延胡索甲素）、*dl*-四氢巴马亭（*dl*-tetrahydropalmatine，即延胡索乙素）、原鸦片碱（protopine，即延胡索丙素）、L-四氢黄连碱（L-tetrahydrcoptisine，即延胡索丁素）、*dl*-四氢黄连碱（即延胡索戊素）、L-四氢非洲防己碱（L-tetrahydrocolumbamine，即延胡索己素）、*d*-紫堇鳞茎碱（*d*-corybulbine，即延胡索庚素）、*d*-海罂粟碱（*d*-glaucine，即延胡索壬素、延胡索癸素）、*a*-别隐品碱（*a*-allo-oryptopine，即延胡索寅素）及去氢紫董碱（dehydrocory-daline，即去氢延胡索甲素）等。

延胡索乙素为主要镇痛、镇静成分。去氢延胡索甲素对胃及十二指肠溃疡有疗效。

【理化鉴别】

（1）药材切面：紫外线灯下，显亮黄色荧光。

（2）粗粉0.2g＋稀醋酸5ml，水浴上加热5min，滤过。滤液1ml＋碘化铋钾试液1～2滴，显红棕色。滤液1ml＋碘化汞钾试液1～2滴，显淡黄色沉淀（生物碱反应）。

（3）取粗粉2g，加0.25mol/L硫酸溶液20ml，振摇片刻，滤过。滤液2ml＋1％铁氰化钾溶液0.4ml＋1％三氯化铁溶液0.3ml的混合液，显深绿色，渐变深蓝色，放置后底部有较多的深蓝色沉淀。滤液2ml＋重铬酸钾试液1滴，显黄色沉淀。

（4）TLC检验延胡索乙素。

供试品：取本品粉末1g，加甲醇50ml超声提取30min，取滤液蒸干，残渣加水溶解，加氨水碱化，用乙醚提取三次，每次10ml，合并乙醚液，蒸干，用甲醇1ml溶解，供点样用。

对照品：延胡索乙素1mg/ml的甲醇溶液。

吸附剂：硅胶G板。

展开剂：正已烷-氯仿-甲醇-二乙胺（10∶6∶1∶1）。

显色剂：碘熏蒸后检视。

在紫外线灯（365nm）下检视，样品与对照品相同位置显黄绿色荧光斑点。

8. 板蓝根（Radix Isatidis）

【来源】为十字花科植物菘蓝 *Isatis indigotica* Fort. 的根。

【产地】主产于河北、江苏。河南、安徽、陕西、甘肃、黑龙江等地均有栽培。

【采收加工】 霜降后采挖，除去茎、叶（作大青叶）、泥土，晒干。

【性状鉴别】 菘蓝根呈圆柱形，稍扭曲，长10～20cm，直径0.3～1.2cm。表面灰黄色，有纵皱纹及支根痕，皮孔横长。根头部略膨大，可见轮状排列的暗绿色叶柄残基和密集的疣状突起。质略软而实、易折断，断面皮部黄白色，木部黄色——“金井玉栏”。气微，味微甜而后苦涩。如图1-8所示。

以条长、粗大、体实者为佳。

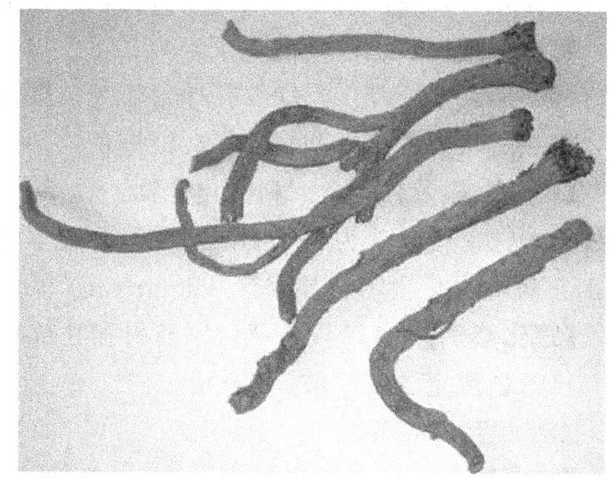

图1-8 板蓝根药材

【显微鉴别】 根横切面：木栓层为数列细胞。皮层较窄。韧皮部宽广，韧皮射线宽5～7列细胞。形成层成环。木质部导管周围有木纤维束，薄壁细胞含淀粉粒。

【成分】 根含芥子苷（sinigrin）、靛蓝、靛玉红。另含吲哚醇的苷以及靛玉红吲哚苷（indrylglucoside）、β-谷甾醇、腺苷（adenosine）。并含精氨酸、脯氨酸、谷氨酸、γ-氨基丁酸、缬氨酸和亮氨酸、棕榈酸。

【理化鉴别】 根水煎液紫外线灯下观察，会显蓝色荧光。

《中国药典》（2010年版）规定：本品45%乙醇浸出物，不得少于25.0%。

9. 甘草（Radix et Rhizoma Glycyrrhizae）

【来源】 为豆科植物甘草 *Glycyrrhiza uralensis* Fischer、胀果甘草 *Glycyrrhiza inflata* Batal、光果甘草 *Glycyrrhiza glabra* L. 的根及根茎。

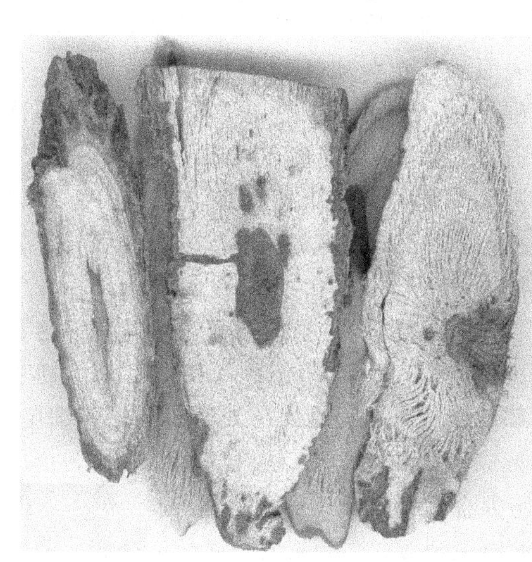

图1-9 甘草饮片

【产地】 甘草主产于内蒙古、甘肃、新疆等省区，以内蒙古伊盟的杭旗一带、巴盟的橙口及甘肃、宁夏的阿拉善旗一带所产，品质最优。胀果甘草和光果甘草主产新疆和甘肃。

【采收加工】 春秋两季均可采挖，以春季产者为佳。切去茎基、幼芽、支根及须根，再切成长段后晒干。亦有将外面红棕色栓皮刮去者，称“粉甘草”。

【性状鉴别】 甘草：根呈圆柱形，长25～100cm，直径0.6～3.5cm。外皮松紧不等，红棕色或灰棕色，具有明显的皱纹、沟纹、皮孔及稀疏的细根痕。质坚实，断面纤维性，黄白色，有粉性和裂隙，具明显的形成层环及放射状纹理，俗称“菊花心”。根茎表面有芽痕，断面中央有髓。气微，味甜而特殊。如图1-9所示。

胀果甘草：根及根茎木质粗壮，有的有分枝，外皮粗糙，多灰棕色或灰褐色。质坚硬，木质纤维多，粉性小。根茎不定芽多而粗大。

光果甘草：根及根茎质地较坚实，有的分枝，外皮不粗糙，多灰棕色，皮孔细而不明显。

【显微鉴别】根横切面：木栓层为数列红棕色细胞。栓内层较窄。韧皮部及木质部中纤维束周围薄壁细胞常含草酸钙方晶，形成晶鞘纤维。束内形成层明显。射线明显，韧皮部射线常弯曲，有裂隙。薄壁细胞含淀粉粒，少数细胞含棕色块状物。

粉末：淡棕黄色。纤维成束，直径8～14μm，壁厚，微木化，周围薄壁细胞常含草酸钙方晶，形成晶纤维。具缘纹孔导管较大，稀有网纹导管。淀粉粒多为单粒，卵圆形或椭圆形，脐点点状。木栓细胞多角形、红棕色。

【成分】根及根茎含三萜类化合物：甘草甜素、异甘草苷，主要系甘草酸（glycyrrhizic acid）的钾、钙盐，为甘草的甜味成分。甘草酸水解后产生18β-甘草次酸（18β-glycyrrhetic acid）。黄酮类化合物：甘草苷（liquiritin）等。

【理化鉴别】TLC以甘草对照药材和甘草酸铵对照品对照。

HPLC测定含甘草酸≥2.0％。

10. 黄芪（Radix Astragali）

【来源】为豆科植物蒙古黄芪 *Astragalus membranaceus* var. *mongholicus* Hsiao、膜荚黄芪 *Astragalus membranaceus* Bge. 的根及根茎。

【产地】主产于山西、黑龙江、内蒙古等省区。此外，吉林、甘肃、河北、陕西、辽宁等省亦产。以栽培的蒙古黄芪质量为佳。

【采收加工】春、秋两季采挖，切去根头，除去须根、泥土，晒至六七成干，分大小，捆把，晒干。

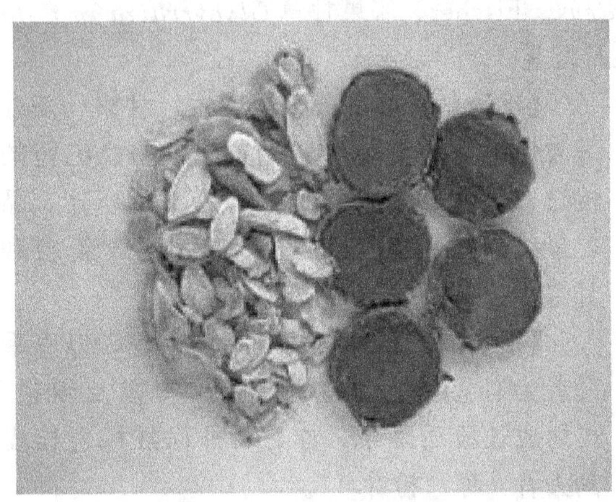

图1-10　黄芪饮片

【性状鉴别】呈圆柱形，极少有分枝，上粗下细，长30～90cm，直径1～3.5cm。表面淡棕黄色或淡棕褐色，有纵皱纹。质硬而韧，断面纤维性，并显粉性，皮部黄白色，木部淡黄色，显放射状纹理及裂隙——金井玉栏、菊花心。老根中心偶成枯朽状。气微，味微甜，嚼之有豆腥味。如图1-10所示。

【显微鉴别】根横切面：木栓层细胞数列；栓内层为厚角细胞，切向延长。韧皮部纤维成束，近栓内层处有时可见石细胞。形成层成环。木质部导管单个或2～3个成群，有木纤维束，射线有时可见石细胞。薄壁细胞内含淀粉粒。

粉末：淡黄色。纤维成束或散离，壁厚，表面有纵裂纹，初生壁常与次生壁分离，两端常断裂成须状，或较平截。具缘纹孔导管无色或橙黄色，纹孔排列紧密。石细胞较少，长方形、类圆形或不规则状，壁甚厚，少数较薄。木栓细胞多角形，棕色。淀粉粒多为单粒，类圆形，直径4～15μm，亦可见2～3分粒组成的复粒。

【成分】含皂苷类：主为黄芪甲苷，并含乙苷和丙苷等；黄酮类成分：芒柄花黄素等；黄芪多糖；多种氨基酸等。

【理化鉴别】 TLC 法检验黄芪甲苷。

供试品：取粉末 3g，加甲醇 20ml，置水浴上加热回流 1h，滤过，滤液加于已处理好的中性氧化铝柱（100～120 目，内径 10～15mm）上，用 40%甲醇 100ml 洗脱，收集洗脱液，置水浴蒸干。残渣加水 30ml 使溶解，用水饱和的正丁醇提取 2 次，每次 20ml，合并正丁醇液，用水洗涤 2 次，每次 20ml；弃去水液，正丁醇液置水浴上蒸干，残渣加甲醇 0.5ml 使溶解，作供试品液，点样 2μl。

对照品：黄芪甲苷（每 1ml 含 1mg）的甲醇溶液，点样 2μl。

展开剂：氯仿-甲醇-水（13∶7∶2）下层溶液。

吸附剂：硅胶 G 薄层板。

显色剂：喷以 10%硫酸乙醇溶液，105℃烘约 5min，日光下检视显相同的棕褐色斑点，紫外线灯（365nm）下检视，显相同的橙黄色荧光斑点。

《中国药典》（2010 年版）规定：HPLC 法测定，用蒸法闪射检测器，含黄芪甲苷不得少于 0.04%。

附： 习用品——红芪

【来源】 为豆科植物多序岩黄芪 *Hedysarum polybotrys* Hand.-Mazz. 的根。

【性状鉴别】 呈长圆柱形，条直，少有分枝，上端稍粗。长 20～90cm，粗端直径 1～3cm。表面灰红棕色至红褐色，具明显的纵皱纹及少数支根痕。外皮易剥落而露出淡黄色的皮部及纤维；皮孔横长，稍浅，略凸出。质硬而韧，不易折断，断面纤维性，并富粉性。切断面外皮红棕色，皮部黄白色，占半径的 1/3～1/2，内侧可见一棕色环，木质部淡黄色，中央色较浅，可见放射纹理。气微，味微甜，嚼之有豆腥味。

小 结

几种含三萜皂苷的重要中药：甘草、黄芪、人参、远志、牛膝、楤木、积雪草等。

11. 人参（Radix Ginseng）

“人参味甘，大补元气，生精固脱，强心安神”，李时珍：“因根如人形而得名”。

【来源】 为五加科植物 *Panax ginseng* C. A. Mey. 的根及根茎。

【产地】 主产于吉林、辽宁、黑龙江等省。栽培品习称“园参”。野生品产量甚少，习称“山参”。

【植物】 茎单一、直立、无毛、掌状复叶轮生。花序散形，单生茎顶，核果浆果状，熟时红色。

一年生者（播种第二年），一片三出复叶；‘三花子’。

二年生者，一片五出复叶；‘巴掌’。

三年生者，二片五出复叶（以后每年加一片直至 6 片）；‘二夹子’。

四年生者，三片五出复叶；‘灯台子’，‘四匹叶’，‘五匹叶’。

生山地针阔叶混交林或杂木林下。

高丽人参赞：“三椏五叶，背阳向阴，欲来求我，椵树相寻”

——陶弘景《本草经集注》

【采收加工】 园参，栽种 5～6 年后，于秋季（白露至秋分）采挖，除去茎叶及泥土。新鲜人参称“水子”或“水参”。水子加工成如下不同规格的商品。

① 生晒参：直接晒干。如不除去支根晒干，则称“全须生晒参”。

② 红参：蒸后晒干或烘干，称普通“红参”。其中芦长、体长（大于 8.3cm）、带有较长支根者，称“边条红参”；支根及须根，称“参须”。

③ 白参（糖参）：取洗净的鲜参，置沸水中烫 3～7min，取出，用针将全体扎刺小孔，再浸于浓溏液中 2～3 次，每次 10～12h，取出干燥。真空冷冻干燥人参，可防止有效成分总皂苷的损失，提高产品质量。

野山参一般加工成全须生晒参。

【性状鉴别】 人参：一般分芦、艼、体、腿、须等部。其上部的根茎称“芦头”，长 1～4cm，直径 0.3～1.5cm；芦头上凹窝状茎痕，习称“芦碗”；芦头上不定根，习称“艼”，多为 2～3 支。主根称体，纺锤形或圆柱形，长3～15cm。直径 1～2cm。支根为腿，分支为 3～5 不等，腿生有细须根，其上有小突起，习称“珍珠点”。

生晒参：主根纺锤形或圆柱形；表面灰黄色，上部有断续环纹及明显纵皱纹，体轻，质较硬，断面淡黄白色，形成层环棕黄色，皮部有棕色点状树脂道和放射状裂隙。气香而特异，味微苦、甘。

红参：表面红棕色、半透明、具纵向顺纹，上部有断续不明显环纹。断面平坦、角质，中间有颜色稍浅的圆心。

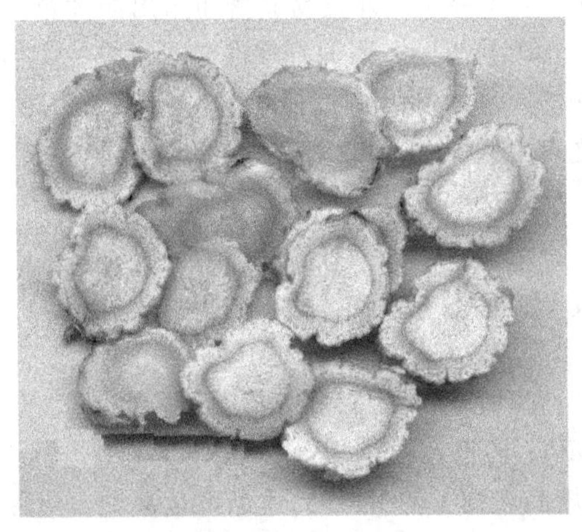

图 1-11　人参饮片

糖参：表面黄白色，质较重，参体和参腿上常有糖样结晶。味甜。

生晒山参：芦头细长，与主根等长或更长，称“雁脖芦”，芦分三节，“马蹄芦，对花芦、圆芦”。其上端芦碗密，其下端较光滑，习称圆芦。艼中部饱满形如枣核，习称“枣核艼”。主根短，上端有紧密深陷的环纹，色深，习称“铁线纹”。参腿 2～3 支，须根细长，清疏不乱，质韧，“珍珠点”明显。气香浓。

饮片：生晒参多为横切或纵切片，黄白色，断面形成层环明显，可见菊花心；红参多为斜切或纵切片，断面红棕色，角质半透明；有人参皂苷样甘苦味。如图 1-11 所示。

【显微鉴别】 主根横切面：木栓层为数列细胞；栓内层窄；韧皮部有树脂道散在，内含黄色分泌物，外侧常有裂隙。韧皮射线宽 3～5 列细胞。形成层成环。木质部导管单个散在或数个相聚，断续排列成放射状。薄壁细胞含草酸钙簇晶。

粉末：淡黄色（生晒参）或红棕色（红参）。树脂道碎片易见，内含黄色块状分泌物。草酸钙簇晶，直径 20～68μm，棱角锐尖。淀粉粒众多，单粒类球形，直径 2～20μm，脐点点状、裂缝状或星状；复粒由 2～6 个分粒组成（红参中淀粉粒已糊化）。导管多网纹或梯纹，直径 10～56μm。木栓细胞类方形或多角形，壁细波状弯曲。

【成分】(1) 人参皂苷（ginsenosides），约 4%：是 14 种以上皂苷的混合物，称为人参皂苷四环三萜达玛脂烷系（dammarane）皂苷，为主要活性成分，加酸水解产生人参二醇(panaxadiol)，如人参皂苷 Ra_1、Ra_2、Ra_3、Rb_1、Rb_2、Rb_3、Rc、Rd、Rg_3、Rh_2、Rs_1、

Rs_2 等；水解产生人参三醇（panaxatriol），如人参皂苷 Re、Rf、Rg_1、Rg_2、Rh_1 等。五环三萜的齐墩果烷（oleanane）系皂苷，其苷元为齐墩果酸（oleanolic acid），如人参皂苷 Ro。

（2）人参多糖及单糖、双糖、三糖等。

（3）挥发油：约含 0.12%，油中有 β-榄香烯（β-elemene）、人参炔醇（panaxynol）及多炔环氧物人参醇（panaxydol）等。

【理化鉴别】

（1）TLC 以人参对照药材和人参皂苷 Rb_1、Re、Rf、Rg_1 对照品为对照（在与对照品相应位置，日光下显三个紫红色斑点，紫外线灯下显一个黄色、两个橙色荧光斑点）。供试品粉末 2g 加甲醇回流，取滤液，蒸干，溶于 15ml 水中，用乙醚提取 2～3 次，弃去醚液，水层再用水饱和的正丁醇提取，用水洗 2～3 次，最后将正丁醇液减压浓缩至干，即得总皂苷，溶于 2ml 甲醇中，点样。吸附剂用吸附剂硅胶 G。展开剂为正丁醇-乙酸乙酯-水（4∶1∶5）。显色剂为硫酸-水（1∶1）喷雾。显色后在 105℃烘约 10min。于紫外线灯（365nm）下检视，可见 7～8 个斑点，由下往上依次为人参皂苷 Ro、Ra、Rb、Rc、Rd、Re、Rf（浅）、Rg_1。

（2）HPLC 测定，人参皂苷 Re+Rg_1≥0.30%，Rb_1≥0.20%。

附：（1）人参叶：人参皂苷 Re+Rg_1≥2.25%。

（2）插接伪山参：为栽培人参插接伪制芦头的拼接品，常伪充山参。本品呈圆柱形，芦头部可见雕琢的痕迹，芦与主根连接不自然。

（3）伪参须：1～2 年生人参主根。

附：红参（Radix Ginseng Rubra）

【来源】为五加科植物人参 *Panax ginseng* C. A. Mey. 的栽培品（习称“园参”）经蒸制后的干燥根。

【性状鉴别】主根呈纺锤形或圆柱形，长 3～10cm，直径 1～2cm。表面半透明，红棕色，具纵沟、皱纹及细根痕。上部有断续的不明显环纹，下部有 2～3 条扭曲交叉的支根，带弯曲的须根或仅具须根残基。根茎（“芦头”）长 1～2cm，上有数个凹窝状茎痕（“芦碗”），有的带有 1～2 条完整或折断的不定根（“艼”）。质硬而脆，断面平坦，角质样。气微香而特异，味甘微苦。

【成分】含人参皂苷，成分与人参相近。

附：高丽参（朝鲜红参）

【来源】为五加科植物人参 *Panax ginseng* C. A. Mey. 的根及根茎。

【产地】主产朝鲜。

【加工】6 年以上根，蒸 2h 后，压成方柱形——朝鲜红参；用沸水浸煮片刻后，干燥——朝鲜白参。

【性状】长 10～13cm，直径 1～2cm。表面棕红色，上面土黄色或棕褐色（黄马褂）；芦头与身体联结处平直而不凹陷，称“平肩”；“将军肩”芦头大而坚实，碗明显，常并列双芦（蝴蝶芦）；断面红棕色，角质发亮，切片可见年轮纹。气香浓郁、味甘苦持久。

12. 三七（Radix Notoginseng）

【来源】为五加科植物三七 *Panax notoginseng*（Burk）F. H. Chen 的根。

【产地】主产于云南、广西等地，栽培。

【采收加工】 种后第3～4年秋季开花前或冬季果熟后采挖。除去茎叶、泥土，剪下芦头、侧根及须根，主根曝晒至半干，反复搓揉，以后每日边晒边搓，待至全干放入麻袋内撞至表面光滑即得。

芦头、侧根、须根晒干后，均为不同商品规格，分别称为"剪口"、"筋条"、"绒根"。

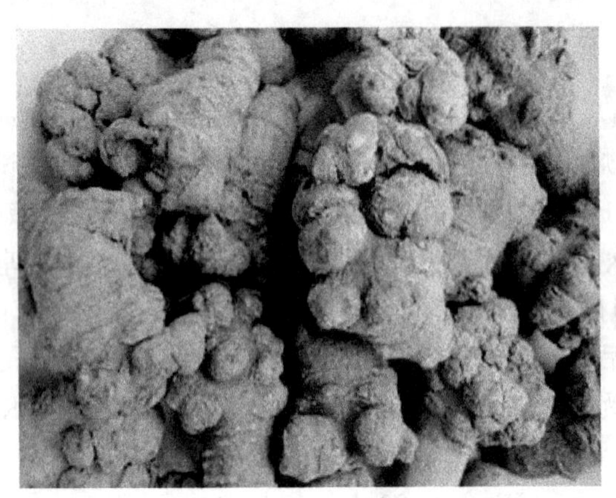
图 1-12 三七药材

【性状鉴别】 主根：略呈类圆锥形或圆柱形，长1～6cm，直径1～4cm。表面灰黄色或灰褐色，有断续的纵皱纹、少数皮孔及支根痕；顶端有茎痕，周围有瘤状突起。体重，质坚实，击碎后皮部与木部常分离。断面灰绿色、黄绿色或灰白色，皮部有棕色树脂道斑点。气微，味苦回甜。筋条：圆锥形，剪口呈不规则的皱缩状及条状，表面有数个明显的茎痕及环纹，断面中心灰绿色或白色，边沿深绿色或灰色。如图1-12所示。

【显微鉴别】 根横切面：木栓层为数列细胞。韧皮部有树脂道散在。形成层成环。木质部导管1～2列径向排列。射线宽广。薄壁细胞含淀粉粒及草酸钙簇晶。

粉末：灰黄色。淀粉粒众多，单粒呈类圆形、多角形或不规则形，直径2～30μm，脐点点状或裂缝状；复粒由2～10分粒组成。导管多网纹。树脂道碎片含黄色分泌物。

木栓细胞呈长方形或多角形，壁薄，棕色。草酸钙簇晶稀少，直径50～80μm。

【成分】 含皂苷9.75%～14.90%，主为达玛脂烷系皂苷，人参皂苷Rb_1、Rb_2、Rd、Re、Rf、Rg_1、Rg_2，三七皂苷R_1～R_6等。

止血活性成分：田七氨酸（dencichine）、黄酮苷、三七多糖等。

【理化鉴别】

(1) TLC以Rg_1、Rb_1、R_1对照品为对照。

(2) HPLC测定$Rg_1+Rb_1+R_1 \geqslant 5.0\%$。

附："加馅三七"

系用大的三七剖开加入小个的三七或其他杂物伪制而成。用以增加重量或提高规格。本品外形多不完整，有明显的剖痕或涂抹的粉状黏合物。用莪术加工的仿制品系用姜科植物蓬莪术 *Curcuma phaeocaulis* Valeton 的根茎，经加工后的仿制品。本品呈卵圆或圆锥形，表面黄褐色至棕褐色，有雕刻而成的皱纹和瘤状突起。顶端无茎痕。体重，质坚。

附：菊三七

菊科植物三七 *Gynura segetum* Merr 的根茎。外形类三七，呈拳形团块状，表面灰棕色或棕黄色，具瘤状突起的顶端常有茎基或芽痕，下部有细根及细根痕，质坚，不易折断。气微。根茎断面有髓，组织中无淀粉粒和草酸钙簇晶，有菊糖。

13. 当归（Radix Angelicae Sinensis）

"妇科要药，血家圣药，补血活血，十方九归"。

【来源】为伞形科植物当归 *Angelica sinensis*（Oliv.）Diels 的根。

【产地】主产于甘肃岷县、武都、漳县等。云南、四川、陕西、湖北等省亦产。

【采收加工】当归一般栽培至第二年秋后采挖，除去地上茎叶、须根及泥土，放置，待水分稍蒸发后根变软时，捆成小把，上棚，以烟火慢慢熏干。

【性状鉴别】根略呈圆柱形，根头称“归头”，主根称“归身”，支根称“归尾”，全归长 15～25cm。表面黄棕色至棕褐色，有纵皱纹及横长皮孔；根头膨大，直径 1.5～4cm，钝圆，有残留的叶鞘及茎基；主根粗短，长 1～3cm，直径 1.5～3cm，支根 3～5 条或更多，上粗下细，多扭曲，有少数须根痕。质柔韧，断面黄白色或淡黄棕色，皮部厚，有棕色油点，形成层环黄棕色。有浓郁特异香气，味甘、辛、微苦。色泽黄白、质地柔软油润、气味醇和。干枯无油或断面呈绿褐色者不可供药用。如图 1-13 所示。

【显微鉴别】主根横切面：韧皮部散在类圆形油室。纺锤形韧皮薄壁细胞表面有微细斜向交错纹理。

2cm

图 1-13 当归药材及饮片

【成分】(1) 挥发油：油中主要为藁本内酯（ligustilide）、正丁烯基酞夫内酯（*n*-butyli-dene-phthalide），解痉有效成分。

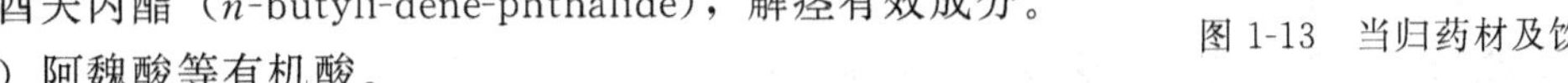

(2) 阿魏酸等有机酸。

(3) 当归多糖，有免疫促进作用，促进造血功能和抗自由基作用。

【理化】TLC 以当归药材为对照品；TLC 以阿魏酸为对照品。HPLC 测定含阿魏酸不少于 0.050%。

附：同属东当归（*Angelica acutiloba*）及同科欧当归（*Levisticum officinale*）含藁本内酯、正丁烯基酞夫内酯等挥发油成分。

14. 川芎（Rhizoma Chuanxiong）

【来源】为伞形科植物川芎 *Ligusticum chuaxiong* Hort. 的根。

【产地】主产于四川都江堰市、重庆。

【采收加工】夏季当茎上的节盘显著突出，并略带紫色时采挖，除去地上茎叶及泥土，晒至半干后再炕干，撞去须根。

【性状鉴别】为不规则结节状拳形团块，直径 2～7cm。表面黄褐色，粗糙皱缩，有多数平行隆起的轮节，顶端有类圆形凹陷的茎痕，下侧及轮节上有多数小瘤状根痕。质坚实，不易折断，断面黄白色或灰黄色，可见波状环纹（形成层），散有黄棕色小油点（油室）。有特异浓郁的香气，味苦、辛，稍有麻舌感，后微甜。如图 1-14 所示。

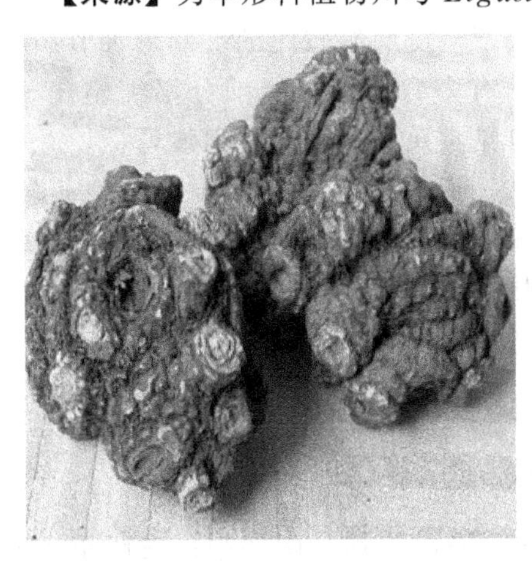

图 1-14 川芎药材

【显微鉴别】根茎横切面：木栓层为 10 余列木栓细胞。皮层狭窄，散有根迹维管束，细胞呈切向延长，有类圆形油室，直径可达 200μm。韧皮部较宽厚，筛管群散列。形成层环成波状。木质部导管多角形或类圆形，大多单列或排成“V”字形，偶有木纤维束。髓部较大，薄壁组织中散有多数油室。薄壁细胞中含淀粉粒，类圆形或类簇晶状晶体。

【成分】含挥发油1%、生物碱：川芎嗪（chuanxiongzine）等。内酯类：3-丁基苯酞；酚类及有机酸：川芎酚（chuanxiongol）、阿魏酸（ferulic acid）、大黄粉、瑟丹酸（sedanonic acid）、棕榈酸和香荚兰醛等。

【理化鉴别】横切片：紫外线灯下显亮淡紫色荧光，外皮显暗棕色荧光。

石油醚提取物的甲醇溶液+2% 3,5-二硝基苯甲酸的甲醇溶液2～3滴+氢氧化钾饱和溶液2滴，显紫红色（检查不饱和内酯类）。

薄层色谱以川芎对照药材为对照。

附：抚芎

【来源】为伞形科植物抚芎 *Ligusticum chuanxiong* Hort. Cv. Fuxiong 的根茎。

【性状鉴别】呈扁圆形结节状团块，顶端有乳头状突起的茎痕，在根茎上略排成一行。香气浓，味辛辣，微苦麻舌。

15. 防风（Radix Saposhnikoviae）

【来源】为伞形科植物防风 *Saposhnikovia divaricata*（Turcz.）Schischk. 的根，习称“关防风”。

【产地】主产于东北及内蒙古东部地区。

【采收加工】春、秋两季挖根，除去地上茎叶、须根及泥沙，晒干。

【性状鉴别】根呈长圆柱形，下部渐细，有的略弯曲，长15～30cm，直径0.5～2cm。根部头有明显密集的环纹，习称“蚯蚓头”，环纹上有的有棕褐色毛状残存叶基。表面灰棕色，粗糙，有纵皱纹、多数横长皮孔及点状突起的细根痕。体轻、质松，易折断，断面不平坦，皮部浅棕色，有裂隙，似轮辐状；木质部浅黄色至金黄色。气特异，味微甘。如图1-15所示。

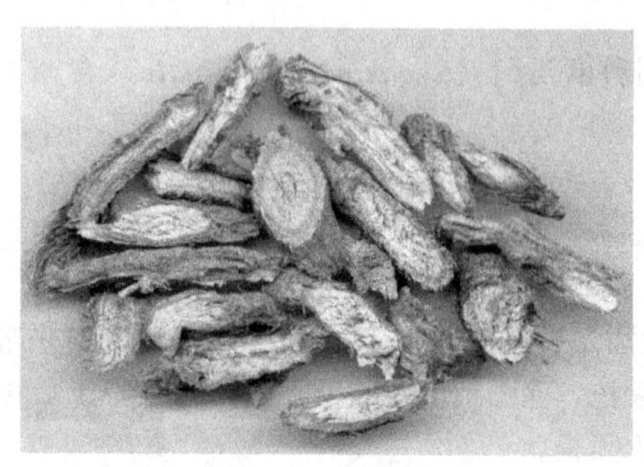

图1-15　防风药材

【显微鉴别】根横切面：木栓层为多列细胞，栓内层窄。皮层有较大的椭圆形油管。韧皮部较宽，有多数油管，周围分泌细胞4～8个，管内可见金黄色分泌物，射线弯曲，外侧常成裂隙状。形成层明显。木质部导管甚多，呈放射状排列。头横切面中心有髓。薄壁组织中散有少数石细胞。

【成分】含挥发油、升麻苷、升麻素、亥茅酚、甘露醇、苦味苷等。

16. 柴胡（Radix Bupleuri）

【来源】为伞形科植物柴胡 *Bupleurum chinense*（“北柴胡”）、狭叶柴胡 *Bupleurum scorzonerifolium*（“南柴胡”）的根。

【产地】北柴胡：主产于河北、河南、辽宁、湖北、陕西等地。南柴胡：主产于东北（黑龙江、吉林）、内蒙古、河北、四川、安徽等地。

【采收加工】春、秋两季采挖，除去茎叶及泥土，晒干。

【性状鉴别】北柴胡：呈长圆锥形，下部分枝，长6～15cm，直径0.3～0.8cm，根头顶端残留 3～15 个茎基或短纤维状的叶基。表面黑褐色或浅棕色，具纵皱纹、支根痕及皮孔。质硬而韧，不易折断，断面呈片状纤维性，皮部浅棕色，木部黄白色。气微香，味微苦。如图 1-16 所示。

南柴胡：根较细，多不分枝，根头顶端有细毛状枯叶纤维。表面红棕色或黑棕色，靠近根头处多具细密环纹。质稍软，易折断，断面略平坦，不显纤维性，具败油气。

饮片：北柴胡片，不规则圆形厚片，直径大小不一。切面粗糙，黄白色，纤维性，气微香。残茎部分细小竹节状。

南柴胡片，质软，断面平坦，具败油气。根头部分切片带有毛须状纤维。

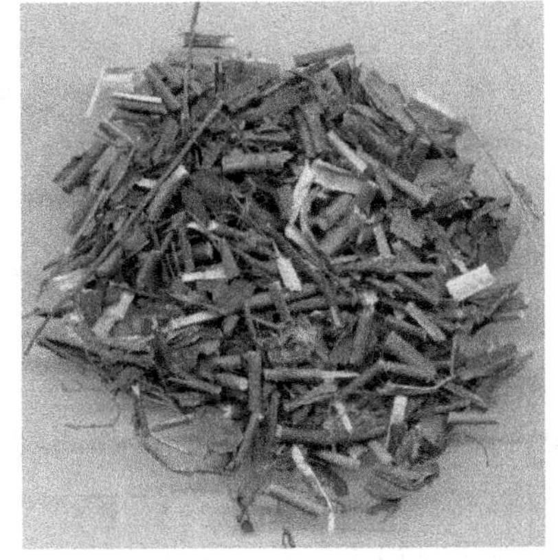

图 1-16　柴胡饮片

【显微鉴别】北柴胡根横切面：木栓层为数列细胞，其下为 7～8 层栓内层细胞。皮层、韧皮部散有油管。形成层成环。木质部木纤维和木薄壁细胞排列成 2 至多个断续环状。

南柴胡与北柴胡主要区别：①皮层油管较多而大；②木纤维少而散列，叶基纤维多且粗。

【成分】两种柴胡均含：①柴胡皂苷（saikoside）a、b、c、d，解热、镇疼、镇静、抗炎、抗变态反应、保肝。②挥发油。③多糖类。④甾醇类：α-波菜甾醇（α-spinasterol）、豆甾醇。

【理化鉴别】

（1）柴胡水溶液，振摇，有持久性泡沫产生（检查皂苷）。

（2）根横切面，滴加 95%乙醇和浓硫酸等量混合液 1 滴，显微镜下初呈黄绿色至绿色，5～10min 后由蓝绿色变成蓝色，持续 1h 以上，然后变为浊蓝色而消失。北柴胡的显色部位是在木栓层以内到达次生韧皮部之间（检查柴胡皂苷）。

（3）TLC 以柴胡皂苷 a、d 和柴胡药材为对照品作对照。

附：大叶柴胡

伞形科大叶柴胡 *Bupleurum longiradiatium* Turcz. 的根茎，有毒。根茎圆柱形，表面密生环节；断面黄白色，纤维性，有髓，常中空。

三种柴胡的性状比较见表 1-1。

表 1-1　三种柴胡的性状比较

项　目	北柴胡	南柴胡	大叶柴胡
药用部位	根	根	根茎
根头部	茎残基，片状叶鞘	茎残基，毛状叶纤维	茎残基
表面环节	无	无	密生环节
颜色	黑褐色	红棕色	黄褐色
质地	质硬	质稍软	质坚硬
断面	片状纤维性，无髓	平坦，无髓	平坦中空，髓明显
气味	气微香	败油气	气微

小 结

伞形科药材：白芷、当归、独活、川芎、藁本、羌活、前胡、防风、明党参、北沙参、柴胡。

含挥发油、香豆素（白芷、独活）、生物碱（川芎）、皂苷（柴胡）等。

含分泌组织：分泌腔（白芷），油室（当归、独活、川芎、藁本），油管（防风、柴胡）。

17. 龙胆（Radix Gentianae）

【来源】 为龙胆科龙胆 *Gentiana scabra* Bunge、三花龙胆 *G. triflora* Pall、条叶龙胆 *G. manshurica* Kitan. 或坚龙胆 *G. rigescens* Franch. 的根及根茎。

【产地】 龙胆主产于东北地区，全国各地除西北和西藏外均产。三花龙胆主产东北及内蒙古等地。条叶龙胆主产于东北地区，河南、江苏等省亦产。坚龙胆主产于云南、四川等地。

【采收加工】 春、秋两季挖根，除去地上残茎，洗净泥土，晒干。

【性状鉴别】 龙胆：根茎呈不规则块状，上端有茎痕或残留茎基，周围和下端着生多数细长的根呈“马尾形”。根圆柱形，表面淡黄色或黄棕色，上部有显著的横皱纹。质脆，易折断，断面略平坦，皮部黄白色或淡黄棕色，木质部色较淡，有5～8个木质部束环列。气微，味甚苦。如图1-17所示。

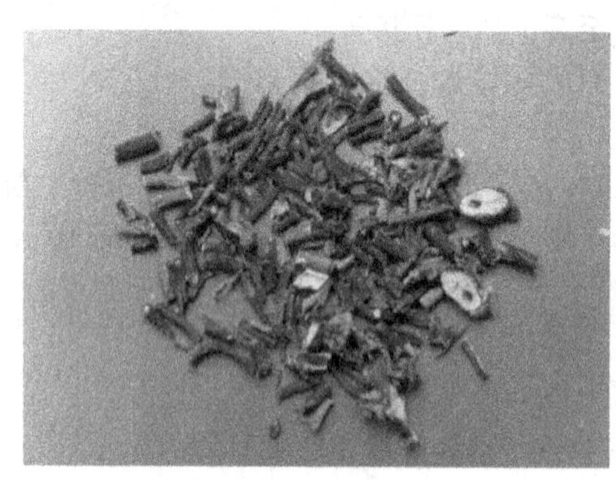

图1-17 龙胆饮片

坚龙胆：表面无横皱纹，表皮膜质，易脱落；断面皮部棕色或黄棕色，木质部黄色易与皮部分离，无髓。

【显微鉴别】 根横切面：龙胆，表皮残存，外壁较厚。外皮层明显，壁稍厚。皮层4～6列扁长细胞，内皮层明显，每一个细胞由纵向壁分隔成数个类方形小细胞。韧皮部宽广，外侧多具裂隙。形成层不甚明显。木质部导管3～10束。髓部明显。薄壁细胞含细小草酸钙针晶。

坚龙胆：内皮层以外组织多已脱落。木质部导管均匀密布。无髓部。

粉末：龙胆，淡黄棕色。导管为网纹及梯纹，直径约45μm；外皮层细胞表面观纺锤形，每一细胞由横壁分隔成数个扁方形子细胞，有的子细胞又被分隔为小细胞。内皮层细胞表面观类长方形，甚大，每个细胞由纵壁分隔成数个栅状子细胞，有的子细胞又被分隔为小细胞。薄壁细胞含草酸钙小针晶。

【成分】 龙胆根：含龙胆苦苷（gentiopicrin）、龙胆碱（gentianine）及龙胆三糖。

三花龙胆：含龙胆苦苷、当药苦苷等。

坚龙胆根：含龙胆苦苷。

【理化鉴别】

（1）粉末2g＋甲醇10ml，过滤，滤液浓缩至约4ml，取2ml，加酸＋碘化铋钾试剂，橘红色沉淀（检查生物碱）。

（2）取甲醇提取液点于硅胶GF薄层板上，用氯仿-甲醇-水（30∶10∶1）展开，晾干后，紫外线灯（254nm）下观察荧光，龙胆苦苷呈红紫色斑点，R_f 值约为 0.4。

(3) 甲醇提取液点成带状进行色谱分析，收集 R_f 值约为 0.4 处的紫红色带，加甲醇温浸 1h，振摇，取上清液，测定紫外光谱在 270nm 处有最大吸收峰（检查龙胆苦苷）。

附：伪品——鬼臼（桃儿七）

【来源】为小檗科植物鬼臼 *Podophyllum emodii* Wall. var. *chinense* Sprague 的根及根茎。

【性状鉴别】根茎呈不规则块状。上端可见凹陷的茎痕。根丛生于根茎上，圆柱形，长 6～12cm，直径 0.2～0.3cm，表面褐色，平坦或微显纵皱纹，断面显粉性，白色，木部黄色。气微，味苦。

18. 紫草（Radix Arnebiae，Radix Lithospermi）

【来源】为紫草科植物新疆紫草 *Arnebia euchroma*（Royle）Johnst.、紫草 *Lithospermum erythrorhizon* Sieb. et Zucc.、内蒙紫草 *Arnebia guttata* Bunge 的根。

【产地】新疆紫草主产于新疆、西藏等自治区。紫草主产于黑龙江、辽宁、吉林、河北、河南等地。内蒙紫草主产于内蒙古、甘肃。

【采收加工】春、秋两季采挖根部，除去泥土，晒干。

【性状鉴别】新疆紫草（软紫草）：呈不规则的长圆柱形，多扭曲，长 7～20cm，直径1～2.5cm。顶端有时可见分枝的茎残基。表面紫红色或紫褐色，皮部疏松，呈条形片状，常十余层重叠，易剥落。体轻，质松软，易折断，断面呈同心环层，中心木质部较小，黄白色或黄色。气特异，味微苦、涩。如图 1-18 所示。

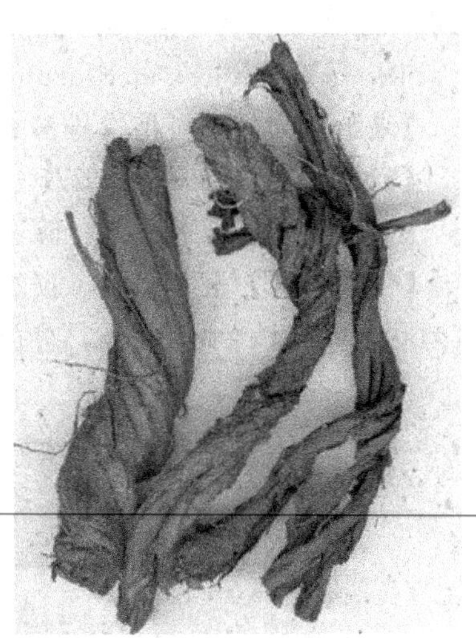

图 1-18　紫草药材

紫草（硬紫草）：呈圆锥形，扭曲，时有分枝，长 7～14cm，直径 1～2cm。表面紫红色或紫黑色，粗糙有纵纹，皮部薄，易剥离。质硬而脆，断面皮部深紫色，木部较大，灰黄色。

内蒙紫草：根头部略粗大，顶端有残茎一个或多个，被粗硬毛。表面紫红色或暗红色，皮部略薄，常数层相离。断面皮部紫红色，木部较小，黄白色。气特异，味涩。

均以条粗大、色紫、皮厚者为佳。

【显微鉴别】新疆紫草根横切面：木栓层将韧皮部、木质部层层分隔。残留的韧皮部较薄。木质部导管 2～4 列放射状排列。木栓细胞及薄壁细胞均含紫色素。

紫草根横切面：木栓层为多列木栓细胞，内含紫色物。韧皮部有多数裂隙，裂隙附近的细胞常木栓化。形成层成环。木质部导管放射状排列，周围有纤维束。

【成分】新疆紫草含羟基萘醌色素类：左旋紫草素、β,β-二甲基丙烯酰紫草素（β,β-dimethyl-acryl-shikonin）1.7%～3.47%、紫草素（shikonin）、乙酰紫草素、异丁酰紫草素、异戊酚紫草素、去氧紫草素等。

紫草含乙酰紫草素，其余与新疆紫草类同。

内蒙紫草含有 β,β-二甲基丙烯酰紫草素、紫草素、乙酰紫草素等成分。

【理化鉴别】

(1) 取粉末 0.5g，置试管中，将试管底部加热，生成红色气体，并于试管壁凝结成红褐色油滴。

(2) TLC 检左旋紫草素。取粉末加乙醇浸渍，过滤，滤液作为供试品溶液；以左旋紫草素作对照品；点于含羧甲基纤维素钠为黏合剂的硅胶 G 薄层板上，以甲苯-醋酸乙酯-甲酸(5∶1∶0.1) 为展开剂，展开，取出，晾干。供试品色谱中，在与对照品色谱相应的位置上，显相同的紫红色斑点；再喷以 10%氢氧化钾甲醇溶液，斑点变为蓝色。

供试品：粉末加乙醇浸渍，过滤，滤液作为供试品溶液。

对照品：左旋紫草素。

吸附剂：含羧甲基纤维素钠为黏合剂的硅胶 G 薄层板。

展开剂：甲苯-醋酸乙酯-甲酸 (5∶1∶0.1)。

【含量测定】 以分光光度法在 516nm 的波长处测定吸收度，按左旋紫草素 ($C_{16}H_{16}O_5$) 的吸收系数计算，即得。《中国药典》(2010 年版) 用分光光度法测定：本品含羟基萘醌总色素以左旋紫草素计算，不得少于 0.80%。

19. 丹参 (Radix et Rhizoma Salviae Miltiorrhizae)

【来源】 为唇形科植物丹参 *Salvia miltiorrhiza* Bge. 的根及根茎。

【产地】 主产于安徽、江苏、山东等地。

【采收加工】 秋季采挖，除去茎叶、泥沙、须根，晒干。

【性状鉴别】 根茎粗短，顶端有时残留茎基。根数条，长圆柱形，略弯曲，有的分枝并具须状细根，长 10～20cm，直径 0.3～1cm，表面棕红色或暗红色，粗糙，具纵皱纹。老根外皮疏松，多显紫棕色，常呈鳞片状剥落。质硬而脆，易折断；断面疏松，有裂隙或略平整而致密，皮部棕红色，木部灰黄色或紫褐色，可见黄白色导管束放射状排列，气微，味微苦涩。栽培品较粗壮，直径 0.5～1.5cm。表面红棕色，具纵皱，外皮紧贴不易剥落，质坚实，断面较平整，略呈角质状。如图 1-19 所示。

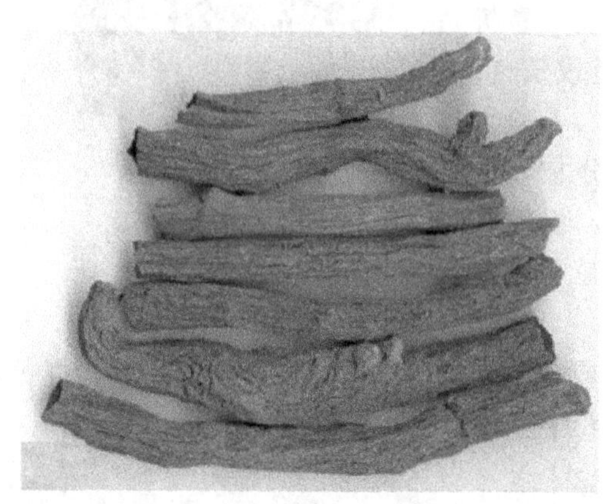

图 1-19　丹参药材

【显微鉴别】 根横切面：木栓层 4～6 列细胞，有时可见落皮层组织存在。皮层宽广。韧皮部狭窄，呈半月形。形成层呈环，束间形成层不甚明显。木质部 8～10 束，呈放射状，导管在形成层处较多，呈切向排列，渐至中央导管呈单列。木质部纤维常成束存在于中央的初生木质部。

【成分】 含结晶性菲醌类化合物：丹参酮Ⅰ (tanshinoneⅠ)、丹参酮ⅡA、丹参酮ⅡB、隐丹参酮 (cryptotanshinone) 等及其异构体。隐丹参酮是抗菌的主要有效成分。水溶性成分中含原儿茶醛、丹参酸 B 等。

【理化鉴别】 粉末 5g+水 50ml，煮沸 15～20min，放冷，滤过，滤液置水浴上浓缩至黏稠状，加乙醇 3～5ml 使溶解，滤过，滤液做如下试验。

(1) 取滤液数滴，点于滤纸条上，干后，紫外线灯下显亮蓝灰色荧光。将此纸条悬挂在氨水瓶中 (不接触液面)，20min 后取出，紫外线灯下显淡亮蓝绿色荧光。

(2) 滤液 0.5ml+三氯化铁试液 1~2 滴，显污绿色。

(3) TLC 以丹参酮ⅡA 和丹参对照药材为标准品。

供试品：粉末 1g 加乙醚 5ml，振摇，放置 1h，滤过，滤液挥干，残渣加醋酸乙酯 1ml 溶解，取 5μl 点样。

对照品：丹参酮ⅡA 的醋酸乙酯溶液 2mg/ml，取 5μl 点样。

吸附剂：硅胶 G 薄层板。

展开剂：苯-醋酸乙酯（19∶1）。

供试品色谱与对照品色谱在相应的位置上，显相同的暗红色斑点。

TLC 以丹参酚酸 B 为对照品。

《中国药典》(2010 年版)：HPLC 测定本品含丹参酮ⅡA 不得少于 0.020%；含丹参酚酸 B 不得少于 3.0 %。

20. 黄芩（Radix Scutellariae）

【来源】为唇形科植物黄芩 *Scutellaria baicalensis* Georgi 的根。

【产地】主产于河北、山西、内蒙古、辽宁等省区。

【采收加工】春、秋两季采挖，除去地上部分、须根及泥沙，晒至半干，撞去外皮，晒干。

【性状鉴别】呈圆锥形，扭曲，长 8~25cm，直径 1~3cm。表面棕黄色或深黄色，有稀疏的疣状细根痕，顶端有茎痕或残留的茎基，上部较粗糙，有扭曲的纵皱或不规则的网纹，下部有顺纹和细皱。质硬而脆，易折断，断面黄色，中间红棕色。老根中间呈暗棕色或棕黑色，枯朽状或已成空洞者称为“枯芩”。气弱，味苦。如图 1-20 所示。

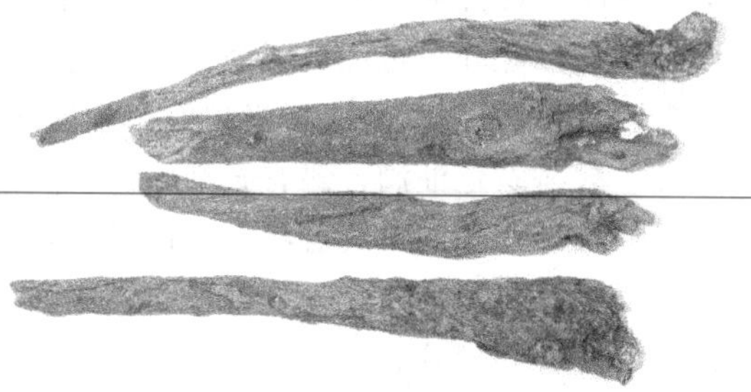

图 1-20　黄芩药材

以条长、质坚实、色黄者为佳。

【显微鉴别】根横切面：木栓层外部多破裂，木栓细胞中有石细胞散在。皮层与韧皮部界限不明显，有多数石细胞与韧皮纤维，单个或成群散在，石细胞多分布于外侧，韧皮纤维多分布于内侧。形成层成环。木质部在老根中央，有栓化细胞环形成，栓化细胞有单环的，有成数个同心环的。薄壁细胞中含有淀粉粒。

粉末：黄色。韧皮纤维梭形，长 50~250μm，直径 10~40μm，壁厚，孔沟细。木纤维较细长，两端尖，壁不甚厚，有稀疏斜纹孔。石细胞类圆形、类方形或长方形，壁较厚，孔沟有时分叉。网纹导管多见，具缘纹孔及环纹导管较少。木栓细胞多角形、棕黄色。淀粉粒单粒类球形，直径 4~10μm，复粒由 2~3 分粒组成，少见。

【成分】含黄酮类衍生物：黄芩苷（baicalin）4.0%~5.2%、汉黄芩苷（woonoside）、千层纸素 A 葡萄糖醛酸苷、黄芩素、汉黄芩素。

【理化鉴别】粉末 2g+乙醇 20ml，水浴上回流 15min，滤过。滤液 1ml+10%醋酸铅试液 2~3 滴，橘黄色沉淀；滤液 1ml+镁粉少量+盐酸 3~4 滴，红色（黄酮反应）。

TLC 以黄芩对照药材、黄芩苷、黄芩素、汉黄芩素为对照。

《中国药典》(2010 年版) 高效液相色谱法测定：本品含黄芩苷不得少于 9.0%；饮片不

得小于 8.0%。

21. **地黄**（Radix Rehmanniae）

【来源】为玄参科植物地黄 *Rehmannia glutinosa* Libosch 的块根。

【产地】主产于河南省温县、博爱、武陟等县。

【采收加工】秋季采挖，除去芦头及须根，洗净，鲜用者习称“鲜生地”。将鲜生地徐徐烘焙，至内部变黑，约八成干，捏成团块，习称“生地”。

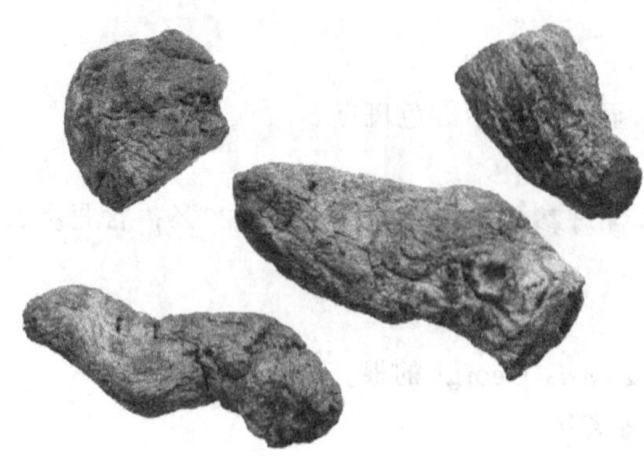

图 1-21　生地饮片

【性状鉴别】鲜生地：呈纺锤形或条状，长 9～15cm，直径 1～6cm。外皮薄，表面浅红黄色，具弯曲的皱纹、横长皮孔以及不规则疤痕。肉质、断面淡黄色，可见橘红色油点，中部有放射状纹理。气微、味微甜，微苦。

生地：多呈不规则的团块或长圆形，中间膨大，两端稍细，长 6～12cm，直径 3～6cm，有的细小，长条形，稍扁而扭曲。表面灰黑色或灰棕色，极皱缩，具不规则横曲纹，体重，质较软，不易折断，断面灰黑色、棕黑色或乌黑色，有光泽，具黏性。无臭，味微甜。生地饮片如图 1-21 所示。熟地饮片如图 1-32 所示。

鲜生地以粗壮、色红黄者为佳。生地黄以块大、体重、断面乌黑色者为佳。

【显微鉴别】鲜生地块根横切面：木栓层为数列细胞。皮层细胞排列疏松；散有多数分泌细胞，含橘黄色油滴，偶有石细胞。韧皮部有少数分泌细胞。形成层成环。木质部射线较宽，导管稀疏，排列成放射状。生地粉末：棕红色。木栓细胞多为棕黑色。薄壁细胞中常含有棕色类圆形核状物，有时可见草酸钙方晶。分泌细胞含橙黄色油滴或橙黄色颗粒状物。有网纹及具缘纹孔导管。

【成分】含环烯醚萜类：梓醇（catalpol）、二氢梓醇、乙酰梓醇、桃叶珊瑚苷等；水苏糖 32.1%～48.3%；多种氨基酸；糖类：棉子糖、葡萄糖、蔗糖、果糖、甘露三糖、毛蕊花糖、半乳糖及地黄多糖 RPSb。RPSb 是地黄中兼具免疫与抑瘤活性的有效成分。

【理化鉴别】TLC 检验梓醇。

取地黄薄片加甲醇，冷浸，滤过，再以石油醚抽提供试液。以梓醇 1mg/ml 甲醇溶液为对照品，两液分别点样于硅胶 G 板，以正丁醇-甲酸乙酯-甲醇（20∶10∶5）上行展开，10%香草醛乙醇溶液和 3%高氯酸溶液用时等量混合喷雾后烘烤片刻，供试液与对照品相应位置上显示同样的棕红色斑点。

供试品：地黄薄片加甲醇，冷浸，滤过，再以石油醚抽提。

对照品：梓醇 1mg/ml 甲醇溶液。

吸附剂：硅胶 G 板。

展开剂：正丁醇-甲酸乙酯-甲醇（20∶10∶5）。

显色剂：10%香草醛乙醇溶液和 3%高氯酸溶液用时等量混合。

22. **茜草**（Radix Rubiae）

【来源】为茜草科植物茜草 *Rubia cordifolia* L. 的根及根茎。

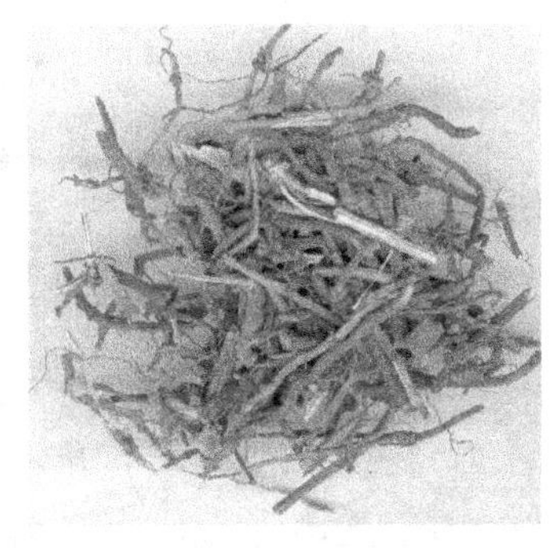

图1-22 茜草饮片

【性状鉴别】根茎呈结节状，下部着生数条根。根常弯曲或扭曲，长10～25cm，直径0.2～1cm；表面红棕色或棕色，具细纵皱纹及少数细根痕；皮部易剥落，露出黄红色木部。质脆，易折断，断面平坦，皮部狭，紫红色，木部宽广，浅黄红色，可见多数导管小孔。味微苦。如图1-22所示。

【成分】含蒽酮类成分：羟基茜草素（purpurin）、异茜草素、茜草素（alizarin）、茜草酸等。

23. 天花粉（Radix Trichosanthis）

【来源】为葫芦科栝楼 *Trichosanthes kirilowii* Maxim.、双边栝楼 *T. rosthor-nic* Herms 的根。

【性状鉴别】呈不规则圆柱形、纺锤形或瓣块状，长8～16cm，直径1.5～5.5cm。表面黄白色或淡棕黄色，富粉性，横切面可见黄色小孔（导管）略呈放射状排列，纵切面可见黄色筋脉纹。无臭，味微苦。

【成分】栝楼根含皂苷（约1%）；一种蛋白质名“天花粉蛋白”（trichosanthin）；多种氨基酸。新鲜天花粉根中的蛋白质制成针剂，用于中期妊娠引产，对于恶性葡萄胎和绒癌有效。如图1-23所示。

图1-23 天花粉饮片

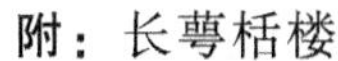

附：长萼栝楼

为葫芦科植物长萼栝楼 *Trichosanthes sinopunctata* C. Y. Cheng et C. H. Yueh 的块根。呈长纺锤形或圆柱形。直径4～8cm。表面淡灰黄色，断面黄白色，粉性。稍有土腥气，味稍苦涩。

附：湖北栝楼

为葫芦科植物湖北栝楼 *Trichosanthes hupehensis* C. Y. Cheng et C. H. Yueh 的块根。呈圆柱形。直径4～12cm。带皮者表面浅棕色，有密集的斜向或纵向延长而突起的皮孔；去皮者表面灰黄色，断面色稍浅，粉性差，纤维状“筋脉”较多。味极苦。

附：王瓜

为葫芦科植物王瓜 *Trichosanthes cucumeroides*（Ser.）Maxim. 的块根。呈不规则纺锤形，长5～7cm，直径2～3cm。表面棕黄色，质松脆，易折断，断面类白色，粉性。味稍苦涩。

附：木鳖

为葫芦科植物木鳖 *Momordica cochinchinensis*（Lour.）Spreng. 的块根。呈类圆柱形。直径6～10cm。带皮者表面浅棕黄色，有密集的椭圆形皮孔；去皮者表面色稍浅，断面色浅黄灰色，有较密的棕黄色点状小孔。质较松，粉性甚差，纤维状筋脉极多。味苦。

24. 桔梗（Radix Platycodonis）

【来源】为桔梗科植物桔梗 *Platycodon grandiflorum*（Jacq.）A. DC. 的根。

【产地】全国大部分地区均产，以东北、华北产量较大，华东地区质量较好。

【采收加工】春、秋两季采挖，去净泥土、须根，趁鲜刮去外皮或不去外皮，晒干。

【性状鉴别】呈圆柱形或长纺锤形，略扭曲，偶有分枝，长6～25cm，直径0.5～

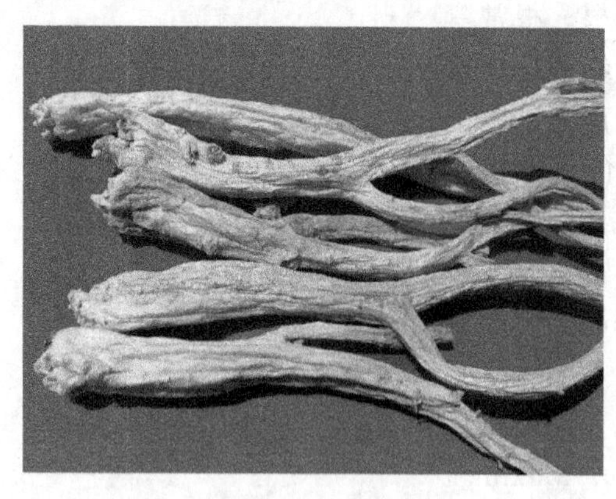
图 1-24　桔梗药材

2.5cm，顶端有较短的根茎（“芦头”），其上有数个半月形的茎痕。表面白色或淡黄白色，不去外皮的表面黄棕色至灰棕色，全体有不规则纵皱及沟纹，并有横向皮孔样的疤痕。质硬脆，易折断，折断面较平坦，可见放射状裂隙，皮部类白色，形成层环明显，木质部淡黄色——金井玉栏、菊花心。气微、味微甜后稍苦。如图 1-24 所示。

以根肥大、色白、质坚实、味苦者为佳。

【显微鉴别】根横切面：木栓细胞多列，黄棕色（商品药材多已除去）。皮层窄，常见裂隙。韧皮部乳管群散在，内含颗粒状黄色物质，乳管群常与筛管细胞伴生。形成层成环。木质部导管单个散在或数个相聚，呈放射状排列。薄壁细胞含菊糖。

粉末：黄白色。菊糖众多，呈扇形或类圆形的结晶。乳管常互相连接，直径 14～25μm，管中含黄色油滴样颗粒状物。具梯纹、网纹，少有具缘纹孔导管。

【成分】根含多种皂苷：混合皂苷完全水解产生桔梗皂苷元（platycodigenin）、远志酸（polygalacic acid）以及少量桔梗酸 A；并分离出桔梗皂苷 A、C、D 及甾醇类化合物。

【理化鉴别】

（1）粉末 0.5g＋水 10ml，水浴中加热 10min，取上清液，置带塞试管中，用力振摇，持久性泡沫（检查皂苷）。

（2）粉末 1g＋甲醇 10ml，水浴回流 30min 过滤。滤液置蒸发皿中，于水浴上蒸干，加醋酸 2ml 溶解，倾上清液于干燥试管中，沿管壁加入硫酸 1ml，两液接界面棕红色环，上层由蓝色立即变为污绿色（检查皂苷及植物甾醇）。

TLC 以桔梗对照药材为对照。

《中国药典》（2010 年版）用重量法测定：本品含总皂苷不得少于 6.0％。饮片 5.5％。

附：伪品——丝石竹

【来源】为石竹科植物丝石竹 *Gypsophila oldhamiana* Miq. 的根。

【性状鉴别】呈圆柱形或圆锥形，长短不一，直径 0.5～3.5cm。表面棕黄色或灰棕黄色（去栓皮者，表面呈黄白色，可见残留的棕色栓皮），有扭曲的纵沟纹，顶端有的具茎基痕，近根头处有多数凸起的圆形支根痕及细环纹。体轻，质坚实，断面不平坦，有黄白色相间同心环异型维管束纹理。气微弱，味苦而辣。

25. 党参（Radix Codonpsis Pilosulae）

【来源】为桔梗科植物党参 *Codonopsis pilosula*（Franch.）Nannf.、素花党参 *Codonopsis pilosula* Nannf. var. *modesta*（Nannf.）L. T. Shen、川党参 *Codonopsis tangshen* Oliv. 的根。

【产地】主产于山西、陕西、甘肃、四川等省及东北各地。

【采收加工】秋季采挖，除去地上部分及须根，洗净泥土，晒至半干，反复搓揉 3～4 次，晒至七八成干时，捆成小把，晒干。

【性状鉴别】党参：呈长圆柱形，稍弯曲，长 10～35cm，直径 0.4～2cm。表面黄棕色至灰棕色，根头部有多数疣状突起的茎痕及芽，习称“狮子头”，每个茎痕的顶端呈凹下圆点状，根头下有致密的环状横纹，向下渐稀疏，有的达全长的一半，栽培品环状横纹少或无，全体有纵皱纹及散在的眉状疤痕，支根断落处常有黑褐色胶状物。质稍硬或略带韧性，断面稍平坦，有裂隙或放射状纹理，皮部淡黄白色于淡棕色，木质部淡黄色—菊花心。有特殊香气，味微甜。如图1-25所示。

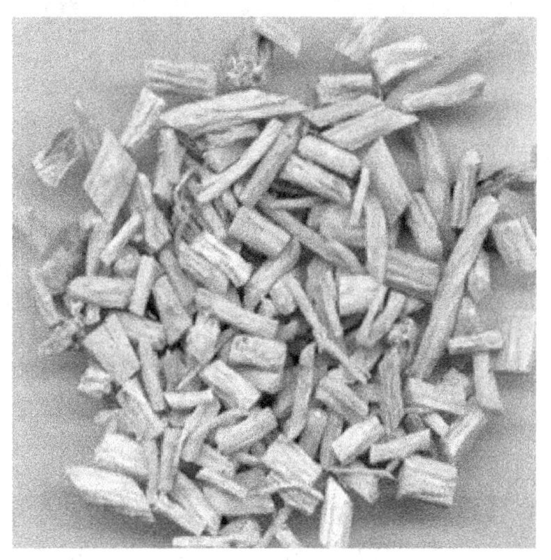

图1-25　党参饮片

素花党参：直径可达2.5cm，根头下致密的环状横纹常达全长的一半以上。

川党参：长可达45cm，有明显的纵沟，顶端有较稀的横纹，大条者亦有“狮子盘头”，但茎痕较少；小者根头部较小，称“泥鳅头”。质柔而实，断面裂隙较少。

均以条粗壮、质柔润、气味浓、嚼之无渣者为佳。

【显微鉴别】根横切面：木栓层为数列至十数列细胞，外侧有石细胞，单个或成群。皮层窄。韧皮部宽广，外侧常现裂隙，散有淡黄色乳管群，并常与筛管交互排列。形成层成环。木质部导管单个散在或数个相聚，成放射状排列。薄壁细胞内含菊糖及淀粉粒。

粉末：淡黄色。淀粉粒类球形，直径3～25μm，脐点呈星状或裂隙状。石细胞呈方形、长方形或多角形，壁不甚厚。节状乳管碎片甚多；含淡黄色颗粒状物，直径16～24μm。网纹导管易察见。可见菊糖。

【成分】含三萜类化合物：蒲公英萜醇乙酸酯、蒲公英萜醇（taraxerol）、木栓酮等；皂苷；菊糖、果糖；微量生物碱、17种氨基酸及14种无机元素。

【理化鉴别】取粉末1g，加乙醚10ml，密塞，振摇数分钟，冷浸1h，滤过。滤液置蒸发皿中，挥去乙醚，残渣加1ml醋酐溶解，倾取上清液于干燥试管中，沿管壁加硫酸1ml，两液接界面棕色环，上层蓝色立即变为污绿色（检查皂苷及植物甾醇）。

TLC以党参炔苷标准品为对照。45%乙醇热浸出物不得少于55%。

26. 白术（Radix Atractylodis Macrocephalae）

【来源】为菊科植物白术 *Atractylodes macrocephala* Koidz. 的根茎。

【产地】主产于浙江、安徽、湖北等省。多为栽培。

【采收加工】霜降前后，挖取2～3年生的根茎，除去茎叶及细根，烘干，称烘术；晒干，称晒术。

【性状鉴别】呈肥厚拳状团块，长3～13cm，直径1.5～7cm。表面有瘤状突起、断续的纵皱和沟纹，并有须根痕。顶端有残留茎基和芽痕。质坚硬，不易折断。生晒术断面外圈皮部黄白色，中间木部淡黄色或淡棕色，略有菊花纹及分散的棕黄色油点，常显油性。烘术断面淡黄白色，角质，中央有裂隙；气清香，味甜微辛，嚼之略带黏性。如图1-26所示。

【显微鉴别】根茎横切面：木栓层为数列扁平细胞，其内侧常夹有断续的石细胞环。皮层、韧皮部及木射线中有大型油室散在，油室圆形至长圆形，长径180～340μm，短径

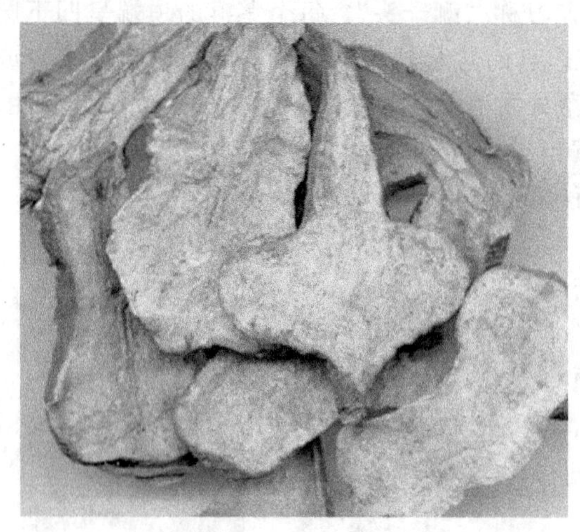
图 1-26 白术饮片

135～180μm。形成层环明显。导管群放射状排列，中部有纤维束围绕导管，二者共形成菱形，靠近中央有时亦可见纤维束。中央有髓部。薄壁细胞中含菊糖及草酸钙针晶。

粉末：淡黄棕色。草酸钙针晶细小，长10～32μm。纤维黄色，大多成束，长梭形，直径约至40μm，壁甚厚，木化，孔沟明显。石细胞淡黄色，类圆形、多角形、长方形或少数纺锤形，直径37～64μm，胞腔明显，有不规则孔沟。导管分子较短小，为网纹及具缘纹孔，直径至48μm。薄壁细胞含菊糖。

【成分】含挥发油：苍术酮（atractylon）、白术内酯A、白术内酯B、3-β-乙酰氧基苍术酮等多种成分。

【理化鉴别】粗粉2g+乙醚20ml，振摇10min，滤过。

（1）取滤液10ml挥干后，加10% 香草醛的硫酸溶液，显紫色（检查挥发油）。

（2）滤液2ml，待乙醚挥散后，加含5%对二甲氨基苯甲醛的10%硫酸溶液1ml，玫瑰红色，再于100℃烘5min，显紫色。

TLC以对照药材为对照。应显一桃红色主斑点（苍术酮）。

27. 苍术（Radix Atractylodis）

【来源】菊科植物茅苍术 *Atractylodes lancea*（Thunb.）DC.、北苍术 *Atractylodes chinensis*（DC.）Koidz. 的根茎。

【产地】茅苍术主产于江苏、湖北、河南等省。北苍术主产于华北及西北地区。

【采收加工】春、秋两季挖取根茎，除去茎、叶、细根、泥土，晒干，撞去须根。

【性状鉴别】茅苍术：呈不规则连珠状或结节状圆柱形，长3～10cm，直径1～2cm。表面灰棕色，有皱纹、横曲纹及残留的须根，顶端具茎痕及残留的茎基。质坚实，断面有橙黄色或棕红色油点，习称“朱砂点”，暴露稍久，可析出白毛状结晶，习称“起霜”。香气特异，味微甘、辛、苦。如图1-27所示。

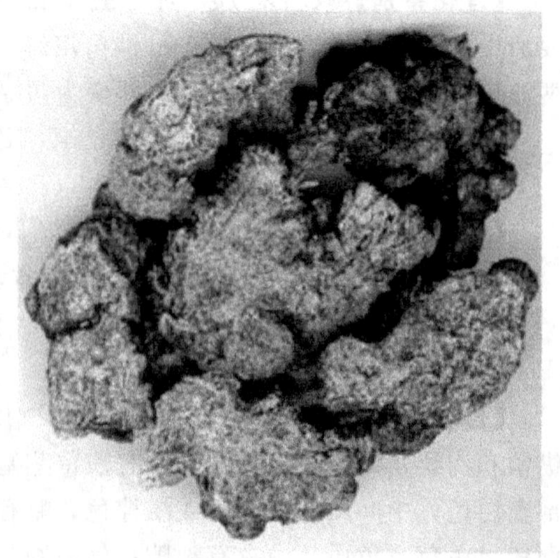
图 1-27 苍术饮片

北苍术：呈疙瘩块状或结节状圆柱形，长4～9cm。表面棕黑色，除去外皮者黄棕色。质较疏松，断面散有黄棕色油点，无白毛状结晶析出。香气较淡，味辛、苦。

【显微鉴别】茅苍术根茎横切面：木栓层间夹有石细胞带1至数条不等，每一石细胞带有2～3层类长方形的石细胞集成。皮层宽广，其间散有大型油室，长径225～810μm，短径135～450μm。韧皮部狭小。形成层成环。木质部内侧有纤维束，和导管群相间排列。射线较宽，中央为髓部，射线和髓部均散有油室。薄壁细胞含有菊糖和细小的草酸钙针晶。

粉末：棕黄色。石细胞单个或成群，类圆形、长方形或多角形，淡黄色或黄色，长20～80μm，壁极厚，木化，纹孔或孔沟明显，常和木栓细胞连在一起。纤维梭状，常成束，胞腔较窄，有的一端钝圆，腔较大。导管节较短，主为网纹，也有具缘纹孔。草酸钙针晶细小，长5～30μm，不规则地充塞于薄壁细胞中。油室碎片多见。菊糖表面常现放射状纹理。

【成分】茅苍术根茎含挥发油：茅术醇（hinesol）、β-桉油醇（β-eudesmol）、苍术素及苍术酮（atractylol）。

北苍术根茎含挥发油3%～5%：苍术素、茅术醇、β-桉油醇、苍术醇及苍术酮。

【理化鉴别】

（1）粉末1g＋乙醚5ml，浸渍15min，滤过，取滤液2ml，放于蒸发皿内，待乙醚挥散后，加含5%对二甲氨基苯甲醛的10%硫酸溶液1ml，玫瑰红色，再于100℃烘5min，显绿色。

（2）TLC检苍术素。

以对照药材为对照品，供试品色谱中，在与对照药材色谱相应位置上，显相同颜色的斑点并应显有一相同的污绿色主斑点（检查苍术素）。

28. 泽泻（Rhizoma Alismatis）

【来源】为泽泻科植物泽泻 *Alisma orientalis*（Sam.）Juzep. 的块茎。

【产地】主产于福建、江西，称建泽泻；产于四川，称川泽泻，多系栽培。习惯认为建泽泻质较佳。

【采收加工】冬季采挖，除去茎叶、须根，削去粗皮，洗净，炕干，或装入竹筐中撞去须根及粗皮，再用硫黄熏白，晒干。

【性状鉴别】呈类圆形、长圆形或倒卵形，长4～7cm，直径3～5cm。表面黄白色，未去尽粗皮者显淡棕色，有不规则横向环状浅沟纹，并散有多数细小突起的须根痕，于块茎底部尤密。质坚实，破折面黄白色，颗粒性，有多数细孔。气微，味微苦。如图1-28所示。

【显微鉴别】块茎横切面：外皮多除去，有残留的皮层通气组织，由薄壁细胞组成，细胞间隙甚大。内侧可见1列内皮层细胞，壁增厚，木化，有纹孔。中柱通气组织中，散有周木型维管束和淡黄色的分泌腔。薄壁细胞中充满淀粉粒。

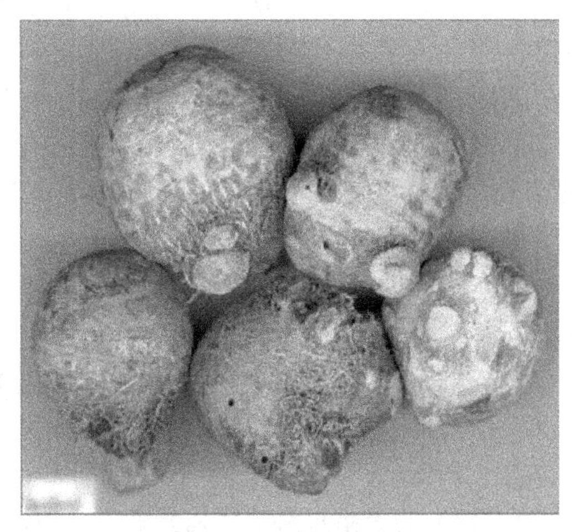

图1-28 泽泻药材

粉末：淡黄色或略带棕色。淀粉粒众多，单粒长卵形、类球形或椭圆形，直径3～14μm，脐点人字形、短缝状、十字状或三叉状，位于中央或较大的一端；复粒由2～3分粒组成。薄壁细胞多角形，侧壁有连珠状增厚，纹孔明显。有些薄壁细胞具椭圆形纹孔，集成纹孔群。内皮层细胞形大，垂周壁波状弯曲，壁厚，木化，有明显的孔沟。导管有螺纹、梯纹、网纹、单纹孔及具缘纹孔，直径

10～24μm。纤维少见，直径16～24μm，壁较厚、木化。可见分泌腔及其碎片。

【成分】含多种四环三萜酮醇衍生物：泽泻醇（alisol）A、B、C及泽泻醇A乙酸酯、泽泻醇B乙酸酯、泽泻醇C乙酸酯、表泽泻醇A、24-乙酰基泽泻醇A等。还含有挥发油、胆碱、卵磷脂、甾醇等。

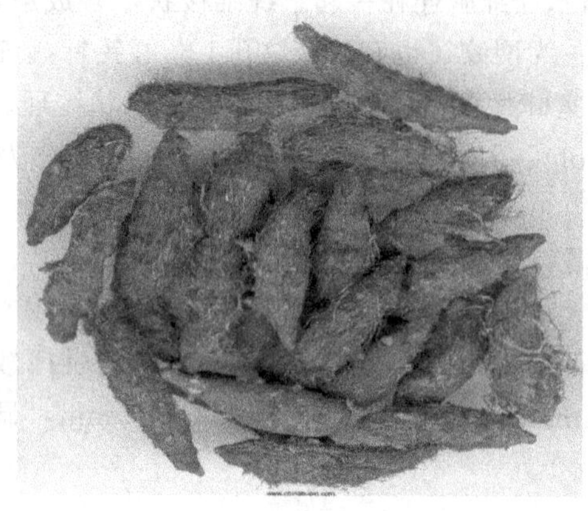

图1-29 香附药材

29. 香附（Rhizoma Cyperi）

【来源】为莎草科植物莎草 *Cyperus rotundus* L. 的根茎。

【性状鉴别】呈纺锤形，有的略弯曲，长2～3cm，直径0.5～1cm。表面棕褐色或黑褐色，有纵皱纹，并有数个略隆起的环节，“毛香附”在节上常有棕色的毛须，并残留根痕；“光香附”较光滑，环节不明显。质硬，经蒸煮者断面黄棕色或红棕色，角质样；晒干者断面色白显粉性，内皮层环纹明显，中部色较深，维管束点清晰可见。气芳香，味微苦。如图1-29所示。

【成分】含挥发油：香附烯（cyperene）、β-芹子烯、α-香附酮、β-香附酮。

30. 天南星（Rhizoma Arisaematis）

【来源】为天南星科植物天南星 *Arisaema erubescens*（Wall.）Schott.、东北天南星 *Arisaema amurense* Maxim.、异叶天南星 *Arisaema heterophyllum* Bl. 的块茎。

【性状鉴别】呈扁球形，高1～2cm，直径1.5～6.5cm。顶端有凹陷的茎痕，周围有麻点状根痕，有的块茎周边具球状侧芽。质坚硬，不易破碎，断面不平坦，色白，粉性。气微辛，味麻辣。如图1-30所示。

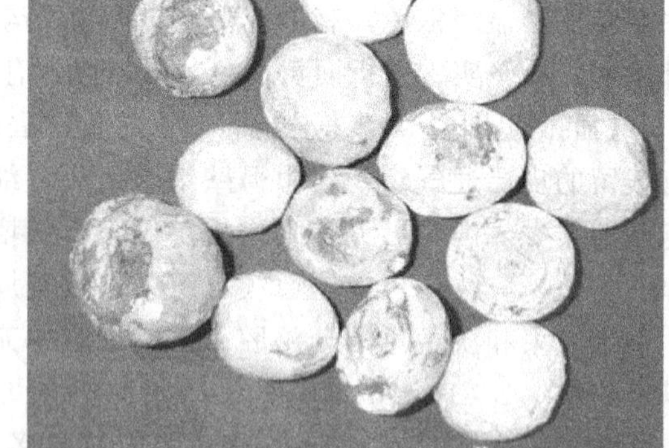

图1-30 天南星药材

【显微鉴别】粉末：类白色。淀粉粒以单粒为主，类圆形，直径2～17μm。草酸钙针晶束存在于椭圆形黏液细胞中，针晶长63～131μm。草酸钙方晶多见于导管旁的薄壁细胞中。

【成分】鸟氨酸、瓜氨酸、精氨酸、谷氨酸、γ-氨基丁酸、天冬氨酸。加酸水解后有原儿茶醛、D-葡萄糖。

附：虎掌南星

【来源】为天南星科植物虎掌南星 *Pinellia pedatisecta* Schott 的块茎。

【性状鉴别】呈不规则扁球形，由主块茎及多数附着的小块茎组成，似虎掌。每一块茎中心各有一茎痕，周围有麻点状根痕。

附：螃蟹七

【来源】为天南星科植物螃蟹七 *Arisaema fargesii* Buchet 的块茎。

【性状鉴别】呈扁平类圆球状。直径3～5cm。表面棕色，光滑。顶端茎痕平坦，根痕较粗。茎痕周围有多数突起的球状侧芽，质坚硬。

31. 半夏（Rhizoma Pinelliae）

【来源】为天南星科植物半夏 *Pinellia ternata*（Thunb.）Breit. 的块茎。

【产地】主产于四川、湖北、河南等省。

【采收加工】夏、秋两季均可采挖，洗净泥土，除去外皮及须根，晒干。

法半夏：水浸，明矾水浸、煮，甘草石灰液浸，至内外色黄，微有麻辣感。

姜半夏：水浸，明矾水浸、煮，生姜明矾水煮至内无白心。

【性状鉴别】呈类球形，有的稍扁斜，直径1～1.5cm。表面白色或浅黄色，顶端有凹陷的茎痕，周围密布麻点状根痕，下面钝圆，较光滑。质坚实，断面洁白，富粉性。无臭，味辛辣，麻舌而刺喉。如图1-31所示。

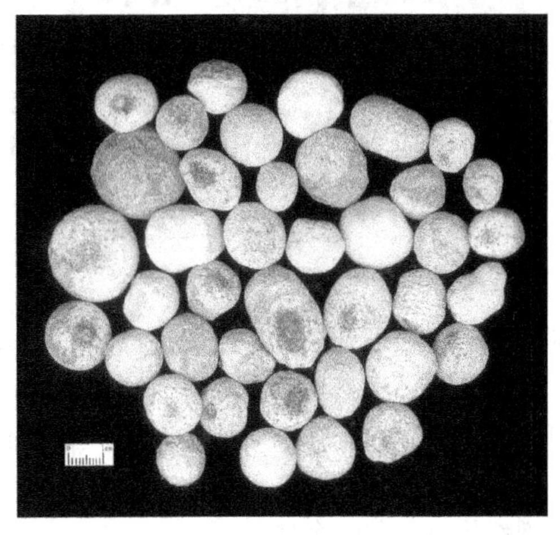

图1-31 半夏药材

【显微鉴别】粉末：类白色。淀粉粒众多，单粒呈类圆形、半圆形或多角形，直径2～20μm，脐点呈裂缝状或星状，稍偏心性，复粒由2～6分粒组成。草酸钙针晶束存在于椭圆形黏液细胞中，针晶长30～85μm。导管为螺纹或环纹。

【成分】含β-谷甾醇及其葡萄糖苷；氨基酸：黑尿酸及天冬氨酸等；胆碱、微量挥发油；原儿茶醛，为半夏辛辣刺激性物质；左旋盐酸麻黄碱0.002%；结晶性蛋白质——半夏蛋白Ⅰ；甲醇提取多糖组分具有PMN活化抗肿瘤作用。

附：水半夏，为同科植物鞭檐犁头尖 *Typhonium flagelliforme*（Lodd.）Blume的块茎。广西、广东、福建等地使用。块茎呈椭圆形、圆锥形，高0.8～3cm，直径0.5～1.5cm。表面淡黄色，上端类圆形，有凸起的芽痕，下端略尖。气微，味辛辣，麻舌而刺喉。

本品与半夏不同，不可代半夏使用。

河北、河南、山西、江苏、四川等省的个别地区以掌叶半夏 *Pinellia pedatisecta* Schoott的小形块茎作半夏使用。

32. 百部（Radix Stemonae）

【来源】为百部科植物直立百部 *Stemona sessilifolia* Miq、蔓生百部 *Stemona japonica*（Bi.）Miq、对叶百部 *Stemona tuberosa* Lour. 的根。

【产地】直立百部和蔓生百部均主产于安徽、江苏、浙江等省。对叶百部主产于湖北、广东、福建等省。

【采收加工】春、秋两季采挖，除去地上茎、叶及须根，蒸或在沸水中烫至无白心，取出，晒干。

【性状鉴别】直立百部和蔓生百部块根单个或数个簇生，呈纺锤形，上端较细长，多皱缩而弯曲，长5～12cm，直径0.5～1cm。表面黄白色或淡棕黄色，有不规则的深纵沟，间有横皱纹。

质脆，易吸潮变软，断面微带角质，淡黄棕色或黄白色，皮部宽广，中柱多扁缩。气

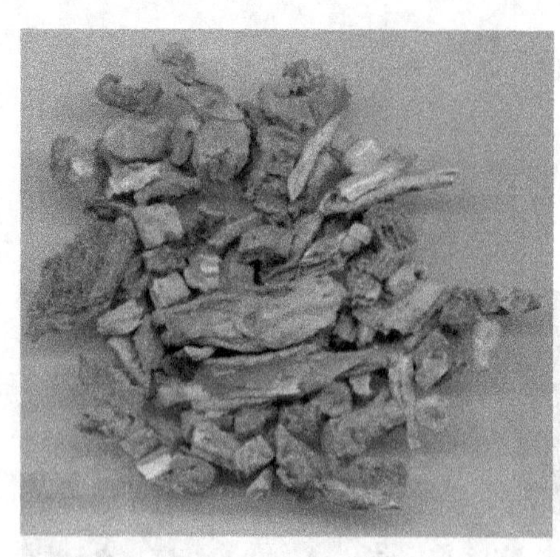

图 1-32　百部药材

微，味先甜后苦。如图 1-32 所示。

对叶百部：块根粗大，长 12～25cm，直径 0.8～2cm。表面浅棕色至灰棕色，皱纹较浅。质较坚实，断面黄白色，中柱较大，髓部类白色。

【显微鉴别】 直立百部根横切面：根被为 3～4 列细胞，壁木化，具致密的细条纹。皮层宽广，内皮层明显。中柱韧皮部束及木质部束各 19～27 个，交互排列；韧皮部束内侧有少数非木化纤维；木质部束导管类多角形，直径约至 48μm，偶有导管深入髓部，作二轮状排列。髓部散有单个或 2～3 个成束的细小纤维。

蔓生百部根横切面：根被为 3～6 列细胞。韧皮部纤维木化。导管较大，径向直径至 184m，通常深入至髓部，大多呈三轮状排列。

对叶百部根横切面：根被为 3 列细胞，细胞壁强木化，无细条纹，其内层细胞的内壁特厚。皮层外缘散有纤维，呈类方形，壁微木化。中柱韧皮部束 36～40 个；木质部与韧皮部交相排列，导管呈圆多角形，直径约至 107μm，与木纤维及微木化的薄壁细胞连接成环层。髓部纤维少，常单个散在。

【成分】 直立百部块根含直立百部碱（sessilistemonine）、霍多林碱、原百部碱等。蔓生百部块根含百部碱（stemonine）、蔓生百部碱（stemonamine）、次百部碱等。对叶百部块根含对叶百部碱、异对叶百部碱、次对叶百部碱等。

【理化鉴别】 粉末 5g＋70%乙醇 50ml，回流 1h，滤过，滤液蒸去乙醇，残留物加环状的浓氨溶液调至 pH 10～11，再加氯仿 5ml，振摇提取，分取氯仿层，蒸干，残渣加 1%盐酸溶液 5ml 使溶解，滤过。

滤液＋碘化铋钾试液，显橙红色沉淀。

滤液＋硅钨酸试液，显乳白色沉淀（检查生物碱反应）。

成分：直立百部碱、对叶百部碱、蔓生百部碱等。

理化：乙醇提取物氨水碱化，氯仿提取；氯仿提取物的 1% HCl 酸水提取液加碘化铋钾，产生橙红色沉淀，加硅钨酸产生乳白色沉淀。

三种百部显微特征比较，见表 1-2。

表 1-2　三种百部显微特征对比

项目	根被	导管	针晶	VB	纤维
直立百部	3～4 列,具纹理	1～2 轮	针晶少见	19～27 个	韧、髓
蔓生百部	3～6 列	2～3 轮		14～19 个	韧皮部
对叶百部	3 列,内层内壁特厚	木化组织环		36～40 个	皮层、环髓圈

附： 湖北大百部，百合科肥厚石刁柏的块根。皮层针晶多，髓部无纤维。

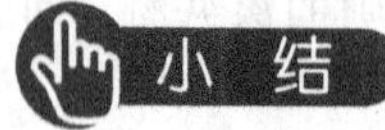

小结

百合科：川贝、浙贝、黄精、玉竹、重楼、土茯苓、天门冬、麦冬、知母、藜芦。

显微：多含淀粉粒，黏液细胞针晶束，有时可见方晶。

成分：生物碱；甾体皂苷；苷类：强心苷（铃兰毒苷）、蒽醌苷。

33. 川贝母（Bulbus Fritillariae Cirrhosae）

【来源】为百合科植物川贝母 *Fritillaria cirrhosa* D. Don、暗紫贝母 *Fritillaria unibracteata* Hsiao et K. C. Hsia、甘肃贝母 *Fritillaria przewalskii* Maxim.、梭砂贝母 *Fritillaria delavayi* Franch. 的鳞茎。前三者按药材性状的不同分别习称“松贝”和“青贝”，后者药材习称“炉贝”。

【产地】川贝母主产于四川、西藏、云南等省区。暗紫贝母主产于四川阿坝藏族自治州。甘肃贝母主产于甘肃、青海、四川等省。梭砂贝母主产于云南、四川、青海、西藏等省区。

【采收加工】采挖季节因地而异，西北山区多在雪融后上山采挖；一般在 6～7 月采挖。挖出后，洗净，用矾水擦去外皮，晒干，然后用硫黄熏后再晒干。

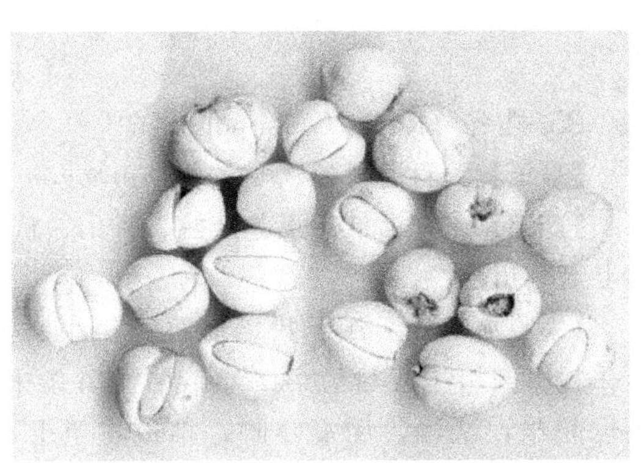

图 1-33 川贝饮片

【性状鉴别】松贝：呈类圆锥形或球形，高 3～8mm，直径 3～9mm。表面类白色。外层鳞叶 2 瓣，大小悬殊，大瓣紧抱小瓣，未抱部分呈新月形，习称“怀中抱月”；顶部闭合，内有类圆柱形、顶端稍尖的心芽和小鳞叶 1～2 枚；先端钝圆或稍尖，底部平，微凹入，中心有灰褐色的鳞茎盘。质硬而脆，断面白色，富粉性。气微，味微苦。如图 1-33 所示。

青贝：呈类扁球形，高 0.4～1.4cm，直径 0.4～1.6cm。外层两瓣鳞叶形态大小相近，相对抱合，顶端开口，内有心芽和小鳞叶 2～3 枚及细圆柱形的残茎。气微，味微苦。

炉贝：呈长圆锥形，高 0.7～2.5cm；直径 0.5～2.5cm，表面黄白色；稍粗糙；常有黄棕色斑块，习称“虎皮斑”。外面两枚鳞叶大小相近，顶端多开口。基部稍尖或较钝。气微，味微苦。

【显微鉴别】松贝、青贝粉末：白色。

（1）淀粉粒甚多，多为单粒，呈广卵形，长圆形或不规则圆形，有的边沿不平整或略作分枝状，直径 5～64μm，脐点呈点状、短缝状、人字状或马蹄状，层纹隐约可见。

（2）表皮细胞类长方形，垂周壁微波状弯曲，偶见不定式气孔。

（3）螺纹导管，直径 2～26μm。

炉贝粉末：淀粉粒为广卵形、贝壳形、肾形或椭圆形，直径 6～60μm，脐点呈人字状、星状或点状，层纹明显。螺纹及网纹导管，直径可达 64μm。

【成分】含多种甾体生物碱，均含川贝碱（fritimine）、西贝素（sipeimine）等。

34. 黄精（Rhizoma Polygonati）

【来源】为百合科植物黄精 *Polygonatum sibiricum* Red.、多花黄精 *Polygonatum cyrtonema* Hua、滇黄精 *Polygonatum kingianum* Coll. et Hemsl. 的根茎。按药材形状不同，习称“鸡头黄精”、“姜形黄精”、“大黄精”。

【性状鉴别】鸡头黄精：呈不规则的圆锥形，头大尾细，形似鸡头，长 3～10cm，直径 0.5～1.5cm。表面黄白色至黄棕色，半透明，全体有稍隆起呈波状的环节及细皱纹，地上

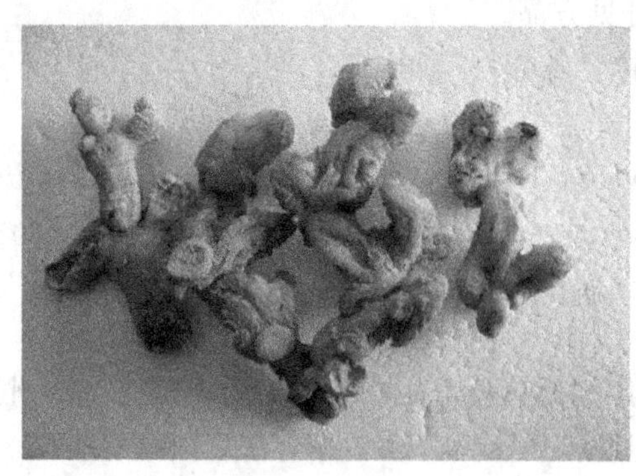

图 1-34　黄精药材

茎痕呈圆盘状，中心常凹陷，根痕多呈点状突起；断面淡棕色，角质，并有多数黄白色点状筋脉（维管束）；气微，味甜，有黏性。如图 1-34 所示。

姜形黄精：呈结节状，分枝粗短，形似生姜，长 2～18cm，宽 2～4cm，厚 1～2.5cm。表面较粗糙，有明显疣状突起的须根痕。茎痕呈凹陷的圆盘状。

大黄精：呈肥厚块状或串珠状，长达 10cm 以上，宽 3～6cm，厚 2～3cm。每一结节均有茎痕，呈凹陷的圆盘状。

35. 麦冬（Radix Ophiopogonis）

【来源】 为百合科植物麦冬 *Ophiopogon japonicus*（Thunb.）Ker-Gawl 的块根。

【产地】 主产浙江慈溪、余姚、肖山、杭州及江苏省者称杭麦冬，主产四川绵阳地区三台县者称川麦冬。

【采收加工】 浙江于栽培后第三年小满至夏至采挖。四川于栽培后第二年清明至谷雨采挖。剪取块根，洗净，反复曝晒，堆放，至七八成干，除去须根，干燥。

【性状鉴别】 呈纺锤形，两端略尖，略弯曲，长 1.5～3cm，直径 0.3～0.6cm。表面黄白色或淡黄棕色，有细皱纹。质柔韧。断面黄白色，半透明，中柱细小。气微香，味甘微苦。如图 1-35 所示。

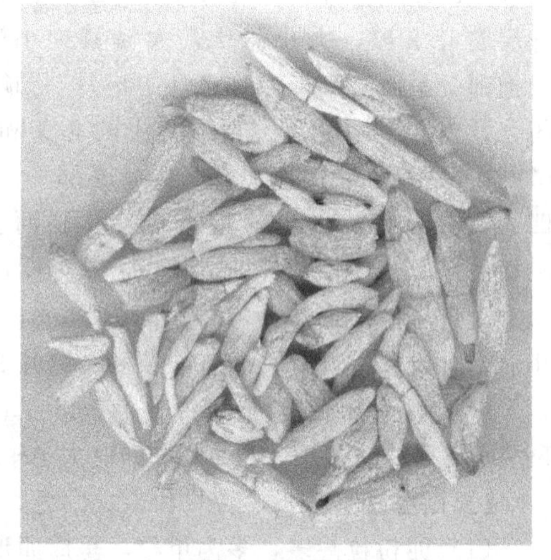

图 1-35　麦冬饮片

【显微鉴别】 横切面：表皮细胞 1 列，根被 3～5 列木化细胞。皮层宽广，散有含针晶束的黏液细胞；内皮层细胞壁均匀增厚，木化，有通道细胞，外侧为 1 列石细胞，其内壁及侧壁均增厚，纹孔细密。中柱甚小，韧皮部束 16～22 个，位于木质部束的星角间；木质部束由木化组织连接成环状。髓小，薄壁细胞类圆形。

粉末：白色或黄白色。根毛细长弯曲，长约 150μm，宽约 30μm。根被细胞多角形，壁木化，有壁孔。皮层薄壁细胞类圆形，黏液细胞中含草酸钙针晶束，针晶长 25～50μm。石细胞呈长方形，常成群存在，细胞壁木化，壁孔细密，有的一边薄壁性，孔沟极明显。木纤维细长，细胞壁木化，壁孔呈稀疏点状，孔沟明显。导管及管胞多单纹孔及网纹，少数为具缘纹孔，直径可至 35μm，常与木纤维相连。

【成分】 块根含多种皂苷：麦冬皂苷（ophiopogonin）A、B、B′、C、C′、D、D′，其中以苷 A 的含量最高，约占 0.05%；苷 B 含量次之，约占 0.01%；苷 C 及苷 D 含量均很低。含黄酮类化合物：麦冬黄酮 A、B（ophiopogononeA、B），甲基麦冬黄酮 A、B（methylophiopogononeA、B）、二氢麦冬黄酮 A、B（ophiopogonanoneA、B），甲基二氢麦冬黄酮，6-醛基异麦冬黄烷酮 A、B（6-alde-hydoiso-ophiopogonanoneA、B）及 6-醛基异麦冬黄酮 A、B。

含植物甾醇、71%的单糖类、寡糖类成分、挥发油等。

【理化鉴别】薄层色谱片，置紫外线灯下，显浅蓝色荧光。

36. 知母（Rhizoma Anemarrhenae）

【来 源】为百合科植物知母 *Anemarrhena asphodeloides* Bunge 的根茎。

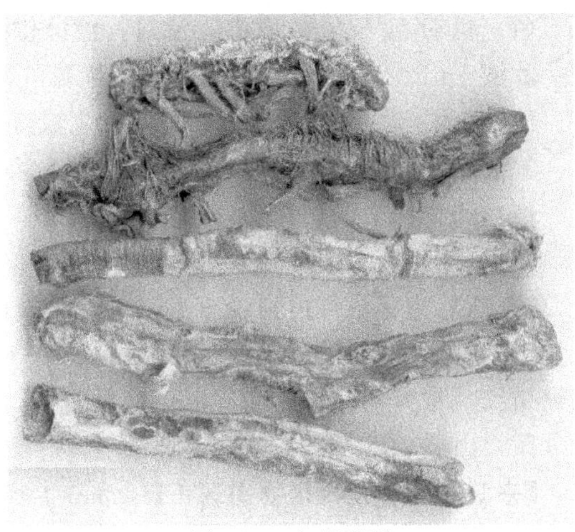

图 1-36 知母药材

【性状鉴别】毛知母：呈长条状、微弯曲、略扁、少有分枝，长 3～15cm，直径 0.8～1.5cm。顶端有残留的浅黄棕色的叶痕及茎痕，习称“金包头”；上面有一凹沟，具紧密排列的环节，节上密生黄棕色的残存叶基，由两侧向根茎上方生长；下面较皱缩，并有凹陷或突起的点状根痕。质硬，断面黄白色。无臭，味微甘，嚼之带黏性。如图 1-36 所示。

知母肉：已去净外皮，表面黄白色，有扭曲的沟纹，有的可见叶痕及根痕。

【成分】含有多种甾体皂苷。

37. 山药（Rhizoma Dioscoreae）

【来源】为薯蓣科植物薯蓣 *Dioscorea opposita* Thunb. 的根茎。

【产地】主产于河南省新乡地区的温县、武陟、博爱、泌阳等县（旧怀庆府）。均为栽培品。

【采收加工】冬季采挖，切去芦头，除去外皮及须根，用硫黄熏后，晒干，即为“毛山药”；选择肥大顺直的毛山药，置清水中，浸至无干心，闷透，用硫黄熏后，用木板搓成圆柱状，切齐两端，晒干，打光，习称“光山药”。如图 1-37 所示。

【性状鉴别】毛山药：略呈圆柱形，弯曲而稍扁，长 15～30cm，直径 1.5～6cm，表面黄白色或棕黄色，未去尽外皮则显浅棕色。有纵沟及纵皱纹、斑点或须根痕，两头不整齐，质脆易断，断面白色，颗粒状，粉性，味淡，微酸，嚼之发黏。

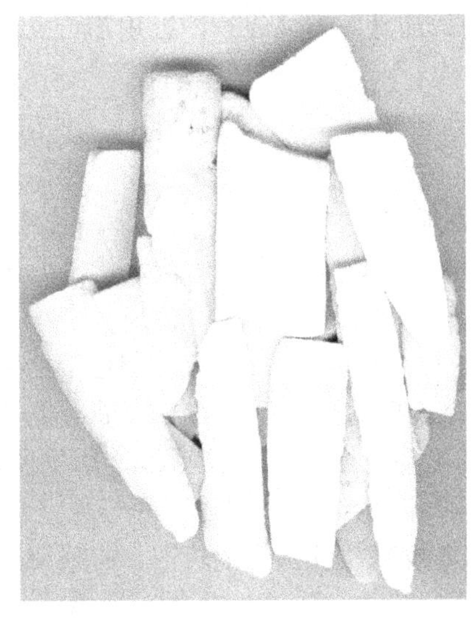

图 1-37 山药饮片

光山药：呈圆柱形，两端齐平，长 9～18cm，直径 1.5～3cm，粗细均匀，挺直。全体洁白，光滑，粉性足。

【显微鉴别】粉末：白色或淡黄白色。淀粉粒众多，主要为单粒，呈椭圆形、卵形或类圆形，直径 6～17μm，长 17～31μm，脐点呈点状、飞鸟状，位于较小端，大粒者层纹明显。草酸钙针晶束存在于黏液细胞中，长 80～240μm。导管为具缘纹孔及网纹导管，也有螺纹及环纹导管，直径 12～48μm。筛管邻近于导管旁，筛管分子复筛板上的筛域极为明显，排列成网状。纤维少数，细长，直径约 14μm，壁甚厚，木化。

【成分】 含淀粉 16%、黏液质、胆碱、糖蛋白、多酚氧化酶、维生素 C。黏液质中含甘露聚糖（mannan）和植酸（phytic acid）、3.4-二羟基苯乙胺、16 种氨基酸等。

【理化鉴别】

(1) 粗粉 5g+水，煮沸，滤过，滤液供试验用。

滤液 1ml+5%氢氧化钠液 2 滴+稀硫酸铜液 2 滴，显蓝紫色（检查蛋白质）。

滤液 1ml+费林试液 1ml，水浴，生成红色沉淀（检查还原糖类）。

滤液滴于滤纸上，滴加 1%茚三酮丙酮液，立即显紫色（检查氨基酸）。

(2) 药材粉末或切片少许+浓硝酸 1ml，呈现鲜黄色（检查蛋白质）。

附：参薯

【来源】 为薯蓣科植物参薯 *Dioscorea alata* L. 的根茎。

【性状鉴别】 略呈不规则圆柱形，长 7～14cm，直径 2～4cm。表面浅棕黄色至棕黄色，有纵皱纹，常有未除尽的栓皮痕迹。质坚实，断面白色至淡黄色。气微，味淡。

附：山薯

【来源】 为薯蓣科植物山薯 *Dioscorea fordii* Prain et Burk. 的根茎。

【性状鉴别】 略呈圆柱形或不规则圆柱形，稍弯曲，有的略扁。长 15～30cm，直径 1.5～6cm。栓皮多已刮去。表面黄白色或淡黄色，有纵沟及须根痕，体重，质坚，不易折断，断面淡黄色，粉性，散有浅棕色点状物。气微，味微酸。

附：木薯

【来源】 为大戟科植物木薯 *Manihot esculenta* Crantz 的块根。

【性状鉴别】 常呈斜片状，长 3～7cm，宽 1.5～3cm，厚 0.3～0.8cm。外皮多已除去，偶见棕褐色的外皮。切断面乳白色，粉性，近边缘处有形成层环纹，中央部位可见一细木心及放射状的黄色小点，有的有裂隙。味淡，嚼之有纤维性。

附：番薯

【来源】 为旋花科植物番薯 *Ipomoea batatas*（L.）Lam. 的块根。

【性状鉴别】 本品呈类圆形斜切片。长 4～6cm，宽 2～4cm。偶见残留的淡红棕色或灰褐色外皮。切面白色或淡黄白色，粉性，可见淡黄棕色的“筋脉”点或线纹，近皮部可见淡黄色的环纹。质脆，粉性。略有香气，味甘甜。

38. 天麻（Rhizoma Gastrodiae）

【来源】 为兰科植物天麻 *Gastrodia elata* Bl. 的块茎。

【产地】 主产于四川、云南、贵州等省。东北及华北各地亦产。

【采收加工】 冬、春两季采挖块茎，除去地上苗茎，洗净，除去粗皮，用清水漂洗，蒸透，敞开、低温（60℃以下）干燥。

【性状鉴别】 呈长椭圆形，长 5～13cm，宽 2～60cm，厚 1～3cm。一端有红棕色干枯芽苞（习称“鹦哥嘴”），或为残留茎基；另一端有自母麻脱落后的圆脐形疤痕。表面有点状突起（潜伏芽）排列成多轮横环纹。有纵皱纹。质坚实，不易折断；断面较平坦，角质样。气微而特异，味甘。如图 1-38 所示。

以质地坚实沉重、有鹦哥嘴、断面明亮、无空心者（冬麻）质佳。质地轻泡、有残留茎基、断面色晦暗、空心者（春麻）质次。

【显微鉴别】 块茎横切面：表皮残留，下皮 2～3 列切向延长的栓化细胞。皮层细胞，较老块茎的皮层与下皮相接处有厚壁细胞。中柱维管束周韧型薄壁细胞含草酸钙针晶束。

粉末：黄白色。厚壁细胞多角形或长多角形，直径71～250μm，壁孔明显。草酸钙针晶散在或成束，长25～93μm。有螺纹、网纹及环纹导管。薄壁细胞含黏液质及卵形或长椭圆形的颗粒状物质，有的黏结成块，加碘液显棕色或淡棕紫色。

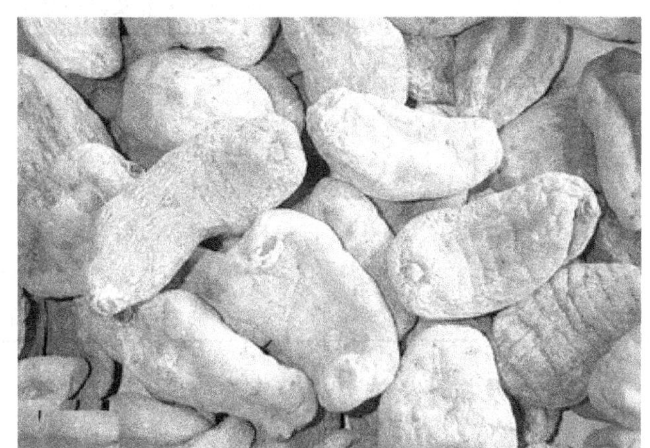

图1-38 天麻药材

【成分】 含对羟基苯甲醇-β-D-葡萄吡喃糖苷，即天麻苷（gastrodin）、对羟基苯甲醇（天麻苷元）、赤箭苷（gastrodioside）；还含对羟苄基甲醚等。

【理化】

(1) 粉末1g＋水10ml，浸渍4h，振摇，过滤，滤液＋碘试液3滴，显紫红色至酒红色。

(2) TLC以天麻素和天麻对照药材为对照。

【成分】 HPLC测定含天麻素不得少于0.20%。

附：伪品——芭蕉芋

【来源】 美人蕉科植物芭蕉芋 *Canna edulis* Ker-Gawl的块茎。

【性状鉴别】 呈扁圆形或长椭圆形，未去皮者表面有3～8个环节，去皮者环节不甚明显。顶端有时可见茎基痕，下端钝圆，无脐状疤痕。质坚，不易折断，断面有白色点，外侧略呈纤维性。无特异气味，味甜，嚼之黏牙。

附：伪品——紫茉莉

【来源】 为紫茉莉科植物紫茉莉 *Mirabills jalapa* L. 的根。

【性状鉴别】 呈长圆锥形，有的有分枝，多已压扁，长6～12cm，直径1.5～4cm。表面淡黄白色、灰黄白色或灰棕黄色，半透明，有纵沟纹及须根痕，有时扭曲。顶端有长短不等的茎痕。质硬，不易折断，断面不平坦，黄白色或淡黄棕色，角质样，有时可见同心环纹。味淡有刺激味。

附：伪品——大理菊

【来源】 为菊科植物大理菊 *Dahila pinnata* Cav. 的块根。

【性状鉴别】 呈长纺锤形，微弯，表面灰白色或类白色，有明显不规则的纵纹。顶端有茎基痕。顶端及末端呈纤维样。质硬，不易折断。断面类白色，角质样。

附：伪品——蟹甲草

【来源】 为菊科植物羽裂蟹甲草 *Cacalia tangutica*（Franch.）Hand.-Mazz.、双舌蟹甲草 *Cacalia davidii*（Franch.）Hand.-Mazz. 的块根。

【性状鉴别】 本品呈长椭圆形或圆形，表面类棕色，半透明，环节明显，并有须根痕。顶端有残留的茎基。质硬，断面角质样，灰白色或黄白色。味微甜。

天麻及其伪品特征比较，见表1-3。

表 1-3　天麻及其伪品特征对比

植物	科	入药部位	VB	内含物	晶体
马铃薯	茄科	块茎	双韧环列	淀粉粒	砂晶
紫茉莉	紫茉莉科	根	异型同心环	淀粉粒	针晶
大理菊	菊科	根	外韧环列	菊糖	
羽裂蟹甲草	菊科	根茎	外韧环列	菊糖	
芭蕉芋	美人蕉科	根茎	外韧散生	淀粉粒	簇晶
天麻	兰科	根茎	外韧散生	多糖颗粒	针晶

（二）根及根茎类中药的鉴定实施

鉴定训练一　贯众类的鉴别

1. 目的要求

（1）掌握贯众类药材的鉴别方法。

（2）掌握常用贯众类药材叶柄残基的显微结构特征。

（3）熟悉徒手切片的操作方法。

2. 仪器、试剂、材料

仪器：生物显微镜、单面刀片、双面刀片。

试剂：水合氯醛、甘油、1%香草醛溶液、盐酸。

药材：绵马贯众、紫萁贯众、荚果蕨贯众、狗脊贯众。

3. 训练内容

（1）观察以上药材性状特征。

（2）观察以上药材叶柄残基横切面显微特征。

4. 训练方法

（1）性状鉴别　取绵马贯众、紫萁贯众、荚果蕨贯众、狗脊贯众，观察性状特征。

（2）显微鉴别　取绵马贯众、紫萁贯众、荚果蕨贯众、狗脊贯众叶柄残基徒手切片，观察横切面特征。

（3）理化鉴别　取绵马贯众叶柄残基或根茎横切面切片，滴加1%香草醛溶液及盐酸，镜检，间隙腺毛呈红色。

5. 作业

绘绵马贯众、紫萁贯众、荚果蕨贯众、狗脊贯众叶柄残基横切面显微结构简图。

鉴定训练二　大黄、牛膝等的鉴别

1. 目的要求

（1）掌握何首乌、商陆、川牛膝、怀牛膝异型维管束的结构及特征。

（2）掌握大黄的显微鉴别方法及特征。

（3）掌握微量升华的方法。

2. 仪器、试剂、材料

仪器：微量升华装置、滤纸、紫外光灯。

试剂：氢氧化钠、甲醇、45%乙醇、水合氯醛、甘油。

药材：大黄、土大黄、何首乌、虎杖、牛膝、川牛膝、商陆。

永久制片：大黄、牛膝、川牛膝。

粉末：大黄、何首乌。

3. 训练内容

（1）大黄、波叶组大黄、何首乌、虎杖、牛膝、川牛膝、商陆的性状鉴别。

（2）商陆、川牛膝、何首乌、异型维管束的观察。

（3）大黄粉末鉴定及理化鉴别。

4. 训练方法

（1）性状鉴别 取大黄、波叶组大黄、川牛膝、商陆药材进行性状鉴别观察。

（2）显微鉴别

① 横切面：取大黄、牛膝、川牛膝永久制片，观察显微特征。

② 取大黄粉末分别用稀甘油和水合氯醛装片，观察显微特征。

（3）理化鉴别

① 取大黄粉末少许进行微量升华，分别收集110℃、130℃、150℃附近升华物镜检，依次见菱形或针状、树枝状、羽毛状黄色结晶，结晶加氢氧化钠试液，则溶解并显红色。

② 大黄、波叶组大黄纸色谱。取粉末0.2g，加甲醇温浸10min，放冷，取上清液各10μl分别点于滤纸上，以45%乙醇展开，取出，晾干，放置10min，置365nm紫外线灯下检视，观察结果。

5. 作业

（1）绘商陆、川牛膝、何首乌横切面结构简图。

（2）绘大黄微量升华产物简图，并注意反应现象。

（3）绘大黄粉末显微特征图。

鉴定训练三 黄连、乌头、甘草等的鉴别

1. 目的要求

（1）熟悉川乌、附子、黄连、白芍、赤芍、黄芪、甘草、延胡索的性状特征。

（2）掌握黄连横切面结构特征及简图。

（3）掌握黄连、甘草的粉末显微特征。

2. 仪器、试剂、材料

仪器：紫外分光光度计、生物显微镜，分液漏斗、酒精灯。

试剂：乙醇、稀盐酸、漂白粉、95%硝酸、乙醚、氨试液、硫酸（0.25mol/L）、水合氯醛、甘油。

药材：川乌、附子、黄连、白芍、赤芍、黄芪、甘草、延胡索。

粉末：黄连、川乌、甘草。

3. 鉴定内容

（1）观察川乌、附子、黄连、白芍、黄芪、甘草、延胡索的性状特征。

（2）观察黄连的横切面及粉末的显微特征。

（3）观察甘草粉末显微特征。

（4）做黄连理化鉴别试验。

4. 鉴定方法

（1）性状鉴别 取川乌、附子、黄连、白芍、赤芍、黄芪、甘草、延胡索药材，观察性状特征。

(2) 显微鉴别

① 横切面：取味连、雅连、云连永久制片，观察显微特征。

② 粉末：取黄连、甘草粉末，以水合氯醛透化装片，观察显微特征。

(3) 理化鉴别

① 取黄连粗粉 1g，加乙醇 10ml，加热至沸腾，放冷、滤过。取滤液 5 滴，加稀盐酸 1ml 与漂白粉少量，振摇后，溶液显樱红色（小檗碱）。

② 取黄连粉末置载玻片上，加 95%乙醇 1～2 滴及 30%硝酸 1 滴，盖上盖玻片，放置片刻，镜检，有黄色针状或针簇状结晶析出（硝酸小檗碱）。

③ 取川乌粉末 0.5g，加乙醚 10ml 与氨试液 0.5ml 振摇 10min，滤过。滤液置分液漏斗中，加硫酸（0.25mol/L）20ml，振摇提取，分取酸液适量，用水稀释，置可见-紫外分光光度计中测定，在 231nm 波长处有最大吸收（示教）。

5. 作业

(1) 绘黄连根茎横切面简图。

(2) 绘黄连粉、甘草末显微特征图。

(3) 记录黄连理化反应现象。

鉴定训练四　人参、桔梗等的鉴别

1. 目的要求

(1) 熟悉人参、西洋参、当归、独活、川芎、防风、柴胡、桔梗、党参的性状鉴别要点。

(2) 掌握人参横切面结构特点及粉末显微特点，了解人参理化鉴别方法。

(3) 熟悉桔梗、当归粉末显微特点。

2. 仪器、试剂、材料

仪器：紫外线灯、生物显微镜、酒精灯。

试剂：甲醇、正丁醇、硅胶 G、0.5%CMC、醋酸乙酯、硫酸、水合氯醛、甘油。

药材：人参、西洋参、当归、独活、川芎、防风、柴胡、桔梗、党参。

横切片：人参（永久制片）。

粉末：人参、当归、桔梗。

3. 训练内容

(1) 观察人参、西洋参、当归、独活、川芎、防风、柴胡、桔梗、党参的性状特征。

(2) 观察人参横切面组织结构特征。

(3) 观察人参粉末显微特征。

(4) 观察人参理化鉴别。

4. 训练方法

(1) 性状鉴别　取人参、西洋参、当归、独活、川芎、防风、柴胡、桔梗、党参药材，观察性状特征。

(2) 显微鉴别

① 横切面：取人参永久制片，观察显微特征。

② 粉末：取人参、当归、桔梗粉末，观察粉末显微特征。

(3) 理化鉴别（示教） 取人参、西洋参粉末（40 目）各 2g，分别加醇 25ml，放置过夜，加热回流 6h，放冷，过滤，取滤液 12.5ml（相当于生药 1g），蒸干，溶于水 15ml 中，用乙醚提取 2～3 次（每次 15ml），醚液弃去，水层用水饱和的正丁醇萃取四次（每次 15ml），合并正丁醇提取液，用水洗 2～3 次，最后将正丁醇减压浓缩至干，残渣溶于 2ml 甲醇中，做供试品溶液。取人参皂苷 Re、Rb_1 Rg_1 对照品，分别加甲醇溶液制成 1mg/ml 溶液，做对照品溶液。吸取上述两溶液各 10μl，分别点于同一以 0.5% CMC 为黏合剂的硅胶 G 薄层板（用前在 105℃，活化 40min）上。以正丁醇-醋酸乙酯-水（4∶1∶5）为展开剂（展开前饱和 15min），展距 11cm。取出，晾干，喷以 10%乙醇溶液，于 105℃烘烤 10min，斑点显不同程度紫色。置 365nm 紫外线下观察，样品可见 7～8 个斑点，其中有三个斑点与对照品人参皂苷 Re、Rb_1、Rg_1 相对应（示教）。

5. 作业

(1) 绘制人参横切面结构简图。

(2) 绘制人参、当归、桔梗粉末显微特征图。

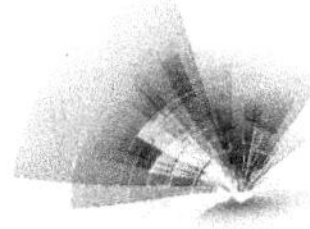

学习任务 3 茎木、皮类中药的鉴定

一、茎木类中药概述

(一) 定义

茎木类中药包括茎类中药和木类中药。

茎 (caulis)：药用木本植物的茎，以及少数草本植物的茎藤。包括茎藤、茎枝、茎刺、茎髓等。

茎藤 (caulis)：如关木通、大血藤、鸡血藤、海风藤、青风藤等。

茎枝 (ramulus)：如桂枝、桑枝、桑寄生、槲寄生、钩藤等。

茎刺 (spina)：如皂角刺，或其翅状附属物，如鬼箭羽。

茎髓 (medulla)：如灯心草、通草等。

木 (lignum) 类中药：药用部位为木本植物茎的形成层以内的部分，通称为木材。一般木材可分为边材和心材两部分。边材 (sapwood) 含水分较多，颜色较浅；心材 (heartwood) 由于蓄积了较多的挥发油和树脂类物质，颜色较深，质地亦较致密而重。木类中药大多采用心材部分。药用草本植物的茎，则列入全草类中药，如麻黄、石斛等。

(二) 性状

一般应注意其形状、大小、粗细、表面、颜色、质地、折断面及气味等，带叶的茎枝，还应观察叶的特征。

形状：圆柱形；鸡血藤扁圆柱形。

颜色：大多为棕黄色；鸡血藤、大血藤红紫色，红（黄）苏木、紫降香。

质地：白木香，不沉水；沉香，沉水或半沉水；降香，沉水。

断面：髓偏于一侧，如鸡血藤、槲寄生。

导管小孔明显、射线放射状：关木通、大血藤、清风藤、海风藤。

异型 VB：鸡血藤、丁公藤、沉香。

气味：海风藤味苦，有辛辣感；青风藤味苦而无辛辣味；降香、沉香等则有香气。

（三）显微鉴别

一般应做横切片、纵切片及解离组织进行观察。

1. 茎类中药的组织构造

茎的组织构造一般应注意如下各部分的特征。

（1）周皮或表皮　幼嫩木质茎和草质茎常可见表皮。

（2）皮层　观察其存在与否及所占比例。初生皮层有时具有厚角组织或厚壁组织。观察细胞的形态及内含物等。

（3）韧皮部　由筛管、韧皮射线和韧皮薄壁组织组成，注意观察各种细胞的形态及排列情况，有无厚壁组织、分泌组织等。从韧皮部以外发生的纤维，称中柱鞘纤维。

（4）形成层　具有分裂作用的呈环状排列的细胞，产生新的韧皮部和新的木质部。

（5）木质部　木制部由导管、管胞、木纤维和木薄壁组织细胞以及木射线组成，是维管植物的运输组织，负责将根吸收的水分及溶解于水里面的离子往上运输，以供其他器官组织使用，另外还具有支持植物体的作用。

（6）髓部　有的髓周具厚壁细胞，散在或形成环髓纤维或环髓石细胞。维管束异常构造：鸡血藤的韧皮部和木质部层状排列成数轮，海风藤的髓部具数个维管束，络石藤有内生韧皮部，沉香具内含韧皮部。

2. 木类中药的组织构造

一般做三个方向的切片，即横切片、径向纵切片与切向纵切片。

（1）导管和管胞　导管分子的形状、宽度、长度、导管壁上纹孔的类型。此外还应注意导管中有无侵填体及侵填体的形状和颜色。松柏科植物的木材没有导管，而为管胞。管胞两端较狭细，无明显末梢壁（纤维状管胞），即使有斜形末梢壁但无穿孔而只有纹孔（导管状管胞）。

（2）木纤维　占木材的大部分。通常为单个狭长的厚壁细胞，细胞腔狭小，壁厚有斜裂隙状的单纹孔；少数细胞腔较宽。有些纤维胞腔中具有中隔，称为分隔纤维。

（3）木薄壁细胞　细胞壁有时增厚或有单纹孔，大多木质化。有时内含淀粉粒或草酸钙结晶。

（4）木射线　细胞形状与木薄壁细胞相似，但在切面上的位置和排列形式不同，射线细胞的长轴通常是半径向的，和导管及纤维的长轴相垂直。横切面所见射线是从中心向四周的辐射状线条，显示射线的宽度和长度；切向切面所见射线的轮廓略呈纺锤形，显示射线的高度和宽度，如果全部射线细胞都是一样的称为同型射线，倘若细胞形状不同的，则称为异型射线；径向切面所见射线是多列长形细胞，从中部向外周横叠着，显示射线的高度和长度。

二、皮类中药

皮类中药指来源于裸子植物或被子植物（其中主要是双子叶植物）的茎干、枝和根的形成层以外的部分，大多为木本植物茎干的皮，少数为根皮或枝皮。皮类中药由外向内为周皮、皮层、初生韧皮部、次生韧皮部等。

(一) 性状鉴别

1. 形状

老树的干皮，多粗大而厚，呈长条状或板片状；枝皮呈细条状或卷筒状；根皮呈短片状或短小筒状。

平坦：呈板片状，较平整，如杜仲、黄柏等。

管状或筒状：常见于加工时用抽心法抽去木质部的皮类中药，如牡丹皮。

单卷筒状：皮片一侧向内表面卷曲，以至两侧重叠，如肉桂。

双卷筒状：皮片两侧各自向内卷成筒状，如厚朴。

复卷筒状：几个单卷或双卷的皮重叠在一起呈筒状。

槽状或半管状：皮片向内弯曲呈半圆形。

反曲：皮片向外表面略弯曲，皮的外层呈凹陷状，如石榴树皮。

2. 表面

外表面：皮孔，皮孔的颜色、形状和分布密度常是鉴别皮类药材的特征之一。钉刺，刺，如红毛五加皮，钉状物，如海桐皮。

内表面：一般色浅而平滑，常有粗细不等的纵向皱纹、网状皱纹、平滑坚硬。

3. 折断面

平坦：富有薄壁组织，如牡丹皮。

颗粒状：富有石细胞群，如肉桂。

纤维状或刺状：因组织中富含纤维，如桑白皮、合欢。

层片状：纤维束和薄壁组织成环带状间隔排列，如苦楝皮等。

有些皮的断面外侧较平坦或颗粒状，内侧显纤维状，说明纤维主要存在于韧皮部，如厚朴。有的皮类中药在折断时有胶质丝状物相连，如杜仲。亦有些皮在折断时有粉尘出现，这些皮的组织均较疏松，富含淀粉，如白鲜皮。

4. 气味

香加皮有特殊香气，味苦而有刺激感；地骨皮气味均较微弱。肉桂味甜而微辛，桂皮则味辛辣而凉。

(二) 显微鉴别

1. 周皮

包括木栓层、木栓形成层与栓内层三部分。有的木栓细胞壁不均增厚并木化，如杜仲，木栓细胞内壁特厚；肉桂的最内一列木栓细胞的外壁特别增厚；海桐皮木栓细胞呈石细胞状，有明显的壁孔或层纹，并强木化。栓内层有的含叶绿素而显绿色，则又称绿皮层。

2. 皮层

细胞大多是薄壁性的，略切向延长，常可见细胞间隙，靠近周皮部分常分化成厚角组织。注意观察皮层中的厚壁组织（纤维、石细胞）、分泌组织（油细胞、乳管、黏液细胞）、细胞内含物（淀粉粒或草酸钙结晶），以上均为重要的鉴别特征。

3. 中柱鞘部位

中柱鞘部位常有厚壁组织如纤维束、石细胞群或纤维和石细胞群形成的环带。

4. 韧皮部

包括射线、韧皮部束两部分。射线可分为髓射线、韧皮射线。髓射线较长，常弯曲状，外侧渐宽成喇叭口状；韧皮射线较短。韧皮部束主要由筛管、韧皮薄壁细胞组成。筛管群在皮类中药中常压缩，成为颓废筛管组织。注意观察韧皮部中的纤维、石细胞有无存在，注意其形状、壁的厚度、纹孔、木化程度、存在形式和排列情况。注意有无分泌组织、淀粉粒及草酸钙结晶等。

三、茎木、皮类中药选论

（一）茎木、皮类中药的鉴定选论

1. 桂枝（Ramulus Cinnamomi）

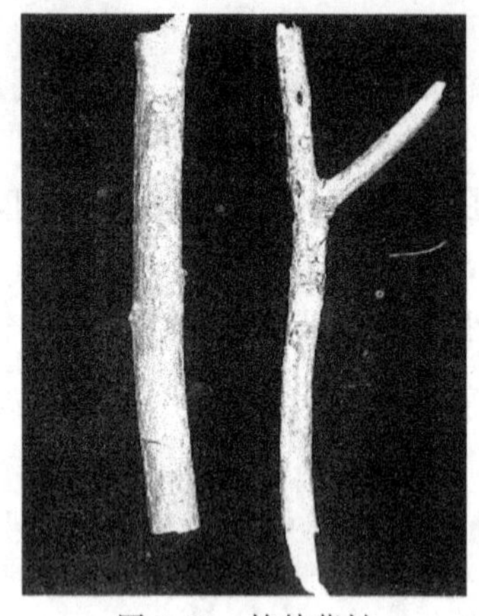
图 1-39　桂枝药材

【来源】为樟科植物肉桂 *Cinnamomum cassia* Presl 的嫩枝。

【性状鉴别】呈长圆柱形，多分枝，长 30～75cm，直径 0.3～1cm。表面棕色至红棕色，有纵棱线及细皱纹，可见小疙瘩状叶痕、枝痕、芽痕，皮孔点状或点状椭圆形。质硬而脆，易折断，断面皮部红棕色，木部黄白色至浅黄棕色，髓部略呈方形。有特异香气，味甜、微辛，皮部味较浓。如图 1-39 所示。

2. 鸡血藤（Caulis Spatholobi）

【来源】为豆科植物密花豆 *Spatholobus suberectus* Dunn 的藤茎。

【产地】主产于广东、广西、云南等地。

【采收加工】秋、冬两季采收，除去枝叶，切片或切段晒干。

【性状鉴别】呈扁圆柱形。表面灰棕色，栓皮脱落处呈红褐色，有纵沟。质坚实，难折断，折断面呈不整齐的裂片状。横切面可见皮部树脂状分泌物呈红褐色或黑棕色，与木部相间排列呈 3～8 个偏心性半圆形的环。髓偏向一侧。气微，味涩。如图 1-40 所示。

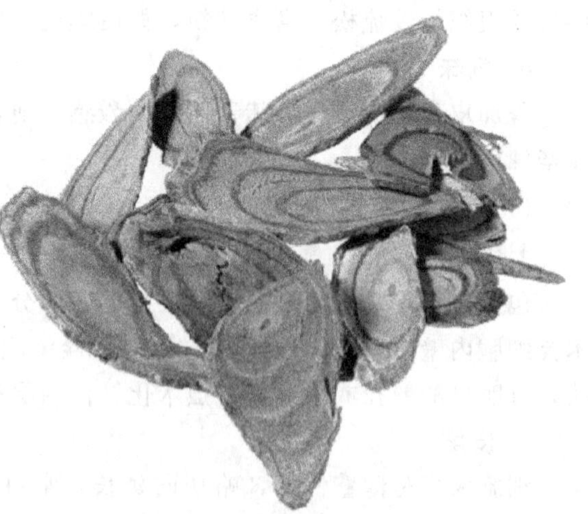
图 1-40　鸡血藤饮片

【显微鉴别】茎横切面：木栓层细胞含棕红色物。皮层较窄，散有石细胞群；薄壁细胞含草酸钙方晶。维管束由韧皮部与木质部相间排列成数轮。韧皮部最外侧为石细胞群与纤维束组成的厚壁细胞层；分泌细胞甚多，充满棕红色物，常数个至十多个切向排列成层；纤维束较多，周围细胞含草酸钙方晶，形成晶纤维，含晶细胞壁木化增厚；石细胞群散在；射线多被挤压；木质部导管多单个散在，类圆形，直径约 400μm；木纤维束亦为晶纤维；木薄壁细胞中少数含棕红色物质；木射线有时含红棕色物。

粉末：棕红色。晶纤维成束，末端的壁易分裂成数条，呈针状纤维束。石细胞成群，壁稍厚者常含草酸钙方晶。导管以具缘纹孔为主，有的内含红棕色或黄棕色物。分泌细胞胞腔内含红棕色或黄棕色物，常与韧皮射线垂直排列。草酸钙结晶方形，类双锥形等。木射线细胞、木薄壁细胞及木栓细胞具纹孔。

【成分】含鞣质；异黄酮（如芒柄花素）、二氢黄酮、查耳酮；三萜类和甾醇类成分。

3. 沉香（Lignum Aquilariae Resinatum）

【来源】为瑞香科植物白木香 *Aquilaria sinensis*（Lour.）Gilg、沉香 *A. agallocha* Roxb. 含有树脂的心材。

【产地】白木香主产于广东省。沉香主产于印度尼西亚、马来西亚、柬埔寨及越南等国，我国台湾亦有栽培。

【采收加工】本品全年均可采收。自树干中割取沉香，再用小刀剔除不含树脂的黄白色木质部及朽木部分，晒干。

【性状鉴别】国产沉香（白木香）：呈不规则块、片状。表面凹凸不平，有加工的刀痕，孔洞和凹窝表面多呈朽木状。可见黑褐色树脂和黄白色木部相间的斑纹。质较坚实，大多不沉于水。断面刺状。有特异香气，味微苦，燃烧时发浓烟及强烈香气，并有黑色油状物渗出。

沉香：呈圆柱状或不规则棒状。表面密布断续棕黑色的细纵纹。质坚硬而重，能沉水或半沉水，气味较浓。如图 1-41 所示。

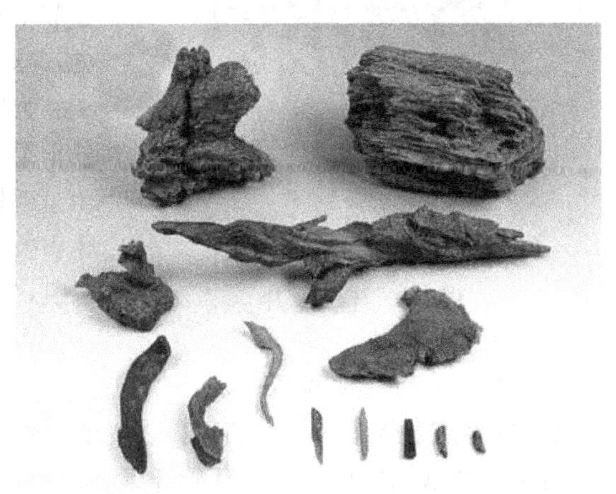

图 1-41　沉香药材

【显微鉴别】白木香横切面：导管呈圆多角形，直径 42～128μm，往往 2～10 个成群存在，有的含棕色树脂。木纤维多角形，直径 20～45μm，壁稍厚，木化。木射线宽 1～2 列细胞，壁非木化或微木化，有的具壁孔，含棕色树脂。木间韧皮部呈扁长椭圆状或条带状，常与射线相交，细胞壁薄，非木化，含棕色树脂，其间散有少数纤维，有的薄壁细胞含草酸钙柱晶。切向纵切面：可见木射线细胞同型性，宽 1～2 列细胞，高 4～20 个细胞。导管为具缘纹孔，多为短节导管。纤维细长，有单纹孔。内含韧皮部细胞长方形。

粉末：白木香黑棕色。纤维状管胞长梭形，多成束，直径 20～30μm，有具缘纹孔，纹孔相交成十字形或斜裂缝状。具缘纹孔导管直径约至 130μm，具缘纹孔排列紧密，导管内棕色树脂团块常破碎脱出。木射线细胞单纹孔较密。内含韧皮部薄壁细胞含黄棕色物质，细胞壁非木化，有时可见纵斜交错纹理及菌丝。韧型纤维壁上具单斜纹孔。草酸钙柱晶，长 69μm，直径 9～15μm。

沉香显微特征与白木香区别为：木射线大多宽为 1 列细胞，高 5 个细胞。韧型纤维较细，壁不具单纹孔。具缘孔纹导管直径至 150μm。草酸钙柱晶极少，长至 80μm。

【成分】 白木香含挥发油：沉香螺萜醇（agarospirol）、白木香酸及白木香醛等，具有镇静作用；树脂。

沉香含油树脂。其挥发油中含：苄基丙酮、对甲氧基苄基丙酮、倍半萜烯醇、沉香螺萜醇、沉香萜醇等。

【理化鉴别】取醇浸出物（热浸法），微量升华，得黄褐色油状物，香气浓郁，加盐酸1滴与香草醛颗粒少量，再滴加乙醇1～2滴，显樱红色，放置后颜色加深。

【浸出物】醇溶性浸山物（热浸法）不得少于10.0%。

4. 钩藤（Ramulus Uncariae cum Uncis）

【来源】为茜草科植物钩藤 *Uncaria rhynchophylla*（Miq.）Jacks.、大叶钩藤 *U. macrophylla* Wall.、毛钩藤 *U. hirsuta* Havil.、华钩藤 *U. sinensis*（Oliv.）Havil、无柄果钩藤 *U. sessilifructus* Roxb. 的带钩茎枝。

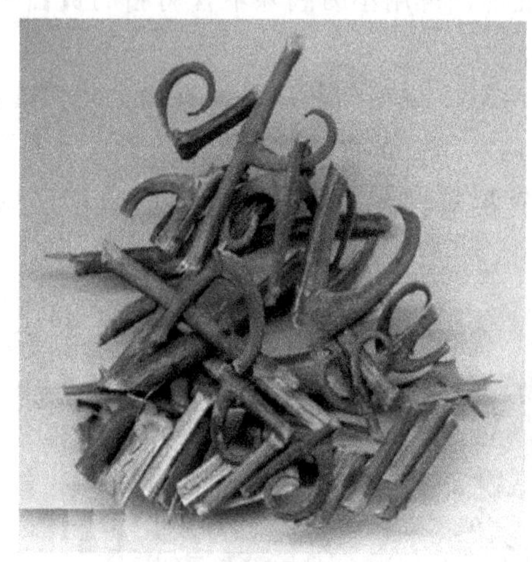

图1-42 钩藤饮片

【产地】主产于广西、广东、贵州、福建、云南等地。

【采收加工】秋、冬两季采收有钩的嫩枝，剪成短段，晒干或蒸后晒干。

【性状鉴别】钩藤：呈圆柱形或类方柱形，长2～3cm，直径2～5mm。表面红棕色，光滑无毛。枝节上对生两个向下弯曲的钩（不育花序梗）。无臭，味淡。如图1-42所示。

大叶钩藤：小枝具突起的黄白色小点，密被褐色长柔毛；钩末端膨大成小球。

毛钩藤：表面有疣状凸起，被褐色粗毛。华钩藤小枝方柱形，表面黄绿色，钩端渐尖，常留萎缩苞痕，常有宿存托叶。

无柄果钩藤：钩枝具稀疏的褐色柔毛，表面棕黄色或棕褐色，叶痕明显。

【显微鉴别】钩藤茎枝横切面：表皮细胞外侧角质增厚。皮层细胞内含棕色物质。韧皮部外侧纤维连成间断的环带（环管纤维、原中柱鞘纤维）。韧皮部纤维有厚壁性及薄壁性两种，常单个或2～3个成束，较中柱鞘纤维细小，微木化；韧皮射线细胞宽1列。形成层明显。木质部导管类圆形，多单个散在；木纤维细胞壁薄，与木薄壁细胞不易区分。髓部宽阔，四周有1～2列环髓厚壁细胞，具单纹孔，内含棕色物质。薄壁细胞含草酸钙砂晶或小簇晶。

粉末（钩藤茎和钩）：淡红棕色。纤维大多成束，直径16～42μm，非木化或微木化，孔沟不明显；有的壁稍厚，木化，具明显的单斜孔。纤维状管胞少见。导管为螺纹、网纹、梯纹及孔纹，后者直径至68μm。表皮细胞棕黄色，类方形、多角形，细胞内含油滴状物，断面观可见较厚的角质层。薄壁细胞中含有草酸钙砂晶或小簇晶。

大叶钩藤茎横切面：表皮具单细胞或多细胞非腺毛。薄壁细胞中含有草酸钙砂晶或小簇晶。

毛钩藤茎横切面：复表皮2～5层细胞，单细胞非腺毛钩状弯曲，多细胞非腺毛由2～

15 个细胞组成。薄壁细胞中含有草酸钙砂晶。

华钩藤茎横切面：具复表皮。薄壁细胞中含有草酸钙砂晶。

无柄果钩藤茎横切面：表面细胞外壁向外突起，具多数单细胞短角状毛，表面有疣状突起。皮层有断续成环的石细胞层。薄壁细胞中含有草酸钙砂晶或小簇晶。

【成分】 含钩藤碱（rhynchophylline）、异钩藤碱，为降血压的有效成分。赛鸡纳碱（去氢钩藤碱）、异赛鸡纳碱等。

【理化鉴别】 乙醇回流提取物加 1%盐酸溶液 1ml，使溶解，滤过，滤液 1ml＋碘化铋钾试液 1 滴显黄色沉淀；滤液 1ml＋碘化汞钾试液或硅钨酸试液 1 滴，白色沉淀（检查生物碱）。

5. 牡丹皮（Cortex Moutan）

【来源】 为毛茛科植物牡丹 *Paeonia suffruticosa* Andr. 的根皮。

【产地】 主产于安徽、河南、四川、山东等省。现全国各地都有栽培。

【采收加工】 栽培 3～5 年后采收，通常在 10～11 月挖出根部，除去须根及茎基，剥取根皮，晒干，称原丹皮；刮去外皮后晒干，称为刮丹皮或粉丹皮。

【性状鉴别】 筒状或半圆筒状，有纵剖开的裂缝。刮去外皮粉红色。内表面常见白色发亮小结晶（系牡丹酚结晶）。断面平坦，粉性，灰白至粉红色。有特殊香气，味苦而涩。如图 1-43 所示。

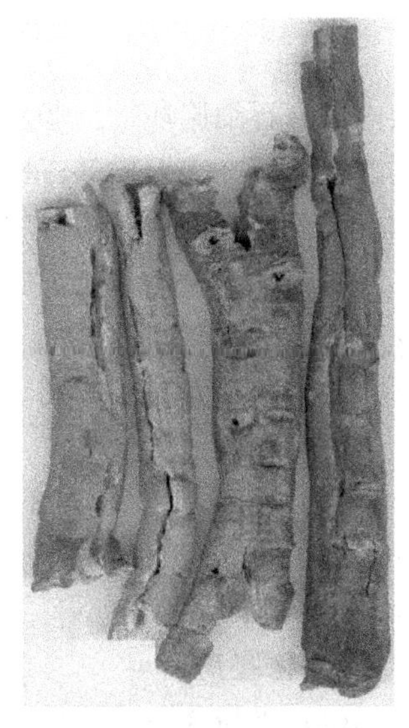

图 1-43 牡丹皮药材

【显微鉴别】 粉末：淡红棕色，草酸钙簇晶甚多，含晶薄壁细胞排列成行；也有一个薄壁细胞中含有数个簇晶，或簇晶充塞于细胞间隙中。淀粉粒众多。木栓细胞长方形，壁稍厚，浅红色。有时可见丹皮酚针状、片状结晶。

【成分】 含丹皮酚（paeonol），丹皮酚具有镇痛、解痉作用，也有一定的抑菌作用。还含勺药苷（paeoniflorin）、挥发油等。

【理化鉴别】 粉末。

（1）微量升华：于显微镜下可见升华物呈长柱形结晶、针状及羽状簇晶，于结晶上滴加三氯化铁醇溶液，结晶溶解而呈暗紫色（丹皮酚的反应）。

（2）取粉末 0.15g，加无水乙醇 25ml，振摇数分钟，滤过，取滤液 1ml，用无水乙醇稀释至 25ml，在 274nm 波长处，有最大吸收峰。

（3）乙醚提取物加硝酸，显棕黄色，后变鲜绿色（丹皮酚的反应，芍药根皮粉末显黄色）。

【含量测定】 分光光度法测定，含丹皮酚不得少于 1.20%。

6. 厚朴（Cortex Magnoliae Officinalis）

【来源】 为木兰科植物厚朴 *Magnoliae offiinalis* Rehd. Wils.、凹叶厚朴 *Magnoliae officinalis* Rehd. var. *biloba* 的干皮、枝皮和根皮。

【产地】 主产于四川、湖北、浙江、江西等省。多为栽培。

【采收加工】 4～6 月剥取生长 15～20 年的干皮，置沸水中微煮后，堆置“发汗”，至内表面变紫褐色或棕褐色时，再蒸软，卷成筒状，晒干或烘干。根皮及枝皮直接阴干。

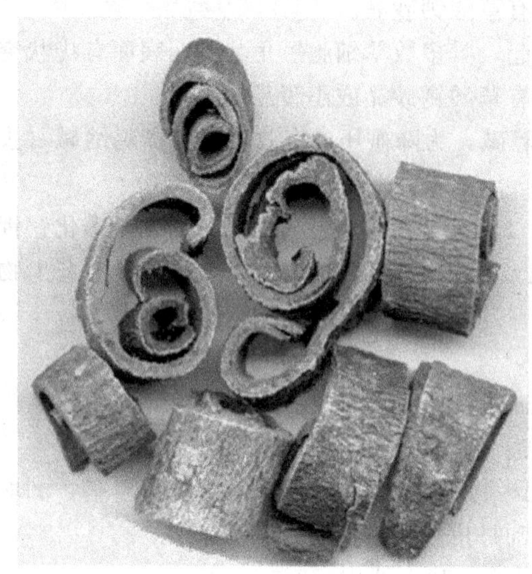

图 1-44　厚朴饮片

【性状鉴别】 干皮：呈卷筒状或双卷筒状，习称“筒朴”；近根部的干皮一端展开如喇叭口，习称“靴筒朴”。外表面有明显的椭圆形皮孔。内表面紫棕色或深紫褐色，划之显油痕。断面外部颗粒性；内部纤维性，富油性，可见多数发亮的细小结晶（厚朴酚结晶）。气香、味苦带辛辣感。如图 1-44 所示。

枝皮（枝朴）：皮薄，呈单筒状。长 10～20cm，厚 1～2mm。表面灰棕色，具皱纹。质脆，易折断，断面纤维性。嚼后残渣亦较多。余同干皮。

根皮（根朴）：呈单筒状，有的弯曲似“鸡肠”，习称“鸡肠朴”。劈破处呈纤维状。嚼之残渣较多。余同干皮。

【显微鉴别】 厚朴干皮横切面：①木栓层；栓内层为石细胞环带。②皮层中散有多数石细胞群，石细胞多呈分枝状；靠内层有油细胞散在，壁稍厚。③韧皮部占极大部分，油细胞颇多，纤维束众多，壁极厚。射线宽 1～3 列细胞，向外渐宽。薄壁细胞中淀粉粒多已糊化，有时可见少数草酸钙方晶。

粉末：棕黄色。石细胞众多，有的呈不规则分枝状。油细胞呈圆形或椭圆形，直径50～85μm，含黄棕色油状物，细胞壁木化。纤维壁甚厚，平直，孔沟不明显，木化。稀有草酸钙方晶。凹叶厚朴的区别点为：纤维一边呈齿状凹凸；油细胞直径 27～75μm，壁非木化或木化。

【成分】 含挥发油约 1%：α-、β-桉油醇占挥发油的 94%～98%，有镇静作用。厚朴酚（magnolol）约 5%，以及其异构体和厚朴酚（honokiol）。厚朴酚有抗菌作用。木兰箭毒碱（magnocurarine）。

【理化鉴别】

（1）粗粉 3g＋氯仿 30ml，回流 30min，滤过。滤液，紫外线灯下，顶面观显紫色，侧面观显两层，上层黄绿色，下层棕色荧光。

（2）本品酸性乙醇提取液＋碘化铋钾试剂，生成橙红色沉淀。本品酸性乙醇提取液＋硅钨酸试剂，生成白色沉淀（检查生物碱）。

（3）TLC 检厚朴酚与和厚朴酚。

供试品：厚朴粉末的甲醇提取液。

对照品：厚朴酚与和厚朴酚。

吸附剂：硅胶 G 板。

展开剂：苯-甲醇（27∶1）。

显色剂：1%香草醛硫酸溶液。

【含量测定】 HPLC 测定，含厚朴酚与和厚朴酚的总量不得少于 2.0%。

附： 近年来，全国作厚朴药用的植物约 6 科 30 多种，除上述两种为《中国药典》收载的品种外，尚有以下品种在各产区使用，有的还销至外省。

滇缅厚朴（大叶木兰）*Magnolia rostrata* W. W. Smith 的树皮已收入部颁标准，亦称云朴、贡山厚朴、腾冲厚朴。呈卷筒状，厚 0.35～0.5cm，外表较平坦，呈灰白色至灰棕色，气微芳香，味微苦，余同厚朴。横切面与厚朴相似，但栓内层外层为 6～9 列长方形细胞，内层为石细胞环。皮层石细胞为长方形、多角形、不规则形，壁厚，层纹清晰。其化学成分与厚朴类似，亦含厚朴酚、和厚朴酚及木兰箭毒碱。

7. 肉桂（Cortex Cinnamomi）

【来源】为樟科植物肉桂 *Cinnamomum cassia* Presl 的树皮。

【产地】主产于广东、广西等省区，云南、福建等省亦产。多为栽培。

【采收加工】每年分 4～5 月和 9～10 月两期采收，以第二期产量大，香气浓，质量佳。根据采收加工方法不同，有如下加工品。

（1）企边桂：为剥取 10 年生以上的干皮，将两端削成斜面，突出桂心，夹在木制的凹凸板中间，压成浅槽状。

（2）桂通：为剥取栽培 5～6 年生幼树的干皮和粗枝皮，自然卷曲成筒状。

（3）板桂：剥取老年树最下部近地面的干皮，夹在木制的桂夹内，晒至九成干，经纵横堆叠，加压，约一个月完全干燥，成为扁平板状。

（4）桂碎：在桂皮加工过程中的碎块，多供香料用。

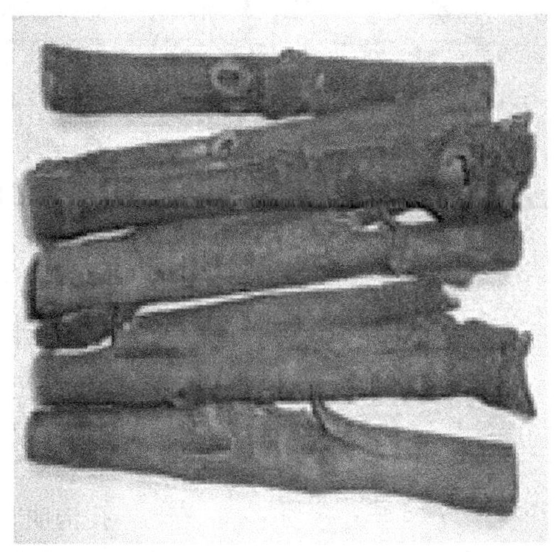

图 1-45　肉桂药材

【性状鉴别】呈浅槽状、卷筒状或板片状。外表面灰棕色，内表面红棕色，用指甲刻划可见油痕。断面不平坦，中间有一条黄棕色的线纹（石细胞环带）。有浓烈的香气，味甜、辣。嚼之渣少。如图 1-45 所示。

【显微鉴别】横切面：木栓细胞数列，最内一层木栓细胞的外壁特厚，木化。皮层较宽厚，散有石细胞、油细胞及黏液细胞。中柱鞘部位有石细胞群，排列成近于连续的环层，石细胞的外壁较薄，具壁孔及孔沟；石细胞层外侧时有纤维束存在。韧皮部约占皮的 1/2 厚度，油细胞随处可见；黏液细胞亦较多。射线细胞宽 1～2 列，细胞内常散在多数细小针晶；厚壁纤维常单个稀疏散在或 2～3 个成群；薄壁细胞中含有淀粉粒。

粉末：红棕色。石细胞，有的一面壁菲薄。纤维长梭形，平直或波状弯曲，壁极厚，纹孔不明显，木化。油细胞类圆形，含黄色油滴。草酸钙针晶较细小，于射线细胞中尤多。木栓细胞多角形，一边壁较薄，含红棕色物质，细胞壁木化。

【成分】含挥发油：主为桂皮醛（cinnamic aldehyde）及醋酸桂皮酯，少量苯甲醛、桂皮酸等。桂皮醛是肉桂镇静、镇痛和解热作用的有效成分。

【理化鉴别】

（1）粉末少许加氯仿液 2 滴于载玻片上，待干，再滴加 10%盐酸苯肼液 1 滴，加盖玻片镜检，得桂皮醛苯腙的杆状结晶。

(2) TLC检桂皮醛。

供试品：乙醇冷浸液。

对照品：桂皮醛。

吸附剂：硅胶G板。

展开剂：石油醚（60～90℃）-醋酸乙酯（85∶15）。

显色剂：二硝基苯肼乙醇液。

附： 桂皮

同属植物天竺桂、阴香、细叶香桂等的树皮。皮薄、质硬，嚼之不碎。断面石细胞环带（黄棕色的线纹）不明显。味微甜，辛辣。有方晶。

8. 杜仲（Cortex Eucommiae）

【来源】 为杜仲科植物杜仲 *Eucommia ulmoides* Oliv. 的树皮。

【产地】 主产于湖北、四川、贵州、云南、陕西等省。多为栽培。

【采收加工】 春、夏两季剥取栽植近十年的树皮，去粗皮，晒干；或层层叠放，堆置于草内，使之“发汗”至内皮呈紫褐色时，取出晒干。

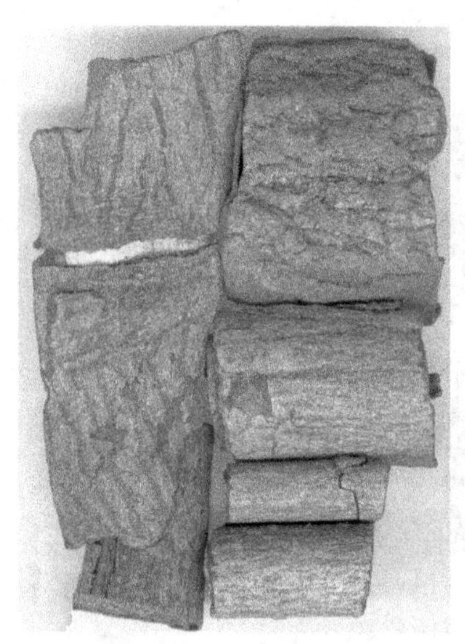

图1-46　杜仲药材

【性状鉴别】 为扁平的板片状。较厚的皮大多已刮去部分栓皮，显淡棕色而较平滑；表面有斜方形皮孔，内表面红紫色或紫褐色，光滑，断面有细密银白色富弹性的胶丝相连，一般可拉至1cm以上才断丝。气微、味稍苦，嚼之有胶状感。如图1-46所示。

【显微鉴别】 横切面：落皮层内侧有木栓组织2～7个层带。韧皮部有5～7条木化的石细胞环带。射线为2～3列细胞，穿过石细胞环向外辐射。近石细胞环处可见胶丝团块，此种胶丝存在于乳汁细胞中。

粉末：棕色。石细胞众多，有的胞腔中含有胶丝团块。胶丝成条或扭曲成团，表面现颗粒性。木栓细胞表面观呈多角形，侧面观呈长方形，壁一面薄，三面增厚，孔沟明显。

【成分】 含杜仲胶（gutta-percha），为一种硬性胶。还含桃叶珊瑚苷（aucubin）、松脂醇二-β-D-葡萄糖苷（降压成分）及β-谷甾醇等。

【理化鉴别】

(1) 乙醇提取物加蒸馏水搅拌后过滤，滤液加数滴爱氏试液（对二甲氨基苯甲醛），煮沸10min，溶液呈蓝色（检查桃叶珊瑚苷）。

(2) 氯仿浸提物，加乙醇1ml产生具弹性的胶膜。

附： 非正品

(1) 红杜仲　为夹竹桃科植物红杜仲藤 *Parabarium chunianum* Tsiang的茎皮。呈卷筒状或块状，厚0.1～0.3cm。外表面棕红色，粗糙，皮孔稀疏，浅棕色，有皱纹及横向细裂纹。刮掉栓皮的呈紫红色或红褐色，内表面浅红褐色，有细纵纹。质脆，易折断，断面有白色的胶丝相连。气微，味涩。

(2) 白杜 为卫矛科植物丝棉木 *Evonymus bungeanus* Maxim. 的茎皮。呈板状，卷片状或半圆筒状，大小不一，厚0.2～0.8cm。外表表面灰黄色或灰黑色相间，粗糙，具纵裂或纵横皱纹。内表面黄白色或浅黄棕色，有细纵纹。质脆，易折断，断面微有白色胶丝，拉之即断，无弹性。微臭，味稍甘。

(3) 杜仲藤 为夹竹桃科植物杜仲藤 *Parabarium micranthum* (A. DC.) Pierre 的茎皮。呈单或双卷筒状或槽状，大小不一，厚0.1～0.25cm。外表面带栓皮的呈灰褐色，有纵皱纹及横长皮孔。刮掉栓皮的呈红棕色，较平坦。内表面红棕色，有细纵纹。质硬而脆，易折断，断面有白色的胶丝相连，但胶丝弹力不大。无臭味，味稍涩。

(4) 花皮胶藤 为夹竹桃科植物花皮胶藤 *Ecdysanthera utilis* Hay. et Kaw 的茎皮。呈卷筒状或槽状，厚1.5～8mm。外表面带栓皮的呈棕褐色，粗糙，具纵向裂纹。皮孔稠密，明显，点状，灰白色。刮掉栓皮的呈棕黄，内表面淡棕色。质硬，折断面有稀疏的白色胶丝相连，胶丝弹性差。气微，味稍涩。

9. **黄柏** (Cortex Phellodendri)

【来源】为芸香科植物黄皮树 *Phellodendron chinense* Schmeid.、黄檗 *Phellodendron amurense* Rupr. 除去栓皮的树皮。前者习称"川黄柏"，后者习称"关黄柏"。

【产地】黄皮树主产于四川、贵州等省。黄柏主产于吉林、辽宁等省，以辽宁产量最大。

【采收加工】3～6月间采收，选10年左右的树，剥取一部分树皮，晒至半干，压平，去粗皮，刷净晒干。

【性状鉴别】川黄柏：呈板片状或浅槽状，长宽不等，厚3～7mm。外表面黄棕色或黄褐色，有不规则的纵向浅裂纹，皮孔横生，偶有残存的灰褐色的粗皮。内表面暗黄色或黄棕色，具细密的纵棱纹。体轻，质硬，断面深黄色，纤维性，呈裂片状分层。气微，味甚苦，黏液性，可使唾液染成黄色。如图1-47所示。

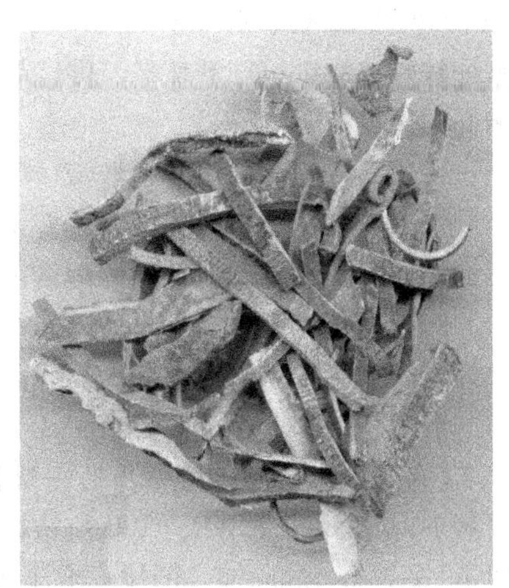

图1-47 黄柏饮片

关黄柏：通常较川黄柏薄，厚2～4mm。外表面绿黄色或淡棕黄色，偶有暗灰色的栓皮残留，栓皮厚，有弹性，内表面黄色或黄棕色。断面鲜黄色或黄绿色。

【显微鉴别】川黄柏横切面：未去净外皮者可见木栓层由多列长方形细胞组成，内含棕色物质。栓内层细胞中含草酸钙方晶。皮层比较狭窄，散有纤维群及石细胞群，石细胞大多分枝状，壁极厚，层纹明显。韧皮部射线宽2～4列细胞，常弯曲而细长。韧皮部占树皮的极大部分，外侧有少数石细胞，纤维束切向排列呈断续的层带，又称硬韧部，纤维束周围薄壁细胞中常含草酸钙方晶，形成晶鞘纤维。薄壁细胞中含有细小的淀粉粒和草酸钙方晶，黏液细胞随处可见。

关黄柏与川黄柏相似，不同点是关黄柏木栓细胞呈方形，皮层比较宽广，石细胞较川黄柏略少，射线较平直，硬韧部不甚发达。

关黄柏粉末：呈绿黄色或黄色。纤维鲜黄色，直径16～38μm，常成束，周围的细胞含草酸钙方晶，形成晶纤维。石细胞众多，鲜黄色，长圆形、纺锤形或长条形，直径35～80μm，有的呈分枝状，枝端钝尖，壁厚，层纹明显。草酸钙方晶极多，直径12～24～30μm。黏液细胞可见，呈类球形，直径32～42μm。

川黄柏粉末不同于关黄柏的特征是：石细胞大多呈分枝状，呈圆形者直径40～128μm，纹孔沟可见。黄色黏液细胞多单个散离，遇水渐膨胀呈类圆形或矩圆形，直径40～72μm，壁薄，有时胀裂，胞腔可见无定形黏液汁。

【成分】关黄柏含生物碱：小檗碱（berberine）0.6%～2.5%、黄柏碱（phellodendrine）、木兰碱（magnoflorine）、掌叶防己碱（即棕榈碱，palmatine）等；含苦味质黄柏酮、黄柏内酯（即柠檬苦素）、白鲜内酯、青荧光酸、α-及β-谷甾醇、豆甾醇等。

川黄柏的成分与关黄柏相似，亦含小檗碱（1.4%～5.8%）、黄柏碱、木兰碱、掌叶防己碱等生物碱。

【理化鉴别】

（1）黄柏断面，紫外线灯下，显亮黄色荧光。

（2）粉末0.1g＋乙醇10ml，振摇、滤过，滤液＋硫酸1ml，沿管壁滴加氯试液1ml，在两液接界处，呈现红色环（检查小檗碱）。

（3）粉末1g＋乙醚10ml，振摇，静置。浸出液，挥去乙醚，残渣＋冰醋酸＋浓硫酸1滴放置，紫棕色（黄柏酮及植物甾醇的反应）。

（4）TLC检小檗碱。本品粉末的甲醇提取液作供试品溶液，另取黄柏对照药材的甲醇提取液，再取小檗碱对照品甲醇溶液，分别点于同一硅胶G薄层板上，以苯-醋酸乙酯-甲醇-异丙醇-浓氨试液（6∶3∶1.5∶1.5∶0.5）为展开剂，置氨蒸气饱和的色谱缸内展开，置紫外线灯（365nm）下观察，供试品色谱中，在与对照药材及对照品色谱相应的位置上，显相同的斑点。

供试品：粉末的甲醇提取液。

对照药材：黄柏对照药材甲醇提取液。

对照品：小檗碱对照品甲醇溶液。

吸附剂：硅胶G薄层板。

展开剂：苯-醋酸乙酯-甲醇-异丙醇-浓氨试液（6∶3∶1.5∶1.5∶0.5）。

10. 秦皮（Cortex Fraxini）

【来源】为木犀科植物苦枥白蜡树（大叶白蜡树）*Fraxinus rhynchophylla* Hance、白蜡树 *F. chinensis* Roxb、尖叶白蜡树 *F. chinensis* Roxb var. *acuminata* Lingelsh.、宿柱白蜡树 *F. stylosa* Lingelsh. 的枝皮或干皮。

【产地】主产于东北、河北及河南，野生或栽培。

【采收加工】春季或秋季整枝时，剥下干皮或枝皮，晒干。

【性状鉴别】枝皮：呈卷筒状或槽状，长10～60cm，直径约3cm，厚1.5～3mm。外表面绿灰色至黑灰色，密布多数灰白色细小圆点状皮孔，有大的灰白色地衣斑；有细斜皱纹，或具分枝痕。内表面黄白色或棕色，平滑。质硬而脆，断面纤维性，黄白色。无臭，味苦。如图1-48所示。

干皮：为长条状块片，厚3～6mm。外表面灰棕色，具龟裂状沟纹及红棕色圆形或横长的皮孔。质坚硬，断面纤维性较强，易成层剥离呈裂片状。热水浸出液呈黄绿色，日光下显碧蓝色荧光。

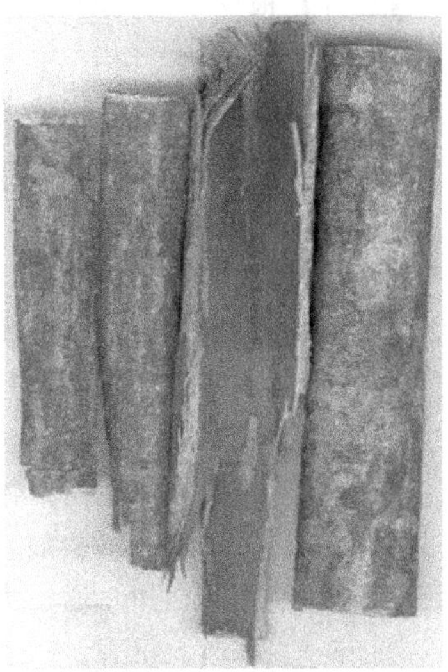
图 1-48　秦皮药材

【显微鉴别】苦枥白蜡树皮横切面：木栓细胞为5～10列细胞，部分内壁增厚，木栓化。栓内层为数列多角形厚角细胞，内含黄棕色物质。皮层较宽，有纤维及石细胞单个散在或成群中柱鞘部位有石细胞及纤维束组成的断续环带。韧皮部纤维束及少数石细胞成层状排列，被射线分隔形成"井"字形。薄壁细胞中含草酸钙砂晶。

【成分】苦枥白蜡树树皮中含秦皮乙素（七叶树素，aesculetin）及秦皮甲素（七叶树苷，aesculin）、鞣质及生物碱。

【理化鉴别】

（1）粉末1g＋乙醇10ml，水浴、回流10min，滤过。滤液1ml＋1%三氯化铁溶液2～3滴，呈现暗绿色，再加氨试液3滴与水6ml，摇匀，对光观察，显深红色（检查秦皮乙素）。

（2）取药材少许浸入水或乙醇中，浸出液在日光下，呈现碧蓝色荧光（因树皮含有荧光的结晶物质七叶树苷和七叶树素）。

（3）TLC检秦皮甲素、秦皮乙素。

本品粉末的乙醇提取液作供试品溶液，另取秦皮甲素与秦皮乙素作对照品，分别点于同一硅胶G板上，以甲苯-醋酸乙酯-甲酸-乙醇（3∶4∶1∶2）为展开剂，展开，在紫外线灯（365nm）下检视，供试品色谱中，在与对照品相应的位置上，显相同的荧光斑点。

供试品：粉末的乙醇提取液。

对照品：秦皮甲素与秦皮乙素。

吸附剂：硅胶G板。

展开剂：甲苯-醋酸乙酯-甲酸-乙醇（3∶4∶1∶2）。

《中国药典》（2010年版）用薄层色谱分光光度法测定，本品含秦皮甲素不得少于1.36%。

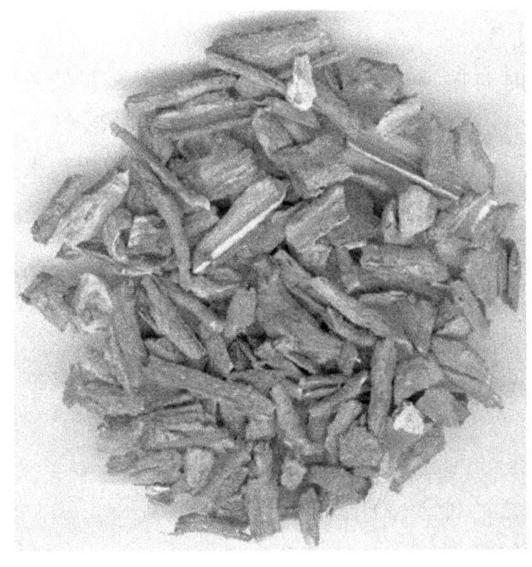
图 1-49　地骨皮饮片

11. 地骨皮（Cortex Lycii）

【来源】为茄科植物枸杞 *Lycium chinense* Mill.、宁夏枸杞 *Lycium barbarum* 的根皮。

【性状鉴别】呈筒状或槽状，少数呈不规则块片状，长3～10cm，直径0.5～1.5cm，厚1～3mm。外表面灰黄色至棕黄色，粗糙，具纵横皱纹或裂纹，易成鳞片状剥落。内表面黄白色或灰黄色，有细纵纹。体轻，质脆，易折断。断面不平坦，外层黄棕色，内层灰白色。气微，味微甘而后苦。如图1-49所示。

【成分】根皮含桂皮酸和多量酚性物质。此外尚含甜菜碱、β-谷甾醇、亚油酸、亚麻酸、卅一酸等。

(二) 茎木、皮类中药的鉴定实施

鉴定训练一　关木通、沉香等的鉴别

1. 目的要求

(1) 熟悉关木通、川木通、大血藤、鸡血藤、苏木、降香、沉香、钩藤的性状特征。

(2) 掌握关木通、沉香的粉末显微特征。

(3) 了解川木通粉末显微特征。

2. 仪器、试剂、材料

仪器：紫外线灯、生物显微镜、滤纸、酒精灯。

试剂：70%乙醇、稀盐酸、氢氧化钙、氢氧化钠、氨试液、水合氯醛、甘油。

药材：关木通、川木通、大血藤、鸡血藤、沉香、钩藤、苏木、降香。

粉末：关木通、沉香。

3. 训练内容

(1) 观察关木通、川木通、大血藤、鸡血藤、沉香、钩藤、苏木、降香性状特征。

(2) 观察关木通、沉香粉末显微特征。

(3) 观察关木通理化鉴别现象。

4. 训练方法

(1) 性状鉴别　取关木通、川木通、大血藤、鸡血藤、沉香、钩藤、苏木、降香药材，观察性状特征。

(2) 显微鉴别　粉末：取关木通、沉香、川木通粉末，装片，观察显微特征。

(3) 理化鉴别

① 取关木通粉末1g，加70%乙醇20ml，回流15min，放冷，滤过，取滤液点于滤纸上，晾干后置紫外线灯（365nm）下观察，显天蓝色荧光，于点样处加稀盐酸1滴，晾干后呈黄绿色荧光；用氨试液熏后复显天蓝色荧光。

② 取苏木一小块，滴加氢氧化钙试液显深红色（示教）。

③ 取苏木粉末10g，加水50ml，放置4h，时时振摇，滤过，滤液呈橘红色，置紫外线灯下观察，显蓝色荧光。取滤液5ml，加氢氧化钠试液2滴，显猩红色，置紫外线灯下观察，显蓝色荧光。再加盐酸使呈酸性后，溶液变为橙色，置紫外线灯下观察，显黄绿色荧光（示教）。

④ 沉香、降香火烧试验（示教）。

5. 作业

(1) 绘制关木通、沉香粉末显微特征图。

(2) 记录关木通理化鉴别过程及现象。

鉴定训练二　厚朴、肉桂、杜仲等的鉴别

1. 目的要求

(1) 熟悉厚朴、肉桂、杜仲、牡丹皮、合欢皮的性状特征。

(2) 掌握厚朴、肉桂、杜仲的粉末显微鉴别特征。

(3) 了解牡丹皮、肉桂的理化鉴别原理及方法。

2. 仪器、试剂、材料

仪器：紫外分光光度计、生物显微镜，微量升华装置。

试剂：三氯化铁乙醇溶液、无水乙醇、氯仿、1%盐酸苯肼。

药材：厚朴、肉桂、杜仲、牡丹皮、合欢皮。

粉末：厚朴、杜仲、肉桂、牡丹皮。

3. 训练内容

(1) 观察厚朴、肉桂、杜仲、牡丹皮、合欢皮的性状特征。

(2) 观察厚朴永久切片的显微结构特征。

(3) 观察厚朴、肉桂、杜仲的粉末显微特征。

(4) 观察牡丹皮理化鉴别反应现象。

4. 训练方法

(1) 性状鉴别　取厚朴、肉桂、杜仲、牡丹皮、合欢皮药材，观察性状特征。

(2) 显微鉴别

① 横切面：观察厚朴永久制片显微结构特征。

② 粉末：取厚朴、肉桂、杜仲粉末，水合氯醛透化装片，观察显微特征。

(3) 理化鉴别(示教)

① 取牡丹皮粉末适量，微量升华，升华物在显微镜下观察，可见长棱形结晶或针状及羽状簇晶，于结晶上滴加三氯化铁溶液，则结晶溶解而呈暗紫色(检查牡丹酚)。

② 取牡丹皮粉末 0.15g，加无水乙醇 25ml，振摇数分钟，滤过，取溶液 1ml，用无水乙醇稀释至 25ml，在 274nm 波长处有最大吸收。

③ 取肉桂粉末 0.1g，加氯仿振摇后，吸取氯仿 2 滴，滴于载玻片上，待干后，加 1%的盐酸苯肼 1 滴，加盖玻片镜检，可见杆状结晶。

5. 作业

(1) 观察厚朴横切面结构简图。

(2) 绘制厚朴、肉桂、杜仲粉末显微特征图。

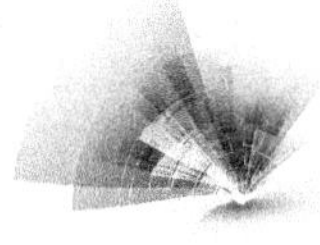

学习任务 4　叶、花类中药的鉴定

一、叶类中药的鉴定概述

叶类中药用完整而已长成的干燥叶，多为单叶；少数用复叶的小叶，如番泻叶；有时尚带有部分嫩枝，如侧柏叶等。

(一) 性状鉴别

1. 单叶、复叶的小叶片鉴定

首先应观察大量叶子所显示的颜色和状态，有无茎枝或叶轴，是平坦的还是皱缩的，鉴定时要选择具有代表性的样品来观察。

2. 浸泡在水中使之湿润并展开后观察其特征

叶片的形状，如卵圆形、披针形等；长度及宽度；叶端、叶缘及叶基的情况；叶片的质地和上下表面的色泽及有无毛茸和腺点，叶脉的凹凸和分布情况；叶柄的有无及长短，叶柄平直、槽状和扭曲情况；叶翼、叶轴、叶鞘、托叶及茎枝的有无；叶片的气和味等。

在观察叶片的表面特征时，可借助放大镜仔细观察叶的上下表面的毛茸、腺点、腺鳞等。

（二）显微鉴别

叶类中药的显微鉴别主要观察叶的表皮、叶肉及叶的中脉三个部分的特征。

1. 表皮

表皮细胞多为1层细胞，亦有为1层以上的复表皮细胞，如夹竹桃叶。单子叶禾本科植物叶的上表皮细胞有较大的运动细胞，如淡竹叶等。各种表皮细胞的垂周壁显示不同程度的平直或弯曲，如枇杷叶的上表皮细胞垂周壁较平直，而下表皮较弯曲。薄荷叶的上下表皮细胞的垂周壁均较弯曲。有的表皮细胞垂周壁呈念珠状增厚等。表皮细胞垂周壁的情况在鉴定相似品种上具有一定的意义。

表皮细胞的外面平周壁常具角质层，有的常显不同程度的纹理；有的表皮细胞向外突出而呈乳头状，如荷叶。表皮细胞上有无毛茸和毛茸的类型、组成细胞数和形态以及其分布情况是观察叶类中药极为重要的特征。此外，叶的上下表皮上气孔的存在、分布情况以及其气孔类型也是叶类中药鉴定的重要特征之一。气孔的数目在植物不同种间有较大区别，同种植物的上下表皮的气孔数目亦不同，通常下表皮较多。植物叶的单位面积上的气孔数与表皮细胞数的比例关系称为气孔指数。

$$\text{气孔指数}=\frac{\text{单位面积上的气孔数}\times 100}{\text{单位面积上的气孔数}+\text{同面积表皮细胞数}}$$

2. 叶肉

通常分为栅栏组织和海绵组织两部分。

（1）栅栏组织　通常为1层圆柱形的细胞，亦有为2～3层细胞的，细胞长轴与叶面垂直，排列紧密，多在上表皮细胞下面，或上下表皮细胞内方均有栅栏细胞的，如番泻叶、桉叶等。

（2）海绵组织　通常占叶肉组织的大部分，叶肉组织中是否有草酸钙结晶，有无分泌组织，如油细胞、黏液细胞、油室、间隙腺毛以及异型细胞的存在，其形状及分布等都是重要的鉴别特征。

3. 中脉

叶片中脉横切面上下表皮的凹凸程度在叶类的鉴定上有其特殊性。一般叶的中脉上下表皮内方大多有数层厚角组织，但亦有少数叶的中脉部分有栅栏组织通过，如番泻叶。中脉维管束通常为一外韧型维管束，木质部位于上方，排列呈槽状或新月形至半月形；韧皮部在木质部的下方。有的中脉维管束分裂成2～3个或更多，维管束的外围有时有纤维等厚壁组织包围。有的为双韧型维管束，如罗布麻叶。

二、花类中药的鉴定概述

花类中药通常包括完整的花、花序或花的某一部分。

完整的花：有的是已开放的，如洋金花、红花；有的是花蕾，如丁香、金银花。

花序：采用花蕾，如款冬花；采收已开放的花，如菊花、旋覆花；带花的果穗，如夏枯草。

花的某一部分：柱头，如西红花；雄蕊，如莲须；花柱，如玉米须；花粉粒，如松花粉、蒲黄等。

（一）性状鉴别

花一般形状、颜色、气味特异，但同属植物的花较相近。久贮或保存不善颜色一般较暗淡，气味也较淡。以花朵入药者，要注意观察萼片、花瓣、雄蕊和雌蕊的数目及其着生位置、形状、颜色、被毛与否、气味等；以花序入药，除单朵花的观察外，需注意花序类别、总苞片或苞片等。菊科植物还需观察花序托的形状，有无被毛等。如果花序或花很小，需先将干燥药材放入水中浸泡后，解剖观察，并借助于放大镜、解剖镜观察清楚。

（二）显微鉴别

花类中药的显微鉴别除花梗和膨大花托制作横切片外，一般只做表面制片和粉末观察。

表面制片方法：撕片法，整体封藏法。

1. 苞片和萼片

与叶片构造相类似，通常叶肉组织分化不明显，故鉴定时以观察表面观为主。注意上下表皮细胞的形态，有无气孔及毛茸等分布，气孔和毛茸的类型、形状及分布情况等。此外，尚需注意有无分泌组织（如黏液腔）、草酸钙结晶以及它们的类型和分布等。

2. 花瓣

上表皮细胞常呈乳头状或毛茸状突起，无气孔；下表皮细胞的垂周壁常呈波状弯曲，有时有毛茸及少数气孔存在。相当于叶肉的部分，由数层排列疏松的大型薄壁细胞组成，有时可见分泌组织，如油室（丁香）、管状分泌组织（红花）。维管束细小，仅见少数螺纹导管。

3. 雄蕊

雄蕊包括花丝和花药两部分。花丝构造简单，有时被毛茸，如闹羊花花丝下部被两种非腺毛。花药主为花粉囊，花粉囊内壁细胞的壁常不均匀地增厚，如网状、螺旋状、环状或点状，且大多木化。花粉粒的形状、大小、表面纹理，萌发孔的类型、数目等常因植物品种不同而异，有鉴定意义。花粉粒形状有的为圆球形，如金银花、红花；有的为三角形，如丁香、木棉花；有的为椭圆形，如油菜、玉米花粉粒；有的为四分体，如闹羊花等。花粉粒表面有的光滑（西红花、槐米），有的有刺状突起（菊花、旋覆花、红花、金银花），或有辐射状纹理（洋金花）、网状纹理（蒲黄）等。花粉粒上有萌发孔，一般双子叶植物3个或3个以上，单子叶植物或裸子植物萌发孔1个。花粉粒一般12～60μm，有的大，如西红花、玉米花粉粒100μm。雄蕊中有的有药隔上端的附属物（如除虫菊）。

4. 雌蕊

包括子房、花柱和柱头，有的子房壁表皮细胞分化成多细胞束状毛，如闹羊花。有的花柱表皮细胞分化成毛状物，如红花。柱头表皮细胞常呈乳头状突起，如红花；或者分化成毛茸状，如西红花；也有不作毛茸状突起，如洋金花。

5. 花梗和花托

横切面构造与茎相似，注意表皮、皮层、内皮层、维管束及髓部是否明显，有无厚壁组织、分泌组织存在，有无草酸钙结晶、淀粉粒等。

三、叶、花类中药选论

（一）叶、花类中药鉴定选论

1. 侧柏叶（Cacumen Platycladi）

【来源】为柏科植物侧柏 *Platycladus orientalis* (L.) Franco 的枝梢及叶。

【性状鉴别】带叶枝梢多分枝，小枝扁平，长短不一。叶细小鳞片状，先端钝，贴伏于扁平小枝上，交互对生，深绿色或黄绿色。质脆，易折断，断面黄白色。气清香，味苦涩、微辛。如图 1-50所示。

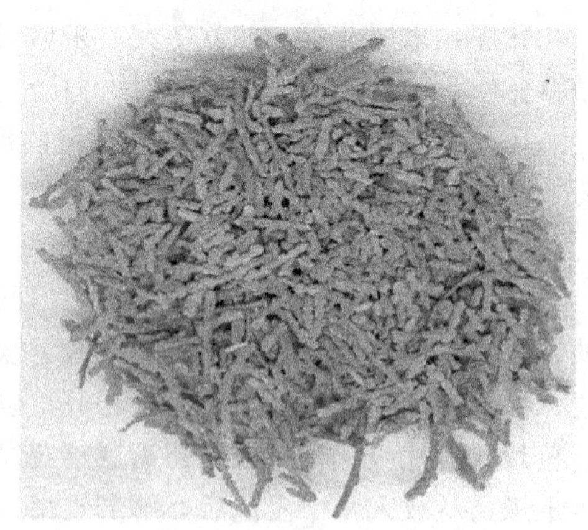

图 1-50　侧柏叶饮片

2. 桑叶（Folium Mori）

【来源】为桑科植物桑 *Morus alba* L. 的叶。

【性状鉴别】叶多皱缩、破碎。完整的叶片有柄，展平后呈卵形或宽卵形，长 8～1.5cm，宽 7～13cm；先端渐尖，基部截形、圆形成心脏形；边缘有锯齿或钝锯齿。上表面黄绿色或浅黄棕色，有时可见有小疣状突起；下表面色较浅，叶脉突起，脉上被疏毛，叶腋具簇毛。质脆。气微，味淡、微苦涩。如图 1-51 所示。

以叶大、少破碎、色黄绿者为佳。

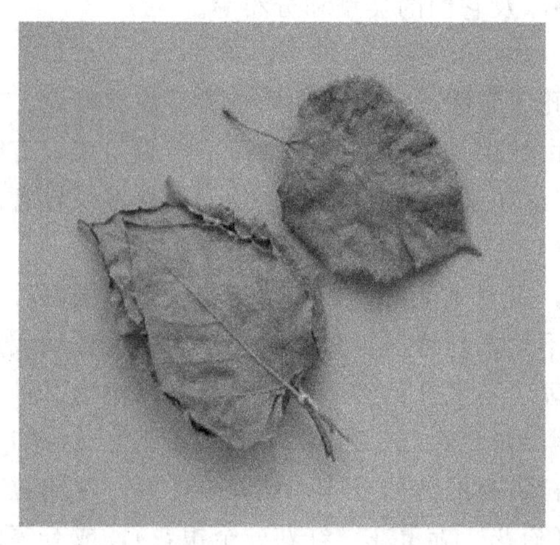

图 1-51　桑叶药材

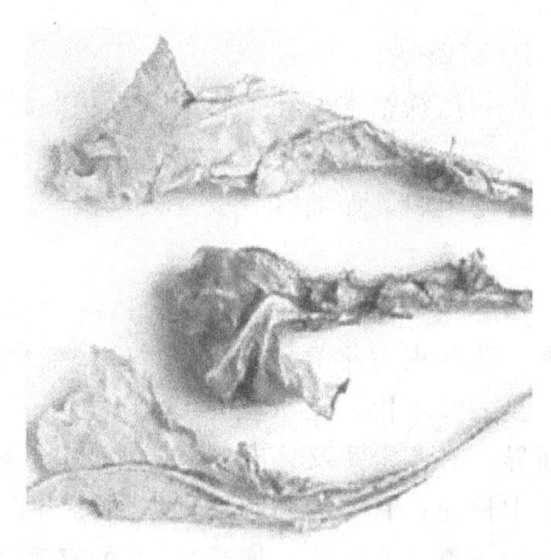

图 1-52　蓼大青叶药材

3. 蓼大青叶（Folium Polygoni Tinctorii）

【来源】为蓼科植物蓼蓝 *Polygonum tinctorium* Ait 的叶。

【产地】主产于河北、山东、辽宁、陕西等省。

【采收加工】夏、秋季枝叶茂盛时采收，可采两次，除去茎枝及杂质，晒干。

【性状鉴别】叶多皱缩破碎。完整的展平后呈椭圆形或卵圆形，长 3～8cm，宽 2～5cm。蓝绿或蓝黑色，先端钝，基部渐狭，全缘。叶脉浅黄棕色，于下面略突起。叶柄扁平，偶可见膜质托叶鞘。质脆。气微，味微涩而稍苦。如图 1-52 所示。

【显微鉴别】叶片横切面：上下表皮各 1 列细胞，切向延长，有气孔分布，叶缘处可见多列式锥状多细胞非腺毛，壁木化增厚。叶肉为异面叶型，栅栏细胞 2～3 列，短柱状，不通过主脉。主脉向下突出，维管束外韧型，6～8 个排列成环，上方一个较大，每个维管束韧皮部外围均有纤维束，纤维壁厚且木化。薄壁细胞内含大型草酸钙簇晶及多量蓝色至蓝黑色色素。

粉末：蓝绿色。表皮细胞多角形，垂周壁平直或微波状弯曲。气孔多为平轴式。腺毛头部 4 个或 8 个细胞，柄部 1～2 个细胞。非腺毛多列式，壁木化增厚。叶肉细胞内含蓝色至蓝黑色色素颗粒。草酸钙簇晶直径 12～80μm。

【成分】含靛玉红（indieubin）、靛蓝。新鲜全草含靛青苷（indican），酸水解后生成吲哚醇（indolol），在空气中被氧化成靛蓝（indigo），全草能产生靛蓝 4%～5%。还含有 *N*-苯基-2-萘胺、*β*-谷甾醇等。

【含量测定】高效液相色谱法测定蓼大青叶中靛蓝的含量：用十八烷基硅烷键合硅胶为填料，甲醇-水（6∶4）为流动相，检测波长 604nm。取本品粉末，用 2%水合氯醛的氯仿液提取，作供试品溶液；另取靛蓝，加 2%水合氯醛的氯仿液，作对照品溶液。分别吸取对照品溶液与供试品溶液，注入液相色谱仪，计算，即得。

本品含靛蓝不得少于 0.50%。

4. 大青叶（Folium Isatidis）

【来源】为十字花科植物菘蓝 *Isatis indigotica* Fort. 的叶。

【产地】主产于河北、陕西、江苏、安徽等省。大多为栽培品。

【采收加工】夏、秋两季分 2～3 次采收。第 1 次在 5 月中旬，采后及时施肥，第 2 次在 6 月下旬，如施肥管理得当，8 月份可采收第 3 次。北方地区一般在夏、秋（霜降前后）分两次采收。

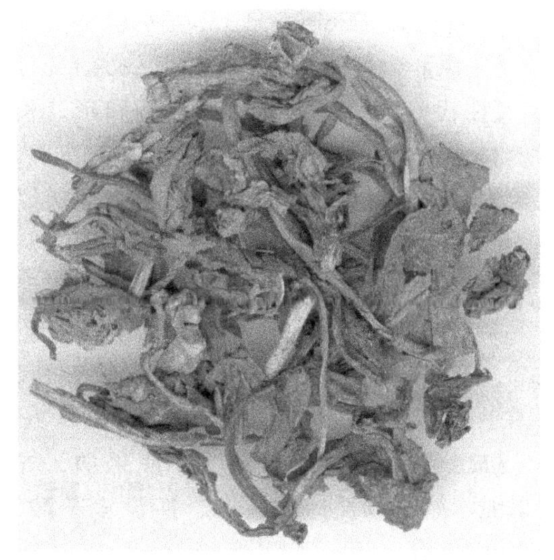

图 1-53　大青叶药材

【性状鉴别】多用基生叶，叶片极皱缩，成不规则团块状，有时破碎仅剩叶柄。完整的叶片展开后呈长圆形或长圆状倒被针形，长 5～20cm，宽 2～6cm，全缘或微波状，先端钝圆，基部渐狭下延至叶柄成翼状；上表面暗灰绿色，有时可见色较深稍突起的小点。叶脉于背面较明显；叶柄长 4～10cm，腹面略呈槽状，基部略膨大。叶质脆，易碎。气微，味微酸、苦、涩。如图 1-53 所示。

【显微鉴别】叶横切面：上下表皮细胞外被角质层。叶肉中栅栏组织细胞不显著，略呈长圆形。主脉维管束 3～7 个，外韧型。主脉及叶肉的薄壁组织中有含芥子酶（myrosin）的分泌细胞，呈类圆形，较其周围薄壁细胞小，直 10～40μm，内含棕黑色颗粒状物质。

叶表面制片：上表皮细胞垂周壁平直，表皮被角质层；下表皮细胞垂周壁稍弯曲，略呈念珠状增厚；上下表皮均有不等式气孔，副卫细胞 3～4 个。

粉末：本品粉末绿褐色。下表皮细胞垂周壁稍弯曲，略显念珠状增厚。气孔不等式，副卫细胞 3～4 个。

叶肉断面栅栏组织与海绵组织无明显区分。

【成分】含靛玉红、靛蓝、色胺酮等。鲜叶含菘篮苷（isatan B），菘蓝苷易水解形成吲哚醇，继而氧化成靛蓝。自植物中分得芥苷（glucobrassicin）、新芥苷（neoglucobrassicin）、1-磺基芥苷、黑芥子苷、游离吲哚醇及氧化酶等。

【理化鉴别】

（1）粉末：微量升华，蓝色或紫红色细小针状、片状或簇状结晶。

（2）粉末水浸液：紫外线灯下，蓝色荧光。

（3）TLC 检验靛篮、靛玉红。

本品粉末的氯仿提取液作为供试品溶液，另取靛篮、靛玉红为对照品，分别点于同一硅胶 G 薄层板上，以苯-氯仿-丙酮（5∶4∶1）为展开剂展开。供试品色谱中，在与对照品相应的位置上有相同的斑点。

供试品：粉末的氯仿提取液。

对照品：靛蓝、靛玉红。

吸附剂：同一硅胶 G 薄层板。

展开剂：苯-氯仿-丙酮（5∶4∶1）。

5. 枇杷叶（Folium Eriobotryae）

【来源】为蔷薇科植物批杷 *Eriobotrya japonica*（Thunb.）Lindl. 的叶。

【性状鉴别】呈长椭圆形或倒卵形，长 12～30cm，宽 3～9cm。先端尖，基部楔形，边缘上部有疏锯齿，基部全缘。上表面灰绿色、红棕色或黄棕色，有光泽；下表面淡灰色或棕绿色，密被黄色毛茸，主脉于下表面显著突起，侧脉羽状。叶柄极短，被棕黄色毛茸。革质而脆、易折断。无臭、味微苦。如图 1-54 所示。

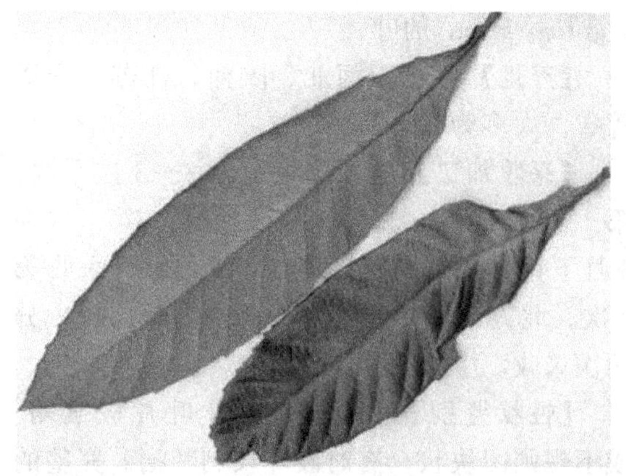

图 1-54　枇杷叶药材

【成分】叶含皂苷、糖类、熊果酸、齐墩果酸、缩合鞣质、儿茶素、逆没食子酸、维生素 B_1 等。

6. 番泻叶（Folium Sennae）

【来源】为豆科植物狭叶番泻 *Cassia angustifolia* Vahl、尖叶番泻 *Cassis acutifolia* Le1ile 的小叶。

【产地】狭叶番泻主产于红海以东至印度一带，现盛栽于印度南端丁内未利，故商品又名印度番泻叶或丁内未利番泻叶，现埃及和苏丹亦产。尖叶番泻主产于埃及的尼罗河中上游地区，由亚历山大港输出，故商品又称埃及番泻叶或亚历山大番泻叶；现我国广东省、海南省及云南西双版纳等地均有栽培。

【采收加工】狭叶番泻在开花前摘下叶片，阴干后用水压机打包。尖叶番泻在 9 月间果实将成熟时，剪下枝条，摘取叶片晒干，按全叶与碎叶分别包装。

【性状鉴别】狭叶番泻叶：小叶片多完整平坦，卵状披针形至线状披针形。长 2～6cm，宽 0.4～1.5cm；叶端尖而有锐刺，基部略不对称，全缘。上面黄绿色，下面浅黄绿色，两面均有稀毛茸，下表面主脉突出，有叶脉及叶片压迭线纹（加压打包所成）。叶片革质。气微弱而特异，味微苦而稍有黏性。尖叶番泻叶与狭叶番泻叶相似，小叶片略卷曲或常有破碎。呈广披针形或长卵形，长 2～4cm，宽 0.7～1.2cm；叶端尖或微凸，叶基不对称，上面浅绿色，下面灰绿色，微有短毛，无叶脉压迭线纹，质地较薄脆，微呈革质状。如图 1-55 所示。

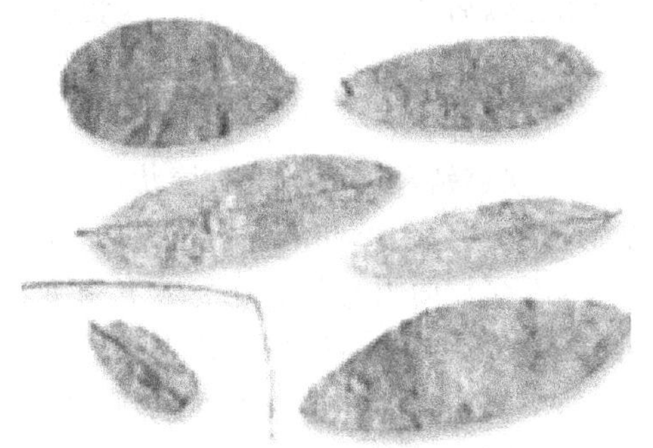

图 1-55　番泻叶药材

【显微鉴别】叶横切面：两种番泻叶特征大致相似。表皮细胞中常含黏液质；上下表皮均有气孔；非腺毛单细胞，壁厚，多具疣状突起，基部稍弯曲。叶肉组织为等面型，上下均有一列栅栏细胞，上面栅栏细胞较长，约长 150μm，下面栅栏细胞较粗。海绵组织细胞中含有草酸钙簇晶。主脉维管束的上下两侧均有微木化的中柱鞘纤维束，外有含草酸钙棱晶的薄壁细胞，形成晶鞘纤维；主脉上表皮下有栅栏细胞通过。

粉末：黄绿色。表皮细胞多角形，垂周壁平直；气孔平轴式。非腺毛，单细胞，长 100～350μm，壁厚，多疣状突起，基部稍弯曲；有晶鞘纤维，草酸钙棱晶直径 12～15μm。薄壁细胞含草酸钙簇晶，直径 8～30μm。

【成分】狭叶番泻叶含蒽醌类化合物：番泻叶苷 A、B、C、D，芦荟大黄素双蒽酮苷(aloeemodin dianthrone glucoside)，大黄酸葡萄糖苷，芦荟大黄素葡萄糖苷及少量大黄酸，芦荟大黄素等。

【理化鉴别】

（1）粉末遇碱液显红色。

（2）粉末 0.1g＋50％硫酸 10ml，水浴、水解 15min，放冷后，用氯仿或乙醚提取，分取氯仿或乙醚层，加 4％氢氧化钠液提取，碱液加 3％过氧化氢液 2 滴，显微红色，热之红紫色（蒽醌酮类反应）。

【含量测定】用分光光度法，在 515nm 波长处测定吸收度，按番泻叶苷 B 的吸收系数（E）为 240 计算，即得总番泻叶苷的含量。本品总番泻叶苷的含量不得少于 2.5％。

7. 紫苏叶（Folium Perillae）

【来源】为唇形科植物紫苏 *Perilla frutescen*（L.）的叶（或带嫩枝）。

【性状鉴别】叶片多皱缩卷曲、破碎。完整的叶片为卵圆形。两面紫色，或上表面绿色，下表面紫色或紫绿色。质脆。气清香而特异，味微辛。如图 1-56 所示。

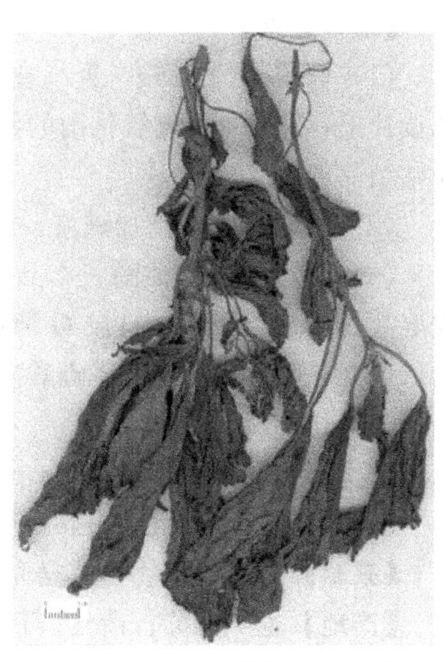

图 1-56　紫苏叶药材

【成分】含挥发油：l-紫苏醛（l-perilla-aldehyde），具特殊香气。含左旋柠檬烯、α-蒎烯、榄香素、紫苏酮等。

8. 丁香（Flos Caryophylli）

【来源】为桃金娘科植物丁香树 *Eugenia caryophyllata* Thunb. 的干燥花蕾。

【产地】产于马来西亚、印度尼西亚及东非沿岸国家。

以桑给巴尔岛产量大，质量佳。现我国也有栽培。

【采收加工】 通常当花蕾由绿转红时采摘，晒干。

【性状鉴别】 花蕾略呈研棒状，长1～2cm，花冠圆球形，直径3～5mm，花瓣四，覆瓦状抱合，花瓣内有多数向内弯曲的雄蕊。下端萼筒圆柱状而略扁，呈红棕色或暗棕色，萼先端四裂，裂片三角形。质坚实，富油性。气芳香浓烈，味辛辣，有麻舌感。如图1-57所示。

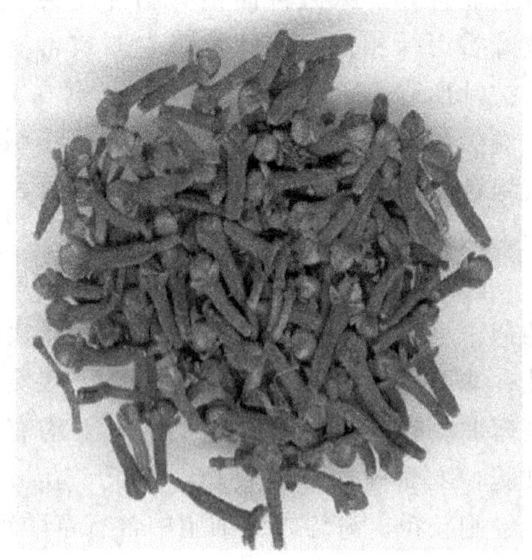

图1-57　丁香药材

入水则萼管垂直下沉（与已去油的丁香区别）。

【显微鉴别】 萼筒中部横切面：表皮细胞1列，具厚的角质层和气孔。皮层外侧散有2～3列径向延长的椭圆形油室，长150～200μm。其下有20～50个小型双韧型维管束断续排列成环，维管束外围有少数中柱鞘纤维，壁厚，木化。内侧为数列薄壁细胞组成的通气组织，有大型细胞间隙。中央部有细小维管束15～25个，环列，薄壁细胞含细小的草酸钙簇晶。

粉末：暗棕色至红棕色，香气浓郁。

① 室众多，大至200μm，含黄色油状物，多破碎。

② 花粉粒极面观略呈三角形，赤道面观双凸镜形，具3副合沟，直径15～20μm，无色或淡黄色。

③ 纤维呈梭状，两端钝圆，长650μm，直径40μm，壁厚40μm，壁厚，微木化。

④ 草酸钙簇晶极多，较小，直径4～26μm。

【成分】 花蕾中含挥发油，油中主为丁香油酚（eugenol），占80%～95%，β-丁香烯约9.12%，乙酰基丁香油酚7.33%等。

【理化鉴别】

（1）取粉末约0.5g，置小玻管中，加氯仿2ml，浸渍约5min，吸取氯仿浸液2～3滴于载玻片上，速加3%氢氧化钠的氯化钠饱和液1滴，加盖玻片，不久，即有簇状细针形丁香酚钠结晶产生。

（2）取切片直接滴加碱液，加盖玻片，可见油室内有针状丁香酚钠结晶形成。

（3）TLC检丁香油酚。本品乙醚提取液作供试品溶液，另取丁香酚对照品，加乙醚制成溶液，分别点于同一硅胶G薄层板上，以石油醚（60～90℃）-醋酸乙酯（9∶1）为展开剂，展开，喷以5%香草醛硫酸溶液，于105℃烘干，供试品色谱中，在与对照品相应的位置上，显相同斑点。

【含量测定】《中国药典》（2010年版）规定，本品含丁香油酚不得少于11.0%。

9. 洋金花（Flos Daturae）

【来源】 为茄科植物白花曼陀罗 *Datura metel* L. 的干燥花，习称南洋金花。

【产地】 主产江苏、浙江、福建、广东等省。多为栽培。

【采收加工】 花期分批采收初开放的花，晒干或低温迅速烘干。

【性状鉴别】 通常皱缩成条状，长9～15cm，黄棕色或灰棕色。花萼呈筒状，长约为花冠的 2/5，灰绿色或灰黄色，先端 5 裂，基部具纵脉 5 条，表面微具毛茸；花冠喇叭状，长 12～13cm，淡黄色或黄棕色，顶端 5 浅裂，裂片先端有短尖，短尖下有明显的纵脉纹 3 条，两裂片之间微凹；雄蕊 5 枚，花丝有 1/2 贴于花冠筒，长为花冠的 3/4；雌蕊 1 枚，柱头棒状。烘干品质柔韧，气特异；晒干品质脆。气微，味微苦。如图 1-58 所示。

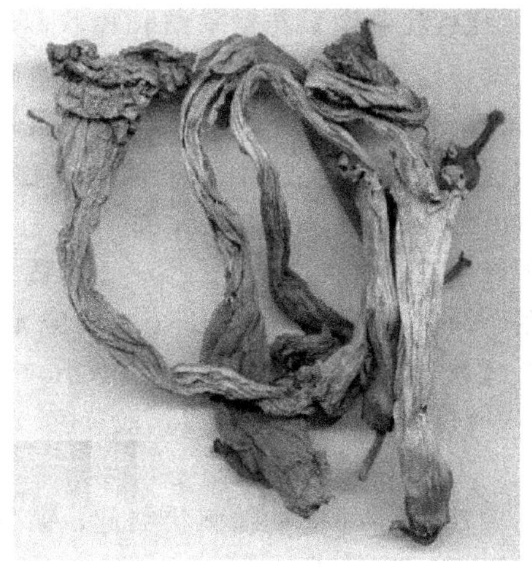

图 1-58　洋金花药材

【显微鉴别】 粉末：淡黄色。花粉粒呈类球形或长圆形，直径 42～65μm，表面有条纹状雕纹，自两极向四周呈放射状排列。腺毛头部为 1～5 个细胞，柄 1～5 个细胞。花萼非腺毛由 1～3 个细胞组成，具壁疣；花冠裂片边沿非腺毛 1～10 个细胞，微具壁疣；花丝基部的非腺毛粗大，有 1～5 个细胞，基部直径 128μm，顶端钝圆。薄壁组织中有细小草酸钙砂晶、方晶及簇晶。

【成分】 花蕾期含总生物碱量为 0.12%～0.82%。其中东莨菪碱（hyoscine 或 scopolamine）为 0.11%～0.47%，莨菪碱（hyosyamine）为 0.01%～0.37%，并含去甲莨菪碱（norhyoscyamine）。

【理化鉴别】

（1）取粉末 4g，加乙醇 15ml，振摇约 15min，滤过。滤液蒸干，加 1%硫酸溶液 2ml，搅拌后滤过。滤液加氨试液呈碱性，再用氯仿 2ml 振摇提取，分取氯仿液，蒸干。加发烟硝酸约 5 滴，蒸干得黄色残渣，冷后加乙醇制氢氧化钾试液 2～3 滴，显深紫色，渐变为暗红色，再加固体氢氧化钾 1 小块，则紫色复显（检查莨菪烷类生物碱）。

（2）取粉末 2g，加碳酸钠 2g，加水湿润。用乙醚提取 3 次。每次 10ml，合并乙醚液。水浴蒸干，加稀硫酸 5ml 溶解残渣，分取酸液，以碳酸钠碱化至 pH 为 8，再以乙醚提取 3 次，每次 5ml，合并醚液并浓缩至 2～3ml。取浓缩液 5 滴，水浴蒸干，加发烟硝酸 4 滴，继续蒸干，残渣加无水乙醇 1ml 及氢氧化钾 1 小粒，显紫红色（检查东莨菪碱）。

（3）TLC 以硫酸阿托品与氢溴酸东莨菪碱为对照品。

取粉末 1g，残渣加浓氨溶液 1ml，混匀，再加氯仿 25ml，摇匀，放置过夜，滤过，滤液蒸干，加氯仿使溶解，作供试品溶液。另取硫酸阿托品与氢溴酸东莨菪碱的甲醇溶液作为对照品溶液。吸取上述两种溶液分别点于同一硅胶 G 薄层板上，以醋酸乙酯-甲醇-浓氨溶液（17∶2∶1）为展开剂，展开。喷以稀碘化铋钾试液。供试品色谱中在与对照品色谱相应的位置上，显相同颜色的斑点。

【含量测定】《中国药典》（2010 年版）用酸碱滴定法测定，本品含生物碱以东莨菪碱（$C_{17}H_{21}NO_4$）计算，不得少于 0.30%。

10. **金银花**（Flos Lonicerae）

【来源】 为忍冬科植物忍冬 *Lonicera japonica* Thunb. 的干燥花蕾或带初开的花。

【产地】 主产于山东、河南，全国大部分地区均产。

【采收加工】 5～6 月采取未开放的花蕾，置通风处阴干或晒干。

【性状鉴别】花蕾呈细长棒状，上粗下细，稍弯曲，长2～3cm，上部直径约3mm，下部直径约1.5mm。表面黄白色或绿白色，久贮色渐深，密被短柔毛。花萼绿色，细小，先端5裂，裂片有毛。开放者，花冠筒状，先端二唇形。雄蕊5个附于筒壁，黄色，雌蕊1个，子房无毛。有清香气，味微苦。如图1-59所示。

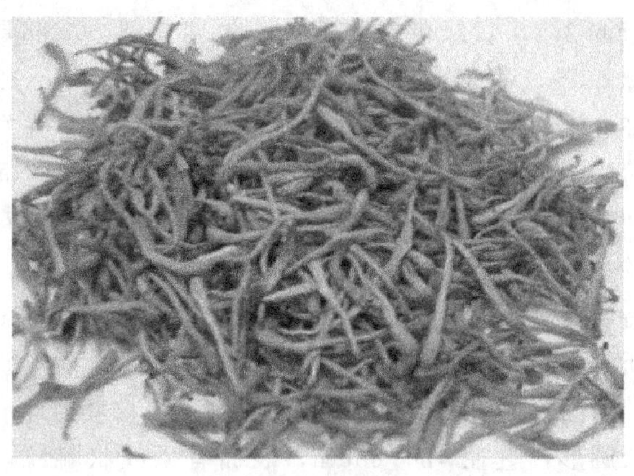

图1-59　金银花药材

【显微鉴别】忍冬粉末：浅黄色。

① 花粉粒众多，黄色，球形，直径60～70μm，外壁具细刺状突起，萌发孔3个。

② 腺毛有两种，一种头部呈倒圆锥形，顶部略平坦，由10～30个细胞排成2～4层，直径52～130μm，腺柄2～6个细胞，长80～700μm，另一种头部呈倒三角形，较小，由4～20个细胞组成，直径30～80μm，腺柄2～4个细胞，长25～64μm。腺毛头部细胞含黄棕色分泌物。

③ 非腺毛为单细胞，有两种：一种长而弯曲，壁薄，有微细疣状突起；另一种较短，壁稍厚，具壁疣，有的具单或双螺纹。

④ 薄壁细胞中含细小草酸钙簇晶，直径6～20～45μm。

⑤ 柱头顶端表皮细胞呈绒毛状。

【成分】忍冬花蕾含黄酮类，为木犀草素（1uteolin）及木犀草素-7-葡萄糖苷。并含肌醇（inosito1）、绿原酸（chlorogenic acid）、异绿原酸、皂苷及挥发油。油中主含双花醇、芳樟醇等。

金银花的抗菌有效成分以绿原酸和异绿原酸为主。

【理化鉴别】本品粉末的甲醇提取液作供试品溶液。另取绿原酸对照品溶液，分别点于同一硅胶H（含羧甲基纤维素钠）薄层板上，以醋酸丁酯-甲酸-水（7∶2.5∶2.5）的上层溶液为展开剂，展开，在紫外线灯（365nm）下观察。供试液色谱中，在与对照品色谱相应的位置上，显相同颜色的荧光斑点。

【含量测定】HPLC法测定绿原酸不得少于1.5%。HPLC法测定木犀草苷不得少于0.10%。

11. 款冬花（Flos Farfarae）

【来源】为菊科植物款冬 *Tussilago farfara* L. 的干燥未开放的头状花序。

【性状鉴别】呈不规则棍棒状，长1～2.5cm，基部具有浅紫色的鳞片状叶，常2～3cm个花序连在一起，习称“连三朵”。花头外面被有多数鱼鳞状苞片，外表面呈紫红色或淡红色，内表面有白色棉毛状物。舌状花及管状花细小，长约2mm，子房下位。气清香，味微苦而带黏性，嚼之呈棉絮状。如图1-60所示。

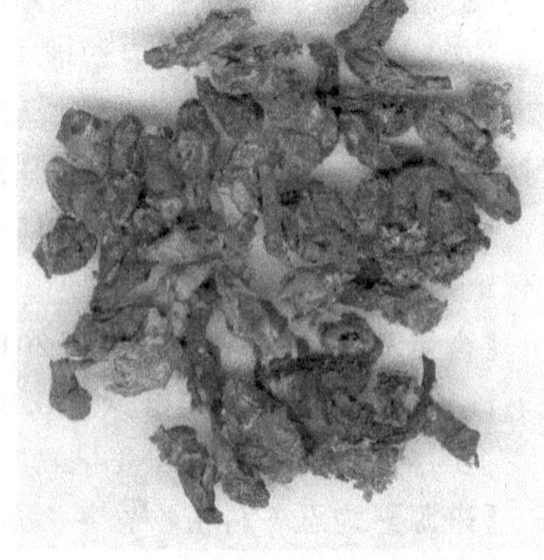

图1-60　款冬花药材

【成分】花蕾含款冬二醇（faradiol）、山金车二醇（arnidol）（以上二者为异构体）、蒲公英黄色素（taraxanthin）、降香醇、千里光碱、金丝桃苷等。此外，尚含三萜皂苷、挥发油、鞣质及黏液质等。

12. 红花（Flos Carthami）

【来源】为菊科植物红花 *Carthamus tinctorius* L. 的干燥花。

【产地】主产于河南、河北、浙江、四川、云南等省。

【采收加工】5～7 月间花冠由黄变红时择晴天早晨露水未干时采摘，晾干或晒干。

【性状鉴别】为不带子房的管状花，长1～2cm。花冠红黄色或红色，筒部细长，上部 5 裂，裂片狭条形，长 5～8mm；雄蕊 5，花药聚合呈筒状；柱头顶端微分叉，微露出花药筒外。质柔软。气微香，味微苦。如图 1-61 所示。

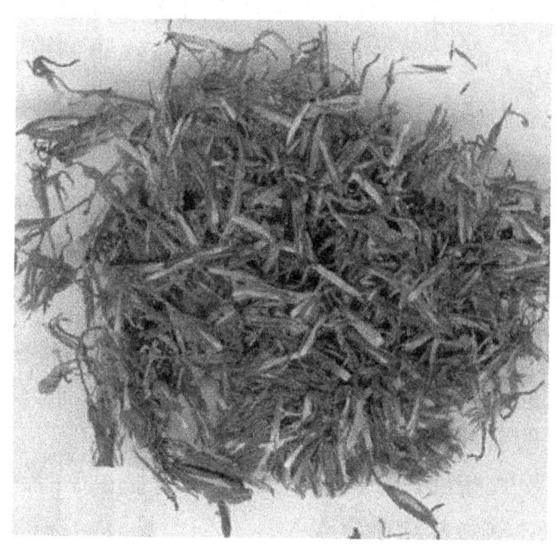

图 1-61　红花药材

花浸水中，水染成金黄色。

【显微鉴别】粉末：橙红色。花粉粒圆球形或椭圆形，直径约 60μm，外壁有短刺及疣状雕纹，萌发孔 3 个。花冠、花丝、柱头各部可见长管状分泌细胞，常位于导管旁，直径约至 66μm，含黄棕色至红棕色分泌物。花冠顶端细胞分化成乳头状绒毛。花柱表皮细胞分化成圆锥状单细胞毛。薄壁细胞中偶可见小方晶。

【成分】红花含红花苷（carthamin）、红花酮苦苷（carthamone）及新红花苷（neocarthamin）。另含红花素（carthamidin）、红花黄色素、二十九烷、棕榈酸、肉豆蔻酸、月桂酸等。

不同成熟期的红花所含成分有差异，淡黄色花含新红花苷，含微量红花苷；黄色花含红花苷；橘红色花含红花苷或红花醌苷。

【理化鉴别】

（1）取本品 2g，加水 20ml，浸渍过夜，溶液显金黄色。滤过，残渣加 10%碳酸钠溶液 8ml，浸渍，滤过。滤液加醋酸使成酸性，即发生红色沉淀。

（2）TLC 以红花对照药材为对照。

（3）吸光度测定。红色素：取本品，置硅胶干燥器中干燥 24h，研成细粉，精密称取 0.25g，置锥形瓶中，加 80%丙酮溶液 50ml，连接冷凝器，置 50℃水浴上温浸 90min，放冷，用 3 号垂熔玻璃漏斗滤过，收集滤液于 100ml 量瓶中，用 80%丙酮溶液 25ml 分次洗涤，洗液并入量瓶中，加 80%丙酮溶液至刻度，摇匀，在 518nm 的波长处测吸收度，不得低于 0.20。

【含量测定】HPLC 测定，含羟基红花黄色素 A 不得少于 1.0%；含山柰素不得少于 0.050%。

13. **蒲黄**（Pollen Typhae）

【来源】 为香蒲科植物水烛香蒲 *Typha angustifolia* L.、东方香蒲 *Typha orientalis* Presl 或同属其他植物的干燥花粉。

【产地】 水烛香蒲主产于江苏、浙江、山东、安徽、湖北等省，东方香蒲产贵州、山东、山西、东北各省。

【采收加工】 夏季采收蒲棒顶端雄花序，晒干，碾碎，筛取花粉。

【性状鉴别】 为鲜黄色细粉，体轻，易飞扬，手捻之有润滑感，易附着手指上。入水不沉。无臭，味淡。如图 1-62 所示。

商品中的草蒲黄为具有花丝、花药等杂质的蒲黄花粉，花丝黄棕色，不光滑。

以粉细、质轻、色鲜黄、滑腻感强者为佳。草蒲黄品质较次。

图 1-62 蒲黄药材

【显微鉴别】 花粉粒类球形或椭圆形，直径 17～30μm，表面有似网状雕纹，单萌发孔不甚明显。

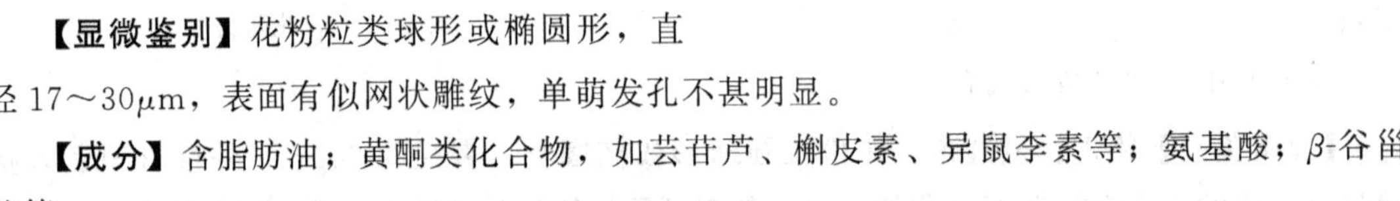

【成分】 含脂肪油；黄酮类化合物，如芸苷芦、槲皮素、异鼠李素等；氨基酸；β-谷甾醇等。

【理化鉴别】

（1）取本品 0.1g，加乙醇 5ml，温浸，滤过。取滤液 1ml，加盐酸 2～3 滴和镁粉少许，溶液渐显樱红色（检查黄酮类化合物）。

（2）取本品 0.2g，加水 10ml，温浸，滤过。取滤液 1ml，加三氯化铁试液 1 滴，显淡绿棕色。

（二）叶、花类中药的鉴定实施

鉴定训练一　丁香、洋金花、金银花等的鉴别

1. 目的要求

（1）熟悉丁香、洋金花、金银花的性状鉴别特征。

（2）掌握丁香、洋金花、金银花粉末的显微鉴别。

（3）掌握整体封藏处理药材的方法。

2. 仪器、试剂、材料

仪器：酒精灯、生物显微镜。

试剂：水合氯醛、甘油。

药材：金银花、洋金花、丁香。

粉末：金银花、洋金花、丁香。

3. 训练内容

（1）观察金银花、洋金花、丁香的性状特征。

（2）观察金银花整体封藏显微特征。

（3）观察金银花、洋金花、丁香的粉末显微特征。

4. 训练方法

（1）性状鉴别　取金银花、洋金花、丁香药材，观察性状特征。

（2）显微鉴别　粉末：取金银花、洋金花、丁香粉末，以水合氯醛透化装片，观察显微特征。

5. 作业

绘金银花、洋金花、丁香粉末显微特征图。

鉴定训练二　红花、番红花等的鉴别

1. 目的要求

（1）掌握菊花、红花、番红花、蒲黄、海金沙、松花粉的性状鉴别特征。

（2）掌握红花、番红花、蒲黄、海金沙、松花粉的显微鉴别。

（3）掌握番红花的理化鉴别。

2. 仪器、试剂、材料

仪器：白瓷板、生物显微镜、烧杯、滤纸、酒精灯。

试剂：甲醇、硅胶 H、绿原酸对照品、醋酸丁酯、甲酸、硫酸、水合氯醛、甘油。

药材：菊花、红花、番红花、蒲黄、海金沙、松花粉。

粉末：菊花、红花、番红花。

3. 训练内容

（1）观察菊花、红花、番红花、蒲黄、海金沙、松花粉的性状特征。

（2）观察番红花整体封藏显微特征。

（3）观察红花、蒲黄、海金沙、松花粉粉末显微特征。

（4）观察红花、番红花理化鉴别反应现象。

（5）观察松花粉、海金沙、蒲黄的理化鉴别现象。

4. 训练方法

（1）性状鉴别　取菊花（杭菊、滁花、贡菊）、红花、番红花药材，观察性状特征。

（2）显微鉴别　粉末：取红花、松花粉、海金沙、蒲黄粉末，水合氯醛透化装片，观察显微特征。

整体封藏：取西红花，整体封藏后，观察显微特征。

（3）理化鉴别

① 取红花粉末 1g，加稀乙醇 10ml，浸渍 1h，倾取浸渍液，于浸出液中悬挂一滤纸条，5min 后将滤纸条放入水中，随即取出，滤纸条上部呈淡黄色，下部显淡红色。

②取西红花少许，置白瓷板上，滴加硫酸 1 滴，则出现蓝色，渐变为紫色，后变为红褐色或棕色。另取西红花少许浸入水中，可见橙黄色成直线下降逐渐扩散，水被染成黄色，不显红色，无沉淀，柱头呈喇叭状，有短缝。

5. 作业

（1）绘红花、松花粉、海金沙、蒲黄粉末显微特征图。

（2）绘西红花整体封藏显微特征图。

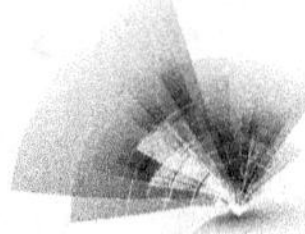

学习任务5 果实、种子类中药的鉴定

一、果实类中药的鉴定概述

果实类中药采用完全成熟或将近成熟的果实，少数为幼果。多数采用完整的果实，如五味子；有的采用部分果皮或全部果皮，如陈皮、大腹皮等；有的采用带有部分果皮的果柄，如甜瓜蒂；有的采用果实上的宿萼，如柿蒂；有的采用中果皮部分的维管束组织，如橘络、丝瓜络；有的采用整个果穗，如桑椹。

（一）性状鉴别

鉴别果实类中药，应注意其形状、大小、颜色、顶端、基部、表面、质地、破断面及气味等。顶端有无柱基等附属物；下部有无果柄或果柄脱落的痕迹；有的带有宿存的花被，如地肤子。表面有的具毛茸的；有时可见凹下的油点，如陈皮、吴茱萸。一些伞形科植物的果实，表面具有隆起的肋线，如茴香、蛇床子。有的果实具有纵直棱角，如使君子。有的果实类中药有浓烈的香气，可作为鉴别真伪及品质优劣的依据。完整的果实，应观察内部的种子，注意其数目和生长的部位（胎座）。

（二）显微鉴别

果皮可分为外果皮、中果皮、内果皮三部分。

（1）外果皮　通常为一列表皮细胞，外被角质层。有的具有毛茸，多数为非腺毛，少数具腺毛，如吴茱萸；有的具腺鳞，如蔓荆子；有的表皮细胞中含有色物质或色素，如花椒；有的表皮细胞间嵌有油细胞，如五味子。

（2）中果皮　大多由薄壁细胞组成。有的可见维管束、石细胞、油细胞、油室或油管等存在。如茴香的中果皮内可见油管。

（3）内果皮　大多由1列薄壁细胞组成。有些内果皮细胞全为石细胞，如胡椒；有些核果的内果皮，则由多层石细胞组成；伞形科植物的果实常见“镶嵌细胞”，即以5～8个狭长的薄壁细胞互相并列为一群，各群以斜角联合，镶嵌状。

二、种子类中药的鉴定概述

种子类中药的药用部位大多为完整的成熟种子，包括种皮和种仁两部分，种仁又包括胚乳和胚。或药用部位为种子的一部分：种皮，如绿豆衣；假种皮，如肉豆蔻衣、龙眼肉；除去种皮的种仁，如肉豆蔻；去掉子叶的胚，如莲子芯；发了芽的种子，如大豆黄卷；极少数为发酵加工品，如淡豆豉。

（一）性状鉴别

主要应注意种子的形状、大小、颜色、表面纹理、种脐、合点和种脊的位置及形态、质地、纵横剖面以及气味等。形状呈圆球形、类圆球形或扁圆球形等，少数种子呈线形、纺锤形或心形。表面有各种纹理，如蓖麻子带有色泽鲜艳的花纹；有的具毛茸，如马钱子。表面常有种脐、合点和种脊，少数种子有种阜存在，如蓖麻子、巴豆等。剥去种皮可见种仁部分，有的种子具发达的胚乳，如马钱子；无胚乳的种子，则子叶特别肥厚，如苦杏仁；胚大多直立，少数弯曲，如王不留行、青箱子等。有的种子水浸后种皮显黏液，如葶苈子；有的种子水浸后种皮呈龟裂状，如牵牛子。

（二）显微鉴别

种子包括种皮、胚乳、胚三部分。种子类中药的显微鉴别特征主要在种皮。

1. 种皮

种子通常只有一层种皮，有的种子有两层种皮，即内种皮、外种皮。种皮常由下列一种或数种组织组成。

（1）表皮层　多数种子的种皮表皮细胞由 1 列薄壁细胞组成。有的部分表皮细胞形成非腺毛，如牵牛子；有的表皮细胞成为狭长的栅状细胞，其细胞壁常有不同程度的木化增厚，如青箱子；有的表皮细胞中单独或成群地散列着石细胞，如苦杏仁、桃仁；有的表皮层全由石细胞组成，如天仙子。

（2）栅状细胞层　由 1 列或 2～3 列狭长的细胞排列而成，壁多木化增厚，如决明子；有的内壁和侧壁增厚，而外壁菲薄的，如白芥子。在栅状细胞的外缘处，有时可见一条折射率较强的折射带，如牵牛子、菟丝子。

（3）色素层　具有颜色的种子，除表皮层可含色素物质外，内层细胞或者内种皮细胞中也可含色素物质，如白豆蔻等。

（4）油细胞层　有的种子的表皮层下，有油细胞层，内贮挥发油，如白豆蔻、砂仁等。

（5）石细胞　除种子的表皮有时为石细胞外，也有表皮的内层几乎全为石细胞组成，如瓜蒌仁；或内种皮为石细胞层，如白豆蔻。

（6）营养层　多数种子的种皮中，常有数列贮有淀粉粒的薄壁细胞，为营养层。有的营养层中尚包括一层含糊粉粒的细胞。

2. 胚乳

通常由贮藏大量脂肪油和糊粉粒的薄壁细胞组成。大多数种子具内胚乳。胚乳细胞的细胞壁大多为纤维素，也有为半纤维素的增厚壁，其上具有明显微细的纹孔；胚乳细胞中有时含草酸钙结晶；有时糊粉粒中也有小簇晶存在，如茴香。少数种子有发达的外胚乳。有少数种子的种皮和外胚乳的折合层不规则地伸入内胚乳中，形成错入组织，如槟榔；也有为外胚乳伸入内胚乳中而形成的错入组织，如肉豆蔻。

3. 胚

包括胚根、胚茎、胚芽及子叶四部分。子叶的构造与叶大致相似，其表皮下方常可看到明显的栅栏组织，胚的其他部分一般由薄壁细胞组成。糊粉粒的形状、大小及构造常依植物种类而异，在中药鉴定中有着重要的意义。糊粉粒是种子中贮藏的颗粒状的蛋白质。

三、果实、种子类中药选论

（一）果实、种子类中药鉴定选论

1. 五味子（Fructus Schisandrae）

【来源】木兰科（Magnoliaceae）植物五味子 *Schisandra chinensis* 的果实，称北五味

子；华中五味子 *S. sphenanthera* 的果实，称南五味子。

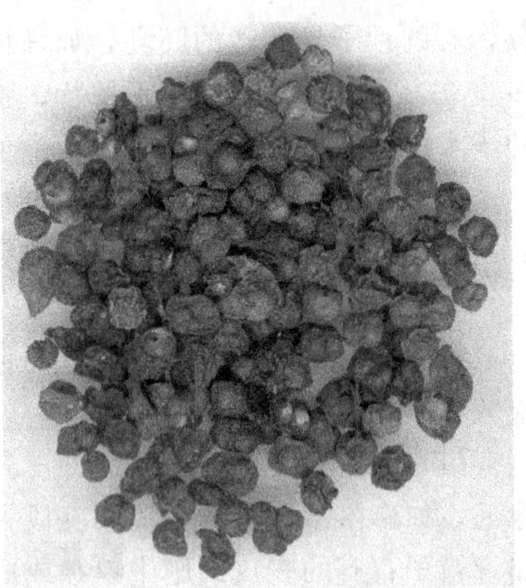

图 1-63　五味子药材

【性状】 北五味子：果实球形，皱缩，0.5～0.8cm。紫红，或出现“白霜”肉质油润，种子肾形，光滑，种仁呈钩状，酸（果实），辛微苦（种子）。如图 1-63 所示。

南五味子：果肉干瘪，小，0.3～0.6cm，红棕色。

【显微】 北五味子横切：

果皮
- 外果皮：表皮细胞一列，外被角质层，散有油细胞
- 中果皮：薄壁细胞，维管束
- 内果皮：一列细胞

种皮
- 种皮外层：石细胞呈栅状一列、壁厚、纹孔细密
- 种皮内层：石细胞（类圆形、三角形、多角形）纹孔较大
- 薄壁细胞、油细胞一列
- 种皮内表皮胚乳细胞含脂肪油滴和糊粉粒

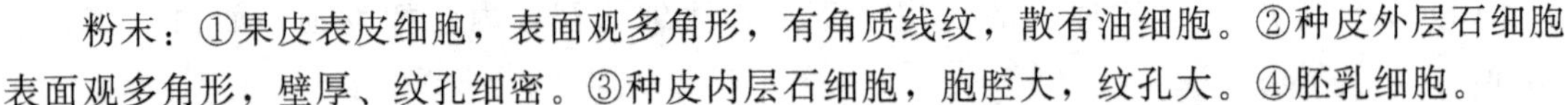

粉末：①果皮表皮细胞，表面观多角形，有角质线纹，散有油细胞。②种皮外层石细胞表面观多角形，壁厚、纹孔细密。③种皮内层石细胞，胞腔大，纹孔大。④胚乳细胞。

【成分】 北五味子：挥发油 0.89%，有机酸 9.11%（柠檬酸、苹果酸、琥珀酸、酒石酸），木脂素 5%。有效成分：五味子素（schizandrin），五味子甲素（deoxyschzandrin），五味子乙素（γ-schizandrin）等。

南五味子含五味子甲素、五味子酯甲等。

【理化鉴别】 TLC 鉴别：五味子，以五味子甲素、五味子对照药材为对照品；南五味子：以五味子甲素、南五味子为对照品。

石油醚（30～60℃）-甲酸乙酯-甲酸（15∶5∶1）上层展开，紫外线（254nm）灯下检视。

【含量】 五味子含五味子醇甲（$C_{24}H_{32}O_7$）不得少于 0.40%。南五味子含五味子酯甲（$C_{30}H_{32}O_9$）不得少于 0.12%。

2. 葶苈子（Semen Lepidii，Semen Descurainiae）

【来源】 为十字花科植物播娘蒿 *Descurainia sophia*（L.）webb ex Prantl 的种子，称“南葶苈子”；独行菜 *Lepidium apetalum* Willd 的种子，称“北葶苈子”。

【性状鉴别】 南葶苈子：呈长圆形而略扁，长约 1mm，宽约 0.5mm。外表棕色或红棕色，一端钝圆，另一端近截形，两面常不对称。在放大镜下观察，表面可见 2 条纵纹和细密网纹，味微辛并有黏性。如图 1-64 所示。

北葶苈子：呈扁卵形，长约 1.5mm，宽 0.5～1mm。一端钝圆；另一端渐尖而微凹，凹处可见白色小点（种脐）。表面可见 2 条纵列的浅槽和多数细微颗粒状突起。味微辛，遇水黏滑性较强。

【成分】 南葶苈子含挥发油：异硫氰酸苄酯、异硫氰酸烯丙酯等。含脂肪油 15%～

20%：油酸、亚麻酸、白芥酸等。

五种强心成分：葶苈子苷（helveticoside）、毒毛旋花子苷元（strophanthidine）、卫矛苷（evomono side）、卫矛双糖苷（evobioside）、糖芥苷（erysimoside）。

北葶苈子含芥子苷，70%乙醇提取物中含强心成分。

【成分】 膨胀度：北葶苈子≥12；南葶苈子≥3。

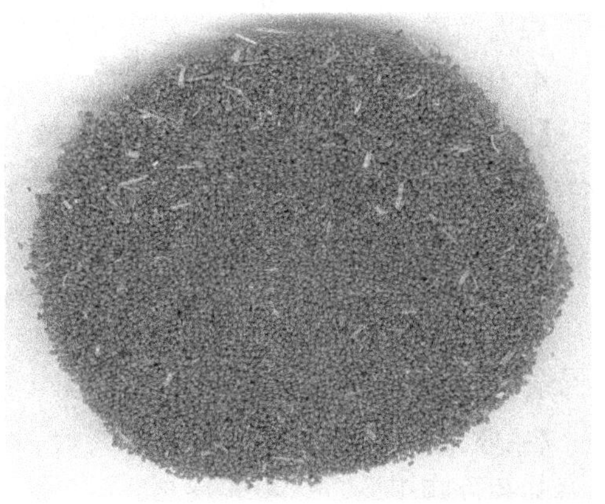

图1-64　葶苈子药材

3. 木瓜（Fructus Chaenomelis）

【来源】 为蔷薇科植物贴梗海棠 *Chaenomeles speciosa*（Sweet）Nakai 的近成熟果实，习称“皱皮木瓜”。

【产地】 主产于安徽、湖北、四川、浙江等省。以安徽宣城的宣木瓜质量最好。

【采收加工】 夏秋两季果实黄绿时采摘，置沸水中烫至外皮灰白色，对半纵剖，晒干。

【性状鉴别】 为纵剖对半的长圆形，长4～5～9cm，宽2～5cm。表面有多数不规则的深皱纹，剖面周边均向内卷曲；外表紫红色或棕红色，果肉红棕色，中心部分可见凹陷的棕黄色子房室。种子常脱落，脱落处表面平滑而光亮。种子红棕色，形似橘核稍大，扁长三角形。质坚实。气微清香，味酸微涩。如图1-65所示。

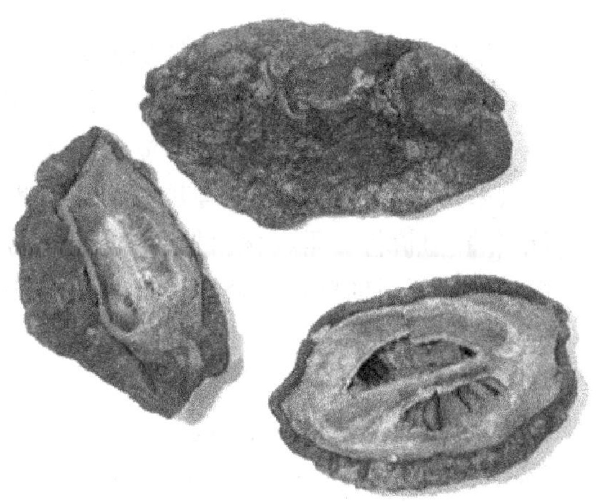

图1-65　木瓜饮片

【显微鉴别】 果实（皮）横切面：花托部分表皮为一列较小的细胞，外被厚角质层，皮层有多数石细胞群排列成断续的环节，石细胞类圆形或椭圆形；壁厚，孔沟明显。外果皮为石细胞层，由十余列排列紧密的石细胞构成。中果皮为薄壁组织，其间贯有细小维管束。内果皮为多列排列紧密的薄壁细胞。

【成分】 果实含皂苷、黄酮类、维生素C；苹果酸、酒石酸、枸橼酸等大量有机酸等。

【理化鉴别】 粉末1g加70%乙醇10ml，水浴上回流1h，滤过。

（1）滤液1ml，蒸干，残渣加醋酐1ml使溶解，倾入试管中，沿管壁加硫酸数滴，两液间出现紫红色环；溶液上层呈现棕黄色。

（2）滤液1滴于滤纸片上，待干后，喷以1%三氯化铝乙醇液，干燥后于紫外线灯下显蓝色荧光。

（3）粉末5g加水50ml，振摇，放置1h，滤过，滤液依《中国药典》（2010年版）pH测定法测定，pH值应为3～4。

附： 同属木瓜 *Chaenomeles sinensis*（Thouin）Koehne 的成熟果实，习称“光皮木瓜”。药材多纵剖为二，外表红棕色，光滑无皱，剖开面较饱满，果肉粗糙。种子多密集，扁三角形。果肉微酸涩。

4. 山楂（Fructus Crataegi）

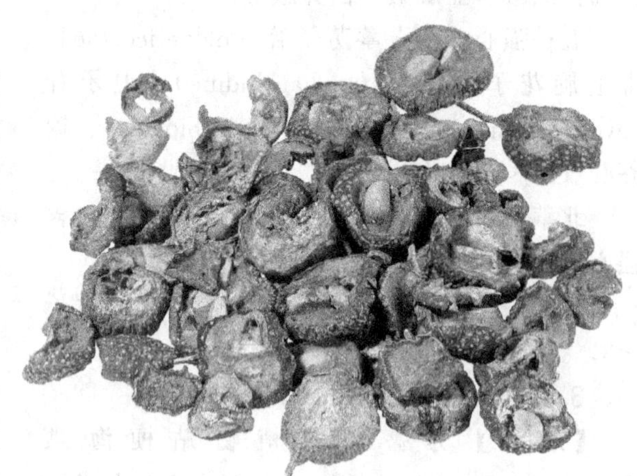

图 1-66　山楂饮片

【来 源】 为蔷薇科植物山楂 *Crataegus pinnatifida* Bge.、山里红 *Crataegus pinnatifida* Bge. var. *major* N. E. Br 的果实。

【产地】 主产山东、河北、河南、辽宁等省。

【采收加工】 果实成熟后及时采收，趁鲜切片，晒干。

【性状鉴别】 山楂为圆形横切片，皱缩不平，多卷边。外皮红色，有细皱纹和灰白色的小点。果肉深黄至浅棕色。横切面具 3～5 粒浅黄色果核，有的已脱落，呈中空的环状，有的片上可见短而细的果柄或凹陷的花萼残迹。气微清香，味酸微甜。如图 1-66 所示。

山楂以片大、皮红、肉厚、核少者为佳。

【显微鉴别】 山里红果实横切面：①外果皮细胞一列，外被角质层，细胞内含棕红色色素；②中果皮极厚，薄壁细胞中含淀粉粒及少数草酸钙簇晶，维管束纵横散在。

山楂果实横切面：中果皮有较多石细胞散在，余同山里红。

【成分】 山楂与山里红含山楂酸（crataegic acid）、酒石酸、柠檬酸、黄酮类、内酯皂苷类。山里红分离到槲皮素、金丝桃苷、表儿茶素、绿原酸等。

【含量测定】 山楂水浸液，用氢氧化钠溶液滴定，含有机酸：以枸橼酸计算，不得少于 5.0%。

5. 苦杏仁（Semen Armenicae Amarum）

【来源】 为蔷薇科植物山杏 *Prunus armeniaca* L. var. *ansu* Maxim、东北杏（辽杏）*Prunus mandshurica*（Maxim）Koehne、西伯利亚杏 *Prunus sibirica* L.、杏 *Prunus armeniaca* L. 的种子。

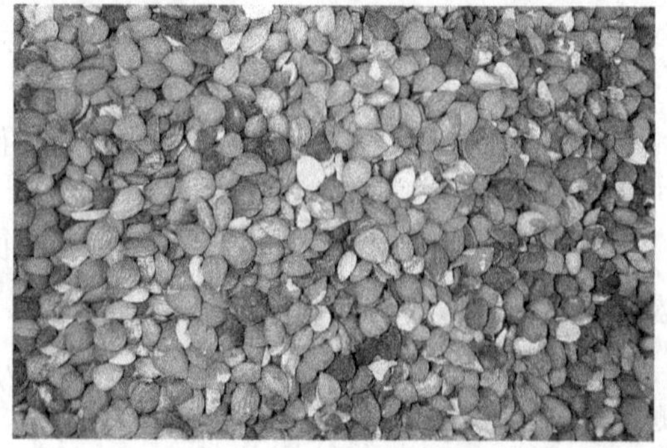

图 1-67　苦杏仁药材

【产地】 山杏主产辽宁、河北、内蒙古、山东、江苏等省区。东北杏主产东北各地。西伯利亚杏主产东北、华北地区。杏主产东北、华北及西北等地区。

【性状鉴别】 杏仁呈扁心脏形。长 1～1.9cm，宽 0.7～1.5cm，厚 5～7mm。顶端略尖，基部钝圆，左右不对称。无臭，味苦。如图 1-67 所示。

【显微鉴别】 种子横切面：①种皮表皮为 1 层薄壁细胞，散有近圆形的橙黄色石细胞；内为多层薄壁细胞，有小型维管束通过。②外胚乳为一薄层颓废细胞。③内胚乳为 1 至数层方形细胞，内含糊粉粒及脂肪油。④子叶的多角形薄壁细胞中含糊粉粒及脂肪油。

【成分】 含有效成分苦杏仁苷（amygdalin）；苦杏仁酶（emulsin），包括有苦杏仁苷酶及樱苷酶；脂肪油、蛋白质和15种以上的氨基酸。

【理化鉴别】

（1）水研产生苯甲醛香气。

（2）0.1g粉末＋水 $\xrightarrow[\triangle]{40\sim50℃}$ 使苦味酸钠试纸呈砖红色。

（3）TLC以苦杏仁苷为对照品。

【含量测定】《中国药典》（2010年版）硝酸银滴定法测定苦杏仁苷不得少于3.0%。

6. 桃仁（Semen Persicae）

【来源】 为蔷薇科植物桃 *Prunus persica*（L.）Batsch、山桃 *Prunus davdiana*（Carr）Franch的种子。

【性状鉴别】 桃仁：种子扁长卵形。长1.2～1.8cm，宽0.8～1.2cm，厚2～4mm。顶端尖，中部膨大，基部钝圆而偏斜，边缘薄。味微苦。如图1-68所示。

山桃仁：卵圆形，小而肥厚。

【显微鉴别】 桃仁：石细胞侧面观呈壳状，高54～153μm，底部纹孔大。

山桃仁：石细胞侧面观呈壳状，高81～198～279μm，底部纹孔小。

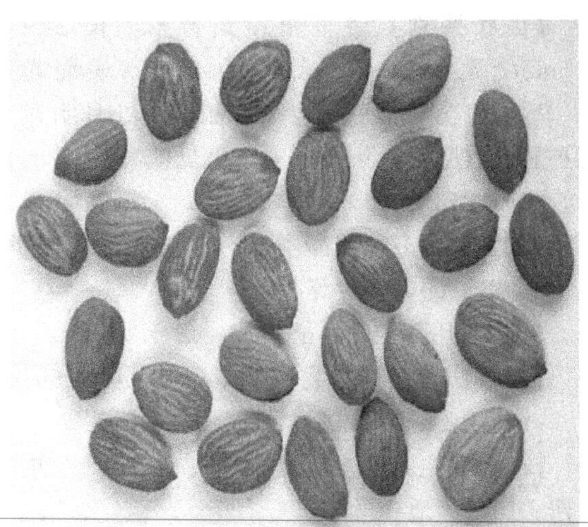
图1-68 桃仁药材

【成分】 含苦杏仁苷约为苦杏仁的1/2。醇提物有显著的抑制血凝作用。苦杏仁酶、尿囊素酶、乳糖酶、维生素 B_1、脂肪油。

7. 乌梅（Fuctus Mume）

【来源】 为蔷薇科植物梅 *Prunus mume*（Sieb）Sieb. et Zucc. 的近成熟果实。

【性状鉴别】 呈扁球形，直径1.5～3cm。表面乌黑色，皱缩不平，基部有圆形果梗痕。果肉质柔软，可剥离，稍有特异酸气及烟熏气，味极酸。果核坚硬，表面有均匀的凹洞状纹理，内含淡黄色种仁1粒。如图1-69所示。

8. 金樱子（Fructus Rosae Iaevigatae）

【来源】 为蔷薇科植物金樱子 *Rosa laevigata* Michx的成熟果实。

【性状鉴别】 本品为花托发育成的假果，呈倒卵形，略似花瓶，长2～3.5cm，直径1～2cm。外表红黄色或红棕色，全身被有突起的

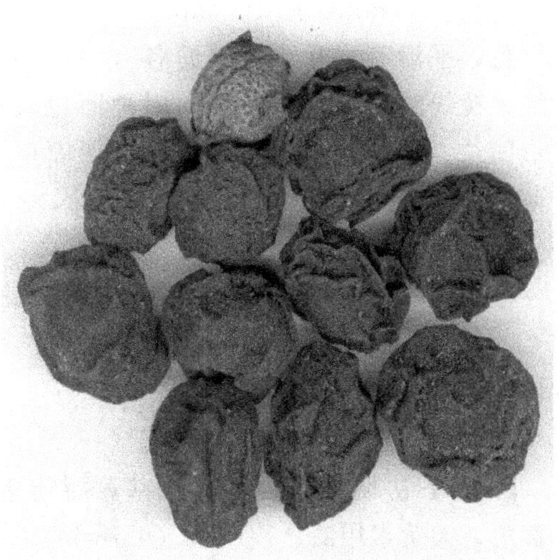
图1-69 乌梅药材

刺状棕色小点。顶端有盘状花萼残基；质硬，内有30～40粒淡黄色的小瘦果，内壁和瘦果均有淡黄色的绒毛，无臭，味甘、微涩。如图1-70所示。

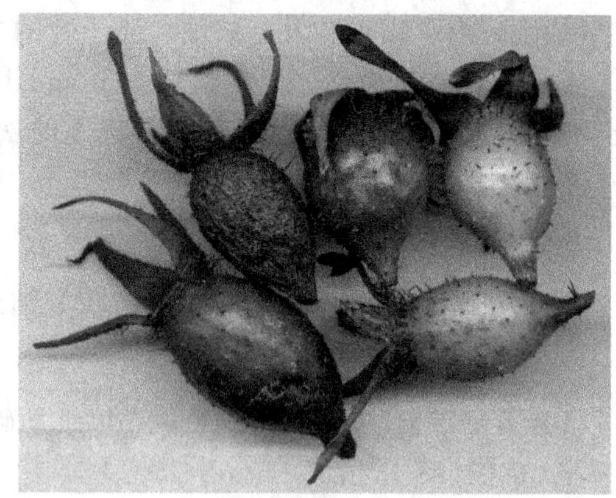
图1-70 金樱子药材

【成分】含苹果酸、柠檬酸、鞣质、树脂等。

9. 沙苑子（Semen Astragali Complanati）

【来源】为豆科植物扁茎黄芪 *Astragalus complanatus* R. Br. 的种子。

【性状鉴别】略呈稍扁圆肾形，长2～2.5mm，宽1.5～2mm，厚约1mm。表面光滑，绿褐色至灰褐色，边缘一侧凹入处具明显的种脐；质坚硬，除去种皮，可见淡黄色子叶2片，胚根弯曲。无臭，味淡，嚼之有豆腥味。如图1-71所示。

【成分】含多种黄酮类成分、脂肪油、糖类及17种以上的氨基酸等。

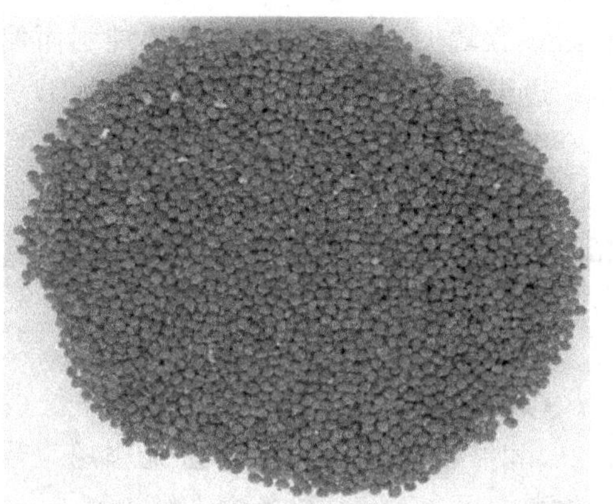
图1-71 沙苑子药材

10. 决明子（Semen Cassiae）

【来源】为豆科植物决明 *Cassia obtusifolia* L.、小决明 *Cassia tora* L. 的种子。

【产地】主产于安徽、江苏、浙江、广东、广西、四川等地。

【采收加工】秋季采收成熟果实，晒干，打下种子，除去杂质。

【性状鉴别】决明：略呈菱状方形或短圆柱形，两端平行倾斜，形似马蹄，一端平坦，另端斜尖，长3～7mm，宽2～4mm。表面绿棕色或暗棕色，平滑有光泽。背腹面各有一条突起的棱线，棱线两侧各有1条斜向对称而色较浅的线形凹纹。质坚硬，不易破碎。横切面可见种皮薄，中间有“S”形折曲的黄色子叶，2片重叠。气微，味微苦。如图1-72所示。

小决明：显矩圆柱形，较小，长3～5mm，宽2～3mm。表面棱线两侧各有1条宽广的浅黄色带。

均以粒饱满、色绿棕者为佳。

【成分】决明种子含游离羟基蒽醌衍生物：大黄酚、大黄素甲醚、决明素（obtusin）、决明苷（cassiaside）等。

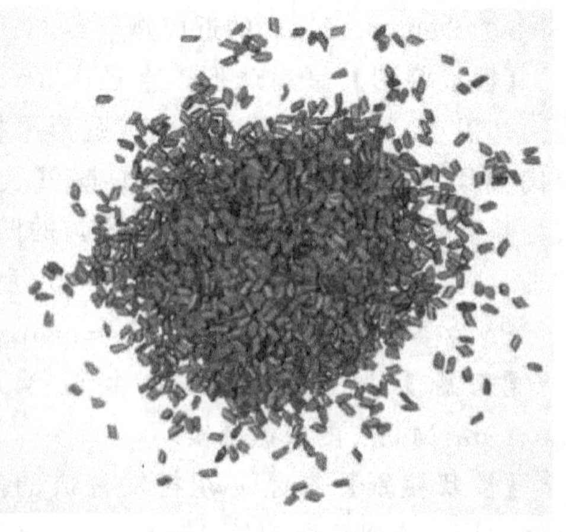
图1-72 决明子药材

小决明种子含大黄酚、大黄素甲醚、决明

素、橙黄决明素（aurantio-obtusin）、黄决明素（chrysoobtusin）、红镰霉素、芦荟大黄素、大黄酸、大黄素、决明子内酯、决明酮、大黄酚-1-β-龙胆二糖苷、大黄酚-9-蒽酮等。

【理化鉴别】粉末0.5g加10%硫酸20ml，加氯仿10ml，水浴回流15min，放冷，移入分液漏斗中，分取氯仿层，加氢氧化钠试液10ml，振摇，放置，碱液层显红色。如显棕色，则分取碱液层加过氧化氢试液1～2滴，水浴中加热4min，显红色。

11. 补骨脂（Fructus Psoraleae）

【来源】为豆科植物补骨脂 *Psoralea corylifolia* L. 的果实。

【性状鉴别】呈肾形，略扁，长3～5mm，宽1.5～3mm，厚约1mm。果皮黑色或黑褐色，具细微网状皱纹，扩大镜下观察，果实表面凹凸不平。有时外附绿白色膜质宿萼，上有棕色腺点。种子1枚，黄棕色，光滑，质坚硬。子叶2。微有香气，味辛、微苦。如图1-73所示。

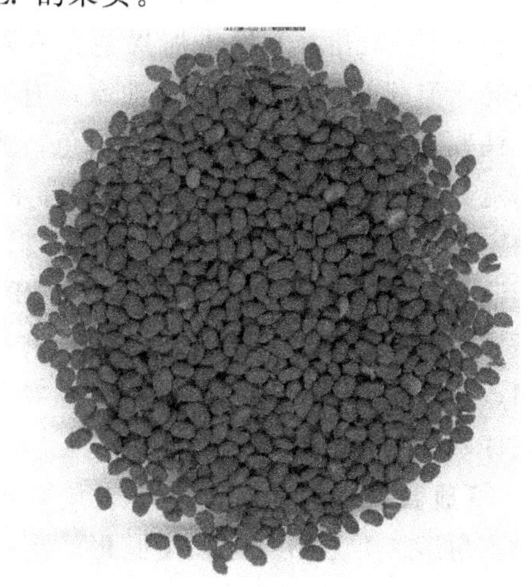

图1-73 补骨脂药材

【显微鉴别】果实（中部）横切面：①果皮表皮细胞1列，凹陷处表皮下有众多壁内腺。②中果皮薄壁组织中有小型外韧型维管束，薄壁细胞含有草酸钙小柱晶。③种皮外表皮为1列栅状细胞，其内为1列哑铃状支持细胞。④色素细胞1列，与种皮内表皮细胞相邻。种皮薄壁组织中有小型维管束。子叶细胞充满糊粉粒与油滴。

果皮表面制片：①壁内腺类圆形，直径60-400μm，表皮细胞多达数十个至百个，中心细胞较小，多角形，周围细胞径向延长，辐射状排列，腺体腔内有众多油滴。②腺毛多呈梨形，腺柄短，多单细胞，腺头多细胞或单细胞。③非腺毛顶端细胞长，胞壁密布疣点。④气孔平轴式，表皮细胞具条状角质纹。⑤果皮细胞含草酸钙小柱晶及小方晶。

粉末中其他特征：种皮栅状细胞长33～56μm，宽6～15μm，细胞壁成V字形增厚。支持细胞哑铃状，长20～45μm，中部细胞壁增厚。

【成分】含挥发油、香豆精、黄酮、单萜酚等。

香豆精：补骨脂内酯，异补骨脂内酯。

黄酮：补骨脂甲素，补骨脂乙素。

单萜酚类：补骨酯酚（bakuchiol）等。

【理化鉴别】

(1) 异羟肟酸铁反应阳性。乙醇提取物加7%盐酸羟胺甲醇液，加氢氧化钾甲醇液，微热，加酸性三氯化铁乙醇液1～2滴，显红色。

(2) TLC检补骨脂素（proralen，isoproralen）和异补骨脂素。

供试品：醋酸乙酯提取液。

对照品：补骨脂素、异补骨脂素。

吸附剂：硅胶G薄层板上。

展开剂：正己烷-醋酸乙酯（4∶1）；喷以10%氢氧化钾甲醇溶液，置紫外线灯下检视。

12. 枳壳（Fructus Aurantii）

【来源】为芸香科酸橙 *Citrus aurantium* L. 及酸橙栽培变种的未成熟果实。

【产地】主产于江西、四川、湖北、贵州等地。江西省产者称为江枳壳，产量较大质量也优。

【采收加工】7～8 月（大暑）果实尚绿未成熟时采收（老熟者皮薄瓤多，影响质量），采后横切为二，晒干。

【性状鉴别】为半圆球形，翻口似盆状。直径 4.5～6cm。外果皮棕褐色，有颗粒状突起，突起的顶端有凹点状油室；有明显的花柱残迹或果梗痕。中果皮黄白色，光滑而稍隆起，厚 0.4～1.3cm，边缘散有 1～2 列油室，瓤囊 7～12 瓣，少数至 15 瓣，汁囊干缩呈棕色至棕褐色，内藏种子。质坚硬，不易折断。气清香，味苦、微酸。密被多数凹点状油室及微隆起的皱纹，顶端有明显的花柱基痕，基部有果柄痕。如图 1-74 所示。

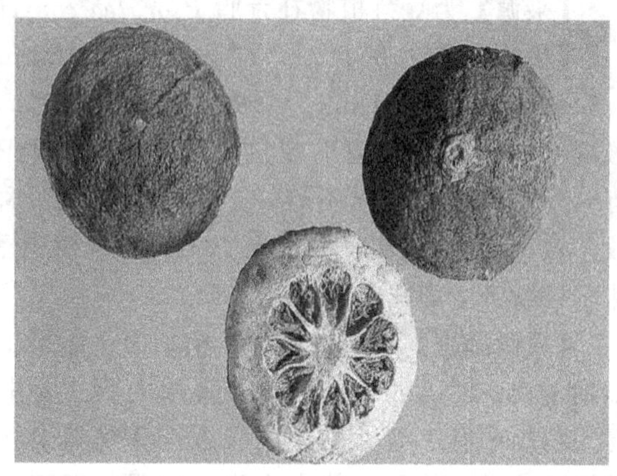

图 1-74　枳壳饮片

【显微鉴别】粉末：果皮表皮细胞表面观多角形、类方形；气孔类圆形，副卫细胞 5～8 个。中果皮细胞类圆形或不规则形，壁不均匀地增厚。可见油室碎片，含挥发油滴。瓤囊表皮细胞狭长，微波状弯曲或皱缩成线形，其下层细胞含方晶。草酸钙方晶存在于果皮和汁囊细胞中，呈斜方形、多面体形或类双锥形，长 6～33μm。导管为螺纹或网纹，管胞细小。

【成分】酸橙枳壳含挥发油：右旋柠檬烯（*d*-limonene）约 90%，以及枸橼醛（citral）、右旋芳樟醇（*d*-linalool）和邻氨基苯甲酸甲酯等。

含黄酮类：橙皮苷（hesperidin）、新橙皮苷（neohesperidin）、柚苷、苦味成分苦橙苷（aurantia marin）、苦橙酸。

辛弗林（synephrine）和 *N*-甲基酪胺（*N*-methyltyramine）。

200mg/L 浓度的柚皮苷对水疱性口炎病毒有很强的抑制作用。柚皮苷还可降低血液的黏滞度、减少血栓的形成，并且有镇痛、镇静以及较强的增加实验动物胆汁分泌的作用。柚皮苷还有脱敏和抗过敏、活血解痉作用。

【含量测定】HPLC 法测定，含柚皮苷不得少于 4.0%。

13. 吴茱萸（Fructus Evodiae）

【来源】为芸香科植物吴茱萸 *Evodia rutaecarpa*（Juss.）Benth、石虎 *Evodia rutaecarpa*（Juss.）Benth. var. *officinalis*（Dode）Huang、疏毛吴茱萸 *Evodia rutaecarpa*（Juss.）Benth var. *bodinieri*（Dode）Hung 的近成熟果实。

【产地】主产于长江流域以南各省区，多系栽培。

【采收加工】8～10 月果实呈茶绿色而未开裂时采摘，晒干或低温干燥，除去果梗、枝叶等。

【性状鉴别】略呈扁球形，直径 2～5mm，顶端平，中间有凹窝及 5 条小裂缝，有的裂成 5 果瓣，呈五角状。基部有花萼及短果柄，果柄密生黄色毛茸。表面暗黄绿色至褐色，或绿黑色，粗糙，有细皱纹及多数点状突起或凹下细小油点。质坚脆，破开后内部黑色，用放大镜观察，边缘显黑色油质麻点（油室）。横切面可见子房 5 室，每室有淡黄色种子 1～2 粒。香气浓烈，味辛辣微苦。用水浸泡果实，有黏液渗出。如图 1-75 所示。

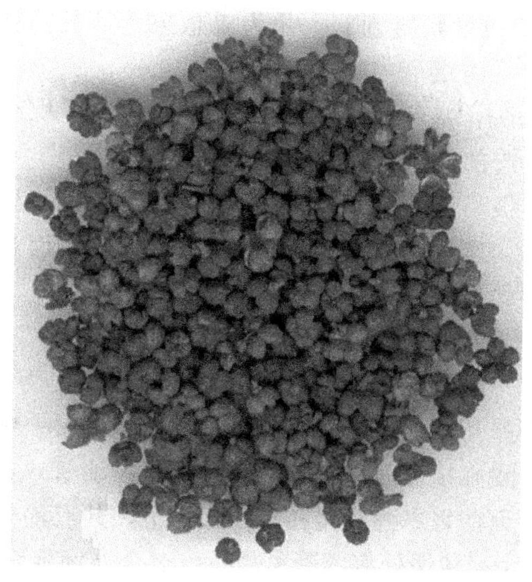

图 1-75　吴茱萸药材

以粒小饱满坚实、色绿、香气浓烈者为佳。

【显微鉴别】粉末：灰棕色。可见油室及油室碎片，淡黄色。草酸钙簇晶较多，直径 10～25μm，偶见有方晶。腺毛的腺头由 7～15 个细胞组成，内含棕色物质，柄为 2～5 个细胞。非腺毛由 2～6 个细胞组成。可见明显的壁疣，有的胞腔内含有棕色物质。石细胞类圆形或长方形，胞腔大，孔沟与壁孔明显。螺纹导管较小。有少数纤维束，壁较平直。

【成分】含挥发油：吴萸烯（evodene），为油的香气成分。罗勒烯（ocimene）、吴萸内酯（evodin）。生物碱：吴茱萸碱（evodiamine）、去甲基吴茱萸碱（rutaecarpine）、羟基吴茱萸碱等。柠檬苦素、吴茱萸苦素等。

14. 酸枣仁（Semen Ziziphi Spinosae）

【来源】为鼠李科植物酸枣 *Ziziphus jujuba* Mill. var *spinosa*（Bunge）Hu ex H. F. Chou 的种子。

【性状鉴别】呈扁圆形或扁椭圆形，长 5～9mm，宽 5～7mm，厚约 3mm。表面紫红色或紫褐色，平滑有光泽，有时显裂纹。一面较平坦，中央有一条隆起的线纹；另一面微隆起，边缘略薄。质坚硬。破开后内有种仁，胚乳白色，子叶淡黄色，均富油性。气微，味淡或微苦。如图 1-76 所示。

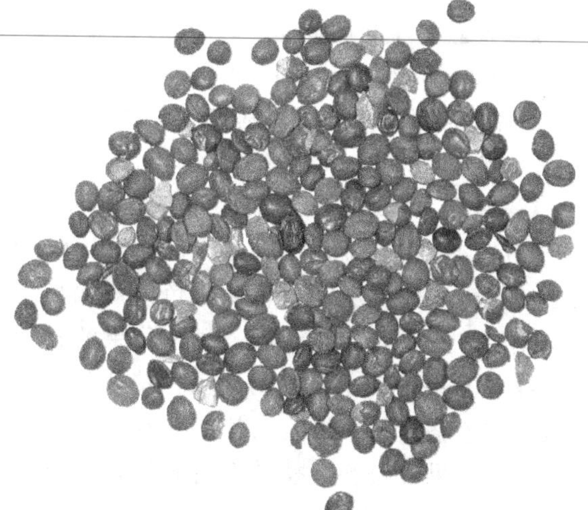

图 1-76　酸枣仁药材

以粒大、饱满、完整、有光泽、外皮红棕色、无核壳者为佳。

【成分】含酸枣仁皂苷 A（jujuboside A）、酸枣仁皂苷 B（jujuboside B）。酸枣仁皂苷 B 水解得酸枣仁皂苷元（jujubogenin）。

15. 小茴香（Fructus Foeniculi）

【来源】为伞形科植物茴香 *Foeniculum vulgare* Mill. 的果实。

【产地】我国各地均有栽培。

【采收加工】秋季果实成熟时，将全株割下，晒干后，打下果实。

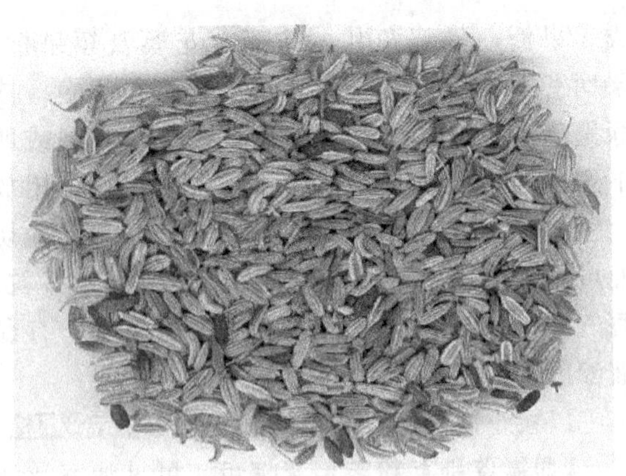
图 1-77　小茴香药材

【性状鉴别】 本品为双悬果，呈长圆柱形，两端稍尖，长 0.4～0.8cm，宽 2～4mm。基部带小果柄，顶端残留有黄棕色突起的花柱基。表面黄绿色，光滑无毛。果实极易分离成两个小分果。分果呈长椭圆形，背面有 5 条微隆起的纵棱线，腹面稍平，气特异芳香，具甜香气，压碎时更显著，味微甜。如图 1-77 所示。

【显微鉴别】 分果横切面：外果皮为 1 列呈切向延长的扁平细胞，外被角质层。中果皮在接合面部分有两个椭圆形的油管，在背面的每二棱线间各有油管 1 个，共有油管 6 个。棱线处有维管束柱，由 2 个外韧维管型束及纤维束连接而成，药材木质部为少数细小导管，韧皮部细胞位于束的两侧，维管束的内外两侧，围有多数大而特异的木化网纹细胞。内果皮为 1 列扁平细胞，细胞群呈镶嵌状排列。种皮细胞扁长，含棕色物质。内胚乳细胞多角形，含众多细小糊粉粒，每个糊粉粒中包有细小草酸钙小簇晶。种脊维管束由若干细小导管等组成，位于接合面的内果皮和种皮之间。

粉末：绿黄色或黄棕色。网纹细胞壁厚，木化，具卵圆形网状壁孔。油管黄棕色，分泌细胞呈扁平多角形。内果皮细胞镶嵌状，由 5～8 个狭长细胞为 1 组，以其长轴相互作不规则方向嵌列。内胚乳细胞多角形，壁颇厚，含多数糊粉粒，每一糊粉粒中含细小簇晶 1 个。

【成分】 含挥发油 3%～8%（称茴香油）：反式茴香脑（trans anethole）50%～78%、α-茴香酮（α-fenchone）18%～20%、甲基胡椒酚约 10%以及 α-蒎烯、茴香醛、柠檬烯等。

黄酮类：槲皮素、7-羟基香豆素及甾类化合物。

16. 蛇床子（Fructus Cnidii）

【来源】 为伞形科植物蛇床 *Cnidium monnieri*（L.）Cuss. 的果实。

【性状鉴别】 呈椭圆形，由两个分果合抱而成，长 2～4mm，直径近 2mm。灰黄色或灰褐色，一端带小突起，另一端偶有细柄，每一分果的背面，有明显纵直的果棱 5 条及纵沟 4 条，接合面平坦，可见两条棕色略突起的纵线，其中夹有一条浅色状物（心皮柄）。果皮松脆，揉搓后可脱落，露出灰棕色种子，显油性。气香，味辛凉，有麻舌感。如图 1-78所示。

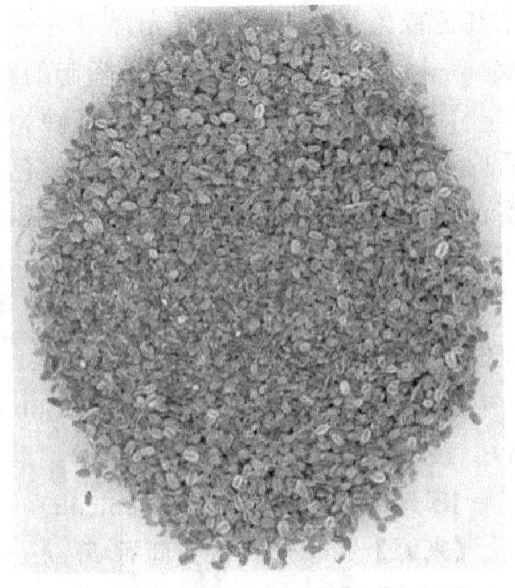
图 1-78　蛇床子药材

以颗粒饱满、色灰黄、香气浓者为佳。

17. 连翘（Fructus Forsythiae）

【来源】 为木犀科连翘 *Forsythia suspensa*（Thunb.）Vahl 的果实。

【产地】 主产于山西、陕西、河南等省。多为栽培。

【采收加工】果实初熟、颜色尚带绿色时采收，除去杂质蒸熟，晒干，习称“青翘”；熟透的果实，晒干，除去杂质，习称“老翘”。

【性状鉴别】呈长卵形或卵圆形，稍扁。长1.5～2.5cm，顶端锐尖，表面有不规则的纵皱纹及多数凸起的小斑点，两面各有一条明显的纵沟。青翘多不开裂，绿褐色，种子多数，细长，一侧有翅，黄绿色；老翘自尖端开裂或裂成两瓣，表面黄棕色或红棕色，内表面多为浅黄棕色，种子棕色，多已脱落。微有香气，味苦。如图1-79所示。

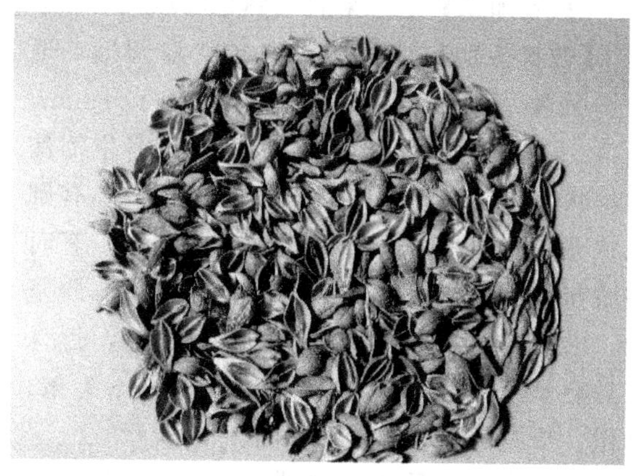

图1-79 连翘药材

“青翘”以色较绿、不开裂者为佳，“老翘”以色较黄、瓣大、壳厚者为佳。

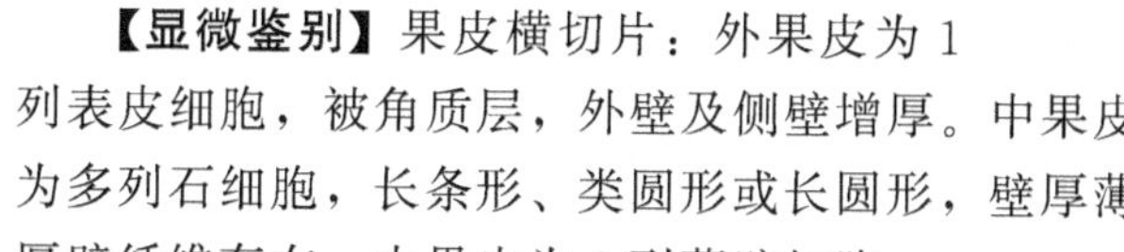

【显微鉴别】果皮横切片：外果皮为1列表皮细胞，被角质层，外壁及侧壁增厚。中果皮外侧薄壁组织中散有维管束。中果皮内侧为多列石细胞，长条形、类圆形或长圆形，壁厚薄不一，多切向排列成镶嵌状；并有成束的厚壁纤维存在。内果皮为1列薄壁细胞。

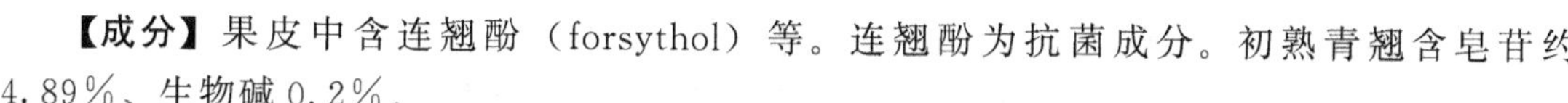

【成分】果皮中含连翘酚（forsythol）等。连翘酚为抗菌成分。初熟青翘含皂苷约4.89%、生物碱0.2%。

【理化鉴别】粉末1g加70%乙醇10ml浸泡，浸出液加1ml冰醋酸，倒入小试管中，沿管壁加浓硫酸1ml，静置，两层间显紫红色环（检查三萜皂苷）。

18. 女贞子（Fructus Ligustri Lucidi）

【来源】为木犀科植物女贞*Ligustum lucidum* Ait.的果实。

【性状鉴别】呈椭圆形、倒卵形或略呈肾形，长0.4～1cm，直径3～4mm。表面灰黑或紫黑色，皱缩不平，基部常有宿萼及果柄残痕。外果皮薄，中果皮稍疏松，内果皮木质，黄棕色，内有种子1～2枚。种子略呈肾形，红棕色，两端尖，破断面类白色，油性。气芳香，味甘而微苦涩。如图1-80所示。

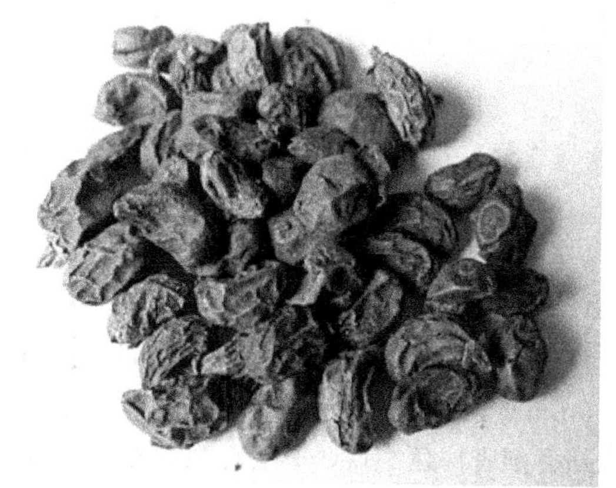

图1-80 女贞子药材

以粒大、饱满、色灰黑、质坚实者为佳。

【成分】果实含齐墩果酸（约14%）、乙酰齐墩果酸、熊果酸、女贞子苷（nuzhenide）、甘露醇、多量葡萄糖。种子含脂肪油：棕榈酸、硬脂酸、油酸、亚油酸等。

19. 马钱子（Semen Strychni）

【来源】为马钱科植物马钱*Strychnos nux-vomica* L.的种子。

云南马钱子：云南马钱 *Strychnos pierriana* A. W. Hill 的种子。

【产地】 马钱主产于印度、越南、泰国等国。云南马钱产于我国云南。

【采收加工】 冬季采收成熟果实取出种子，洗净附着的果肉，晒干。

【性状鉴别】 马钱种子纽扣状扁圆形，通常一面微凹，另一面微隆起，直径1～3cm，厚3～5mm，表面灰绿色或灰黄色，密生匍匐的丝状毛，自中央向四周射出，底面中心有圆点状突起的种脐，边缘有微尖凸的珠孔，有时种脐与珠孔间隐约可见1条隆起的线条。质坚硬，沿边缘剖开，胚乳肥厚，淡黄白色，近珠孔处有细小菲薄子叶2片，有叶脉5～7条。气微，味极苦，有剧毒。如图1-81所示。

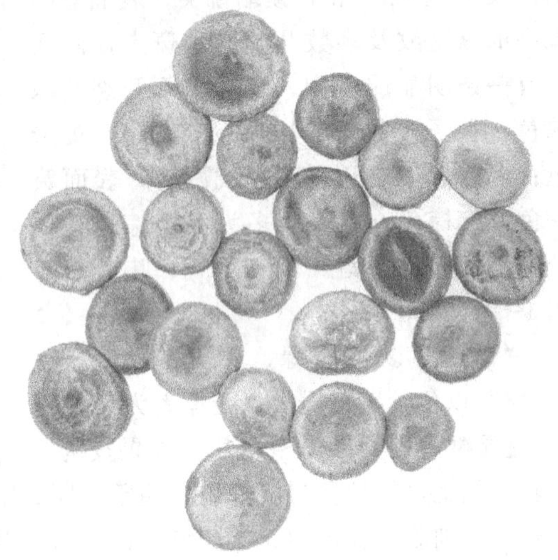

图1-81　马钱子药材

云南马钱：种子呈扭曲不规则的扁长圆形，边缘较中央微薄并向上翘起。外表生较疏松而粗糙的黄色或浅灰棕色的毛茸，质坚硬，剖面为淡黄白色或灰白色的胚乳，角质状；子叶叶脉3条。无臭，味苦，有剧毒。

【显微鉴别】 表皮细胞所形成的单细胞毛茸，细胞壁厚，强烈木化，具纵条纹，毛茸基部膨大略似石细胞样。马钱子的表皮单细胞毛茸平直不扭曲，毛肋不分散或少有分散。

云南马钱子表皮毛茸平直或多少扭曲，毛肋常分散。

【成分】 马钱子：总碱2%～5%，士的宁（strychnine）约1.23%（1%～1.4%）。

【理化鉴别】

(1) 胚乳 $\xrightarrow{\text{1\%钒酸铵的硫酸液}}$ 紫色（士的宁）

胚乳 $\xrightarrow{\text{发烟硝酸}}$ 橙红色（马钱子碱）

(2) TLC检验士的宁、马钱子碱。

【含量】 HPLC法测定士的宁1.20%～2.20%。

20. 菟丝子（Semen Cuscutae）

【来源】 为旋花科植物菟丝子 *Cuscuta chinensis* Lam. 的种子。

【性状鉴别】 呈类圆形或卵圆形，直径1～1.5mm。表面灰棕色或黄棕色，微粗糙。扩大镜观察表面有细密深色小点，一端有微凹的线形种脐。质坚硬，不易以指甲压碎。气微，味淡或微苦、涩。如图1-82所示。

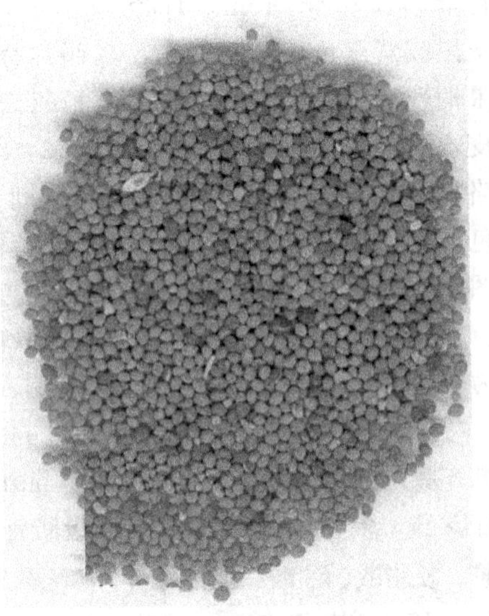

图1-82　菟丝子药材

用开水浸泡，表面有黏性，加热煮至种皮破裂时露出白色卷旋状的胚，形如吐丝。

【成分】 含胆甾醇（cholesterol）、菜油甾醇

而微苦。如图 1-90 所示。

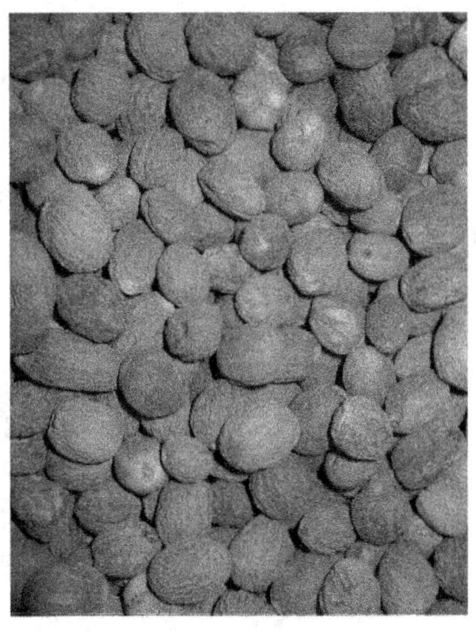

图 1-90　肉豆蔻药材

【成分】 含挥发油，油中有具药材特有香气的肉豆蔻醚，用量大时有毒。

29. 砂仁（Fructus Amomi）

【来源】 为姜科植物阳春砂 *Amomum villosum* Lour、绿壳砂 *Amomum villosum* Lour. var. *xanthioides* T. L. Wu. et Senjen、海南砂 *Amomum longiligulare* T. L. Wu 的果实。

【产地】 阳春砂主产于我国广东省，以阳春、阳江最有名。绿壳砂主产云南南部临沧、文山、景洪等地。海南砂主产海南省。

【采收加工】 阳春砂、海南砂在 8～9 月果实成熟时采收，连壳低温焙干。绿壳砂在果实成熟时采收，晒干，即为“壳砂”；剥除果皮，将种子团晒干，并上白粉，即为“砂仁”。

【性状鉴别】 阳春砂、绿壳砂：呈卵圆形或椭圆形，具不明显的三钝棱，长 1.5～2cm，直径 1～1.5cm。外表棕色，有网状突起的纹理及密生软刺。果皮薄而软，易纵向撕裂。种子团圆形或长圆形，具三钝棱，中有白色隔膜，将种子团分成 3 瓣，每瓣有种子 5～26 粒。种子呈不规则多面体，直径 2～3mm，表面棕红色，有鱼鳞形细皱纹，外被膜质的假种皮。种子质坚硬，种仁黄白色。气芳香浓烈，味辛凉、微苦。如图 1-91 所示。

海南砂：呈长椭圆形或卵圆形，有明显的三棱，长 1.5～2cm，直径 0.8～1.2cm。表面被片状、分枝状软刺。果皮厚而硬。种子团较小，每瓣有种子 3～24 粒，种子直径 1.5～2mm。气味稍淡。

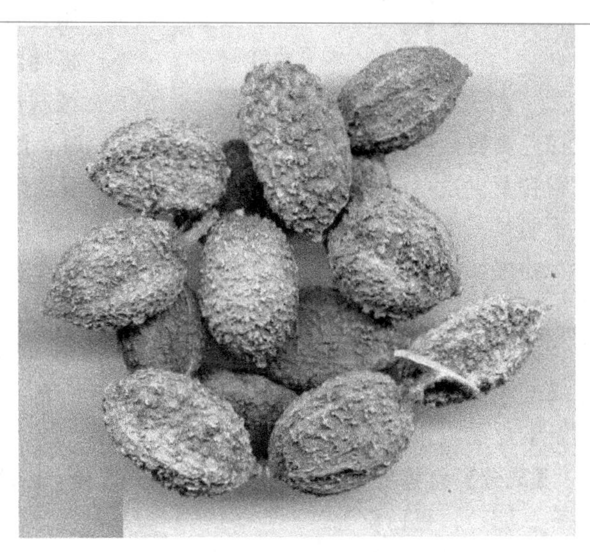

图 1-91　砂仁药材

【显微鉴别】 阳春砂种子横切面：假种皮为长形薄壁细胞。种皮表皮细胞一列，径向延长，壁稍厚。下皮细胞 1 列，含棕红色物质。油细胞层为一列切向延长的油细胞，内含黄色油滴。色素层，数列多角形棕色细胞，排列不规则。内种皮为 1 列栅状厚壁细胞，内壁及侧壁特厚，胞腔小，内含硅质块。外胚乳细胞含淀粉粒，并有少数细小草酸钙方晶。内胚乳细胞含糊粉粒和油滴。

【成分】 含挥发油，主要为龙脑、右旋樟脑、乙酸龙脑酯、芳樟醇等。

【理化】 TLC 检出乙酸龙脑酯。

《中国药典》（2010 年版）规定：阳春砂、绿壳砂种子团含挥发油不得少于 3.0%（ml/g），海南砂种子团含挥发油不得少于 1.0%（ml/g）。

30. 豆蔻（Fructus Amomi Rotundus）

【来源】为姜科植物白豆蔻 *Amomum kravanh* Pirre ex Gagnep.、爪哇白豆蔻 *Amomum compactum* Soland ex Maton 的果实。按产地分为“原豆蔻”和“印尼白蔻”。

【产地】白豆蔻产于柬埔寨、泰国、越南、缅甸等国。爪哇白豆蔻产于印度尼西亚。

【采收加工】于10～12月间采收未完全成熟果实，干燥后除去顶端的花萼及基部的果柄，晒干或用硫黄熏，使果皮漂白。

【性状鉴别】原豆蔻：类球形，直径1.2～1.8cm，表面黄白色或淡黄棕色，有3条较深的纵向槽。顶端有突起的柱基，基部有凹下的果柄痕，两端均具有浅棕黄色毛茸。果皮薄、木质，易纵向开裂，内分3室；种子团3瓣，每瓣有种子7～10粒，种子呈不规则多面体，背面略隆起，直径3～4mm，表面暗棕色，外被膜质假种皮，有皱纹。质坚硬，断面白色，有油性。气芳香，味辛凉，略似樟脑。如图1-92所示。

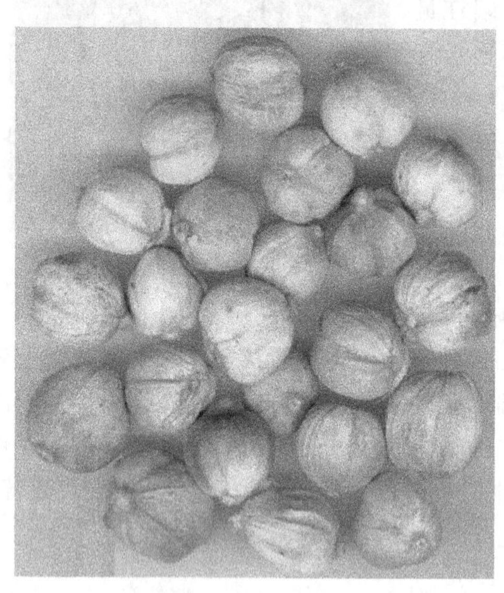

图1-92　豆蔻药材

印尼白蔻：个略小，表面黄白色，有的微显紫棕色；果皮较薄，种子瘦瘪，气味较弱。

【显微鉴别】白豆蔻种子横切面：假种皮为长形薄壁细胞，部分已剥落。种皮表皮细胞为径向延长的厚壁细胞。下皮色素层常为两层细胞，壁厚，多为切向延长。油细胞层由1列大形油细胞组成，类方形，壁薄，内含油滴。油细胞层下面的色素层为数列压扁的细胞，内含红棕色物质。内种皮为1列石细胞，内壁较厚，胞腔偏靠外侧。外胚乳细胞径向延长，内含淀粉粒及少数草酸钙结晶。内胚乳细胞排列不规则，内含糊粉粒。胚位于内胚乳中央，细胞壁不明显。

粉末：淡棕色。假种皮细胞狭长，壁薄，含有细小颗粒状、球形或方形草酸钙结晶。表皮细胞甚长，壁较厚。下皮细胞呈长方形，与表皮细胞垂直排列，内含深浅不一的红棕色色素。内种皮碎片红棕色，细胞细小，呈多角形（顶面观），壁厚。外胚乳细胞呈长多角形，充满细小淀粉粒；有细小菱形、方形或柱形结晶；油细胞较大，略呈方形或长方形，常与表皮及下皮细胞相重叠。

【成分】含挥发油：1,8-桉油精、β-蒎烯、α-蒎烯、右旋龙脑及右旋樟脑等。脂肪油、皂苷、淀粉、蛋白质等。

【理化鉴别】TLC以桉油精为对照品。

《中国药典》（2010年版）规定：原豆蔻仁含挥发油不得少于5.0%（ml/g）。印尼白蔻仁不得少于4.00%（ml/g）。

《中国药典》（2010年版）规定：豆蔻仁含桉油精不得少于3.0%。

（二）果实、种子类中药的鉴定实施

鉴定训练一　五味子、苦杏仁、补骨脂等的鉴别

1. 目的要求

（1）掌握五味子、苦杏仁、补骨脂、吴茱萸的性状特征。

（2）掌握五味子补骨脂、吴茱萸的显微鉴别特征。

（3）掌握苦杏仁的理化鉴别。

（4）掌握果实类中药的一般结构。

2. 仪器、试剂、材料

仪器：研钵、生物显微镜、试管、酒精灯。

试剂：水浴锅、三硝基苯酚试纸、碳酸钠试液、水合氯醛、甘油。

药材：五味子、苦杏仁、补骨脂、吴茱萸。

粉末：五味子、补骨脂、吴茱萸、苦杏仁。

3. 训练内容

（1）观察五味子、苦杏仁、补骨脂、吴茱萸的性状特征。

（2）观察五味子横切面显微结构特征。

（3）观察五味子、苦杏仁、补骨脂、吴茱萸粉末显微特征。

（4）观察苦杏仁理化鉴别的反应现象。

4. 训练方法

（1）性状鉴别　取五味子、苦杏仁、补骨脂、吴茱萸药材，观察性状特征。

（2）显微鉴别

① 表面片：五味子。

② 粉末：取五味子、补骨脂、苦杏仁、吴茱萸粉末，水合氯醛透化装片，观察显微特征。

（3）理化鉴别

① 取苦杏仁数粒，加水共研，发生苯甲醛香气。

② 取苦杏仁粉末 0.1g，置试管中，加水数滴使湿润，试管中悬挂一条用碳酸钠溶液湿润过的三硝基苯酚试纸，用软木塞塞紧，温水浴中加热 10min。试纸显砖红色。

5. 作业

（1）绘制五味子、补骨脂、苦杏仁、吴茱萸粉末显微特征图。

（2）记录苦杏仁理化反应现象。

鉴定训练二　小茴香、马钱子等的鉴别

1. 目的要求

（1）掌握小茴香、马钱子、菟丝子、山茱萸、陈皮、枳壳、青皮的性状特征。

（2）掌握小茴香、马钱子、陈皮的显微鉴别特征。

（3）掌握马钱子的理化鉴别。

2. 仪器、试剂、材料

仪器：生物显微镜、酒精灯。

试剂：水合氯醛、甘油。

药材：小茴香、马钱子、菟丝子、山茱萸、陈皮、枳壳、青皮。

永久制片：小茴香。

粉末：马钱子、陈皮。

3. 训练内容

（1）观察小茴香、马钱子、菟丝子、山茱萸、枳壳、青皮等药材性状特征。

（2）观察小茴香永久制片显微特征。

（3）观察小茴香、马钱子、陈皮粉末显微特征。

4. 训练方法

（1）性状鉴别　取小茴香、马钱子、菟丝子、山茱萸、陈皮、枳壳、青皮药材，观察性状特征。

（2）显微鉴别

① 粉末：取马钱子、小茴香、陈皮粉末各少许，分别以水合氯醛透化装片，观察显微特征。

② 组织解离：取小茴香进行组织解离，观察显微特征。

③ 横切面：小茴香（永久制片），观察显微组织结构特征。

5. 作业

绘制马钱子、小茴香、陈皮粉末显微特征图。

鉴定训练三　槟榔、白豆蔻等的鉴别

1. 目的要求

（1）掌握槟榔、白豆蔻、砂仁、肉豆蔻、红豆蔻、益智仁的性状鉴别方法。

（2）掌握白豆蔻或砂仁的显微结构特征。

（3）掌握姜科种子类中药的一般组织结构。

2. 仪器、试剂、材料

仪器：生物显微镜、酒精灯、单面刀片、双面刀片。

试测：水合氯醛、甘油。

药材：槟榔、砂仁、肉豆蔻、红豆蔻、益智仁。

粉末：槟榔、白豆蔻。

3. 训练内容

（1）观察槟榔、砂仁、肉豆蔻、草豆蔻、益智仁性状特征。

（2）做白豆蔻徒手切片，观察显微特征。

（3）观察槟榔、白豆蔻粉末显微特征。

4. 训练方法

（1）性状鉴别　取槟榔、砂仁、白豆蔻、草果、草豆蔻、益智仁药材，观察性状特征。

（2）显微鉴别

① 横切面：取白豆蔻进行徒手切片，观察横切面组织结构特征。

② 粉末：取槟榔、白豆蔻粉末，水合氯醛透化装片，观察显微特征。

5. 作业

（1）绘制槟榔、白豆蔻粉末显微特征图。

（2）绘制白豆蔻横切面组织结构特征图。

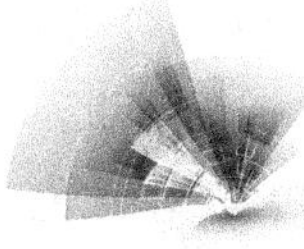

学习任务 6　全草类中药的鉴定

全草类中药大多数指草本植物的干燥地上部分；少数带有根及根茎，如细辛、蒲公英等；或为小灌木的草质茎，如麻黄等。全草类中药的鉴定应按其所包括的器官，如根、根茎、茎、叶、花、果实、种子等分别处理，并进行综合分析判断。但依靠原植物分类的鉴定更为重要。

一、全草类中药的鉴定选论

1. 石韦（Herba Pyrrosiae）

【来源】为水龙骨科植物庐山石韦 *Pyrrosia sheareri*（Bak.）Ching 、石韦 *Pyrrosia lingua*（Thunb.）Farwell 、有柄石韦 *Pyrrosia petiolosa*（Christ）Ching 的叶。

【性状鉴别】庐山石韦：叶柄近方柱形，略扭曲，有纵槽，长 10～20cm，直径 1.5～3mm。叶片略皱缩，展开后呈披针形，长 10～25cm，宽 3～5cm，先端渐尖，基部楔形或耳形，且不对称，全缘，叶缘常向内卷曲。上表面黄绿色或灰绿色，散布有黑色圆形小凹点；下表面密生红棕色星状毛；有的叶片具棕色圆点状的孢子囊群，在侧脉间排成多行，几乎布满叶背。叶片厚，革质。气微，味微涩、苦。如图 1-93 所示。

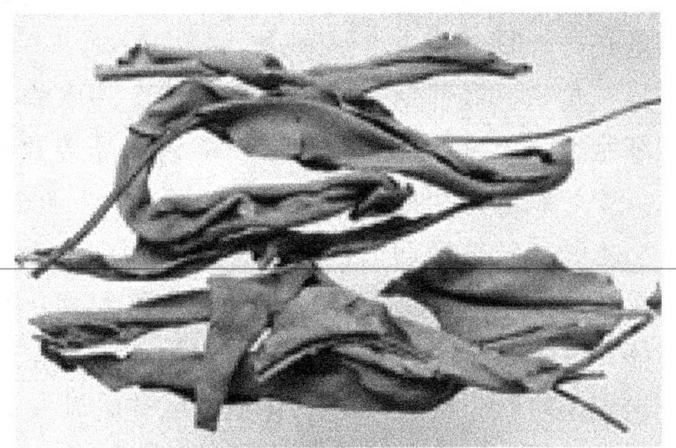

图 1-93　石韦药材

石韦：叶柄长 5 ～ 10cm，直径约 1.5mm。叶片披针形或长圆披针形，长 8～12cm，宽1～3cm，基部楔形，对称。孢子囊群在侧脉间，排列紧密而整齐。

有柄石韦：叶柄长 3～12cm，直径约 1mm。叶片多卷曲成筒形，展平后呈长圆形或卵状长圆形，长 3～8cm，宽 1～2.5cm，基部楔形，对称，下表面侧脉不明显。孢子囊群布满叶背。

【成分】均含芒果苷（mangiferin）、异芒果苷、延胡索酸、咖啡酸、β-谷甾醇、鞣质、蒽苷。石韦和有柄石韦尚含绵马三萜、黄酮类等成分。

2. 麻黄（Herba Ephedrae）

【来源】为麻黄科植物草麻黄 *Ephedra sinica* Stapf、中麻黄 *Ephedra intermedia* Schrenk et C. A. Mey. 、木贼麻黄 *Ephedra equisetina* Bunge 的草质茎。

【产地】主产于华北、西北及东北地区。

【采收加工】秋季割取绿色的草质茎，晒干。

【性状鉴别】草麻黄：呈细长圆柱形，少分枝，直径 1～2mm。有的带少量棕色木质茎。表面淡绿色至黄绿色，有细的纵棱线，触之微有粗糙感。节明显，节间长 2～6cm，节上有

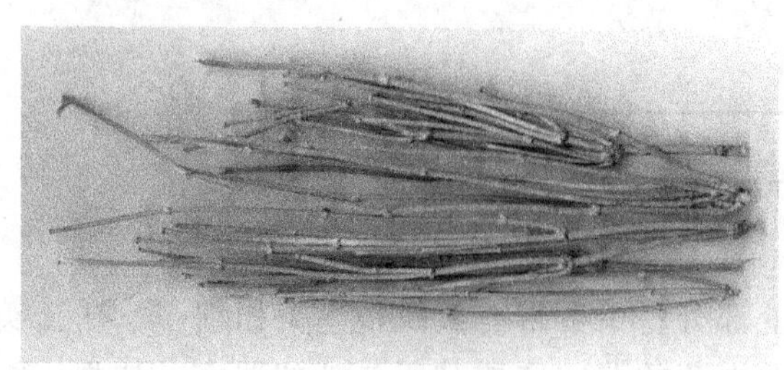

图 1-94　麻黄药材

膜质鳞叶，长 3～4mm，裂片 2（稀 3），锐三角形，先端灰白色，反曲，基部常联合成筒状，红棕色。质轻脆，易折断，断面略呈纤维性，周边为绿黄色，髓部呈暗红棕色，近圆形。气微香，味涩、微苦。如图 1-94 所示。

中麻黄：小枝多分枝，直径 1.5～3mm，有粗糙感。节间长 2～6cm，膜质鳞叶长 2～3mm，裂片 3（稀 2），先端锐尖。断面髓部呈三角状圆形。

木贼麻黄：小枝较多分枝，直径 1～1.5mm，无粗糙感。节间长 1.5～3cm，膜质鳞叶长 1～2mm，裂片 2（稀 3），上部呈短三角形，灰白色，先端多不反曲，基部棕红色至棕黑色。

均以色淡绿或黄绿、内心色红棕、手拉不脱节、味苦涩者为佳。色变枯黄、脱节者不可供药用。

【显微鉴别】草麻黄茎横切面：类圆形而稍扁，边缘有棱线而呈波状凸凹。表皮细胞外被较厚的角质层，两棱线间有下陷气孔。棱线处有非木化的下皮纤维束。皮层较宽，有纤维束散在。外韧维管束 8～10 个，韧皮部狭小，其外有星月形纤维束；形成层环类圆形；木质部呈三角状。髓部薄壁细胞常含棕红色块状物，偶见环髓纤维。本品表皮细胞外壁、皮层薄壁细胞及纤维壁均有多数细小草酸钙方晶或砂晶。

中麻黄茎横切面：维管束 12～15 个。形成层环类三角形。环髓纤维成束或单个散在。

木贼麻黄茎横切面：维管束 8～10 个。形成层环类圆形。无环髓纤维。

草麻黄粉末：棕色或绿色。表皮组织碎片甚多，细胞呈类长方形，外壁布满颗粒状细小晶体；气孔特异，内陷，保卫细胞侧面观呈哑铃形或电话听筒形；角质层极厚，常破碎，呈不规则条块状。纤维多，木化或非木化，狭长，壁厚，胞腔狭小，常不明显，壁上附有众多细小的砂晶和方晶。导管分子端壁具麻黄式穿孔板。髓部薄壁细胞壁增厚，内含红棕色物，常散出。

【成分】含生物碱：麻黄碱（*l*-ephedrine）、伪麻黄碱（*d*-pseudoephedrine）、甲基麻黄碱、甲基伪麻黄碱、去甲基麻黄碱、去甲基伪麻黄碱等。麻黄碱是主要有效成分，伪麻黄碱有抗炎作用。草麻黄还含挥发油、黄酮类、有机酸类、鞣质等；平喘有效成分 2,3,5,6-四甲基吡嗪和 1-α-萜品烯醇。

【理化鉴别】

（1）药材纵剖面置紫外线灯下，边缘显亮白色荧光，中心显亮棕色荧光。

（2）粉末 0.2g 加水 5ml，加稀盐酸 1～2 滴，煮沸 2～3min，滤过。滤液加氨试液数滴使成碱性，加氯仿 5ml，振摇提取。分取氯仿液，置两支试管中。一试管加氨制氯化铜试液 5 滴，加二硫化碳 5 滴，振摇，静置，氯仿层显棕黄色。一试管加氯仿 5 滴，振摇，氯仿层无色或显微黄色。

（3）TLC 盐酸麻黄碱。

供试品：粉末加浓氨试液，加氯仿，回流 1h，滤过，滤液蒸干，残渣加甲醇，滤过，滤液作为供试品溶液。

对照品：盐酸麻黄碱甲醇溶液对照品溶液。

吸附剂：硅胶G薄层板。

展开剂：氯仿-甲醇-浓氨试液（20∶5∶0.5）。

显色剂：茚三酮试液。

【含量测定】《中国药典》（2010年版）酸碱滴定法测定，规定：麻黄含生物碱以麻黄碱（$C_{10}H_{15}NO$）计算，不得少于0.80%。

3. 细辛（Herba Asari）

【来源】为马兜铃科植物北细辛 *Asarum heterotropoides* Fr. var. *mandshuricum* (Maxim.) Kitag.、汉城细辛 *Asarum sieboldii* Miq. var. *seoulense* Nakai、华细辛 *Asarum sieboldii* Miq. 的全草，前两种习称“辽细辛”。

【产地】北细辛及汉城细辛主产于东北各省。华细辛主产于陕西、河南、山东、浙江等省。

【采收加工】夏季果熟期或初秋采挖，除去泥沙，阴干。

【性状鉴别】北细辛：常蜷缩成团。根茎横生呈不规则圆柱形，长1～10cm，直径2～4mm，具短的分枝；表面灰棕色，粗糙，有环形的节，节间距2～3mm，分枝顶端有碗状的茎痕。根细长，密生节上，长10～20cm，直径约1mm，表面灰黄色，平滑有微细的纵皱纹；质脆，易折断，断面黄白色。基生叶1～3，完整叶片心形至肾状心形，长4～10cm，宽6～12cm，全缘，顶端短锐尖或钝，基部深心形，表面淡绿色；具长柄，表面光滑。有时可见花或果实，花多已皱缩，暗紫色，钟形，花被顶裂片由基部反卷与花被筒几乎全部相贴。蒴果半球形。气辛香，味辛辣、麻舌。如图1-95所示。

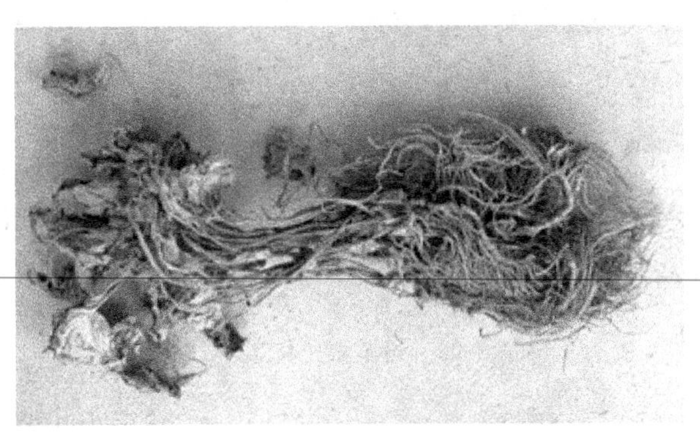

图1-95 细辛药材

栽培品的根茎多分枝，长5～15cm，直径2～6mm。根长15～40cm，直径1～2mm。叶甚多。

汉城细辛：根茎直径1～5cm，节间长0.1～1cm。基生叶多为2，叶柄有毛，叶片较厚；花被裂片开展。果实近球形。

华细辛：根茎长5～20cm，直径1～2mm，节间长0.2～1cm，基生叶1～2，叶片较薄，心形，先端渐尖。花被裂片开展。果实近球形。气味较弱。

均以干燥根灰黄色、叶绿、味辛辣而麻舌者为佳。

【显微鉴别】北细辛根横切面：后生表皮细胞1列，其外侧常残留表皮细胞。皮层宽广，散有油细胞；内皮层明显；有时可见石细胞。中柱鞘部位为1列薄壁细胞。无限外韧维管束，初生木质部四原型。薄壁细胞中有的含草酸钙砂晶。

北细辛叶片表面观：表皮上有油细胞、保护毛和气孔。油细胞为上凸或下凹的圆形细胞。保护毛圆锥形，由1～7个细胞组成，壁上有疣状突起。下表皮的保护毛比上表皮多；气孔不定式。海绵组织中含少量草酸钙砂晶及小方晶。

【成分】 挥发油：甲基丁香油酚（methylleugenol）、黄樟醚（safraole）、细辛醚等。

【含量测定】《中国药典》（2010 年版）挥发油测定法测定：细辛含挥发油不得少于 2.0%（ml/g）。

4. 淫羊藿（Herba Epimedii）

【来源】 为小檗科植物淫羊藿 *Epimedium brevicornum* Maxin、箭叶淫羊藿 *Epimedium sagittatum*（Sieb. et Zucc.）Maxim、柔毛淫羊藿 *Epimedium pubescens* Maxim.、巫山淫羊藿 *Epimedium wushanense* T. S. Ying、朝鲜淫羊藿 *Eepimedium koreanum* Nakai 的地上部分。

【性状鉴别】 淫羊藿：茎细圆柱形，长约 20cm，表面黄绿色或淡黄色，具光泽。茎生叶对生，二回三出复叶；小叶柄长 1～5cm；小叶片卵圆形，先端微尖，长 3～8cm，宽 2～6cm；顶生小叶基部心形，两侧小叶较小，偏心形，外侧较大，呈耳状，边缘具黄色刺毛状细锯齿；上表面黄绿色，下表面灰绿色，主脉 7～9 条，基部有稀疏细长毛，细脉两面突起，网脉明显。叶片近革质。无臭，味微苦。如图 1-96 所示。

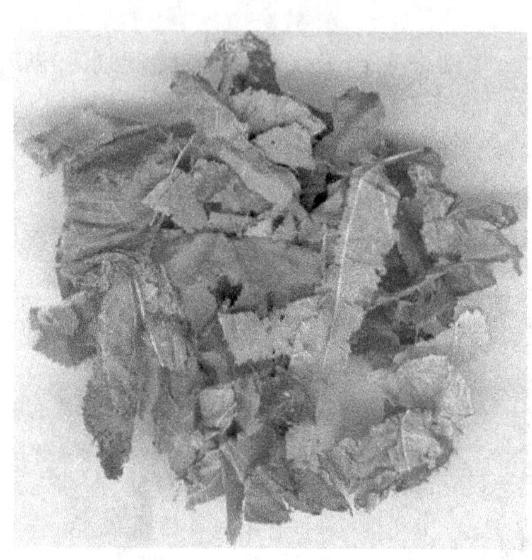

图 1-96　淫羊藿药材

箭叶淫羊藿：一回三出复叶，小叶片长卵形至卵状披针形，长 4～12cm，宽 2.5～5cm；先端渐尖，两侧小叶基部明显偏斜，外侧呈箭形。下表面疏被粗短伏毛或近无毛。叶片革质。

柔毛淫羊藿：一回三出复叶，叶下表面及叶柄密被绒毛状柔毛。

巫山淫羊藿：一回三出复叶，小叶片披针形至狭披针形，长 9～23cm，宽 1.8～4.5cm；先端渐尖或长渐尖，边缘具刺齿，侧生小叶基部裂片偏斜，内边裂片小，圆形，外边裂片大，三角形，渐尖。下表面被棉毛或秃净。

朝鲜淫羊藿：二回三出复叶，小叶较大，长 4～10cm，宽 3.5～7cm，先端长尖。叶片较薄。均以色青绿、无枝梗、叶完整不碎者为佳。

【成分】 含黄酮类成分：淫羊藿苷（icariin）等；还含挥发油、木脂素、生物碱等。

5. 紫花地丁（Herba Violae）

【来源】 为堇菜科植物紫花地丁 *Viola yedoensis* Makino 的全草。

【性状鉴别】 常皱缩成团。主根长圆锥形，直径 1～3mm；淡棕色，有细纵纹；质硬，易折断，断面平坦，白色，带粉性。单叶，基生，灰绿色，展平后叶片呈披针形或卵状披针形，长 1.5～6cm，宽 1～2cm；先端钝，基部楔形或稍心形，边缘具有钝锯齿，两面有毛；叶柄细，长 2～6cm，上部具明显狭翅。花茎纤细；花瓣 5，紫堇色或淡棕色；花柱细管状。蒴果长圆形，常 3 裂；具细柄。种子多数，淡棕色；气微，味微苦而带黏性。如图 1-97 所示。

【成分】 含苷类、黄酮类、黏液质、蜡质。

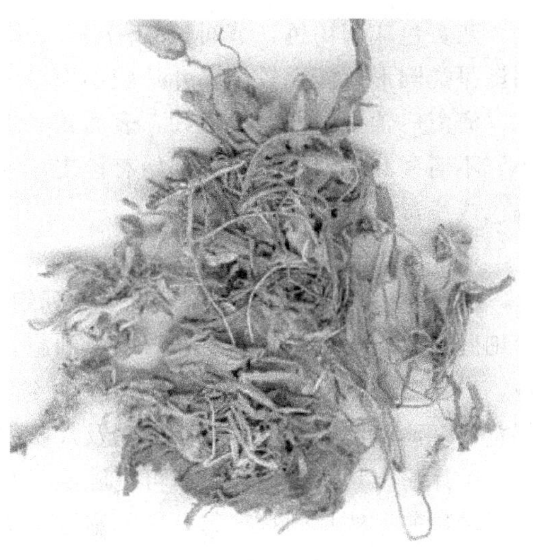
图 1-97　紫花地丁药材

附：全国不同地区尚有多种植物的全草亦作地丁药用。

（1）甜地丁　为豆科植物米口袋 *Gueldenstaedtia verna*（Georgi）A. Bor. 的干燥全草。

根呈长圆锥形或圆柱形，常向一边扭转，长 10～20cm，直径 0.3～1.3cm；表面红棕色或淡黄棕色；质坚韧，不易折断，断面边缘乳白色，棉毛状。茎簇生，短。单数羽状复叶，丛生；小叶被白色柔毛。伞形花序，花冠蝶形，紫色或淡棕色。荚果圆柱状，长约 1.5cm，被白色柔毛。种子细小，黑绿色。气微，味淡而微甜。

（2）苦地丁　为罂粟科植物布氏紫堇 *Corydalis bungeana* Turcz. 的干燥全草。

常皱缩成团，伸展后长 5～30cm。主根扁圆柱形，长 3～5cm，直径 1～3mm，常呈二股扭曲状；质较硬，易折断，断面平坦，黄白色。基生叶丛生，茎生叶互生，暗绿色或灰绿色，展平后叶片斜宽卵形，2～3 回羽状全裂，最终裂片线形，宽约 1mm，柔软；叶柄长 0.4～4cm。花腋生，淡紫色，花瓣 4，有距，雄蕊 6。蒴果扁长椭圆形，长 1～2cm，宽 3～5mm，灰绿色或黄绿色，常破裂成 2 片。种子黑色，扁心形。气青草样，味苦而持久。

（3）广地丁　为龙胆科植物华南龙胆 *Gentiana loureiri*（D. Don）Griseb. 的干燥全草。

多皱缩成团，伸展后长 3～9cm。根细小，土黄色。茎丛生，常呈暗紫色。单叶对生；基部叶密集，椭圆形或倒卵状披针形，长 1～2cm，宽 4～7cm，上部叶较小，基部下延连合成鞘状，全缘。花单生枝顶；花冠漏斗状，淡黄色或淡蓝色。质脆，易碎。气微，味微苦。

6. 广藿香（Herba Pogostemonis）

【来源】为唇形科植物广藿香 *Pogostemon cablin*（Blanco）Benth. 的地上部分。按产地不同分石牌广藿香及海南广藿香。

【产地】主产广东石牌及海南省。

【采收加工】枝叶茂盛时采削，日晒夜闷，反复至干。

【性状鉴别】全长 30～60cm，茎多分枝，直径 0.2～1.2cm，枝条稍曲折。嫩茎略呈钝方柱形，密被柔毛，表面灰黄色或灰绿色，质脆，易折断，断面中部有髓；老茎则近圆柱形，被灰褐色栓皮。叶对生；皱缩成团，以水浸软展开，完整者叶片呈卵形或椭圆形，长4～9cm，宽 3～7cm，先端短尖或钝圆，基部楔形或钝圆，边缘具不整齐钝锯齿，两面均被灰白色柔毛；叶柄细；长 2～5cm，被柔毛。气香特异，味微苦。如图 1-98所示。

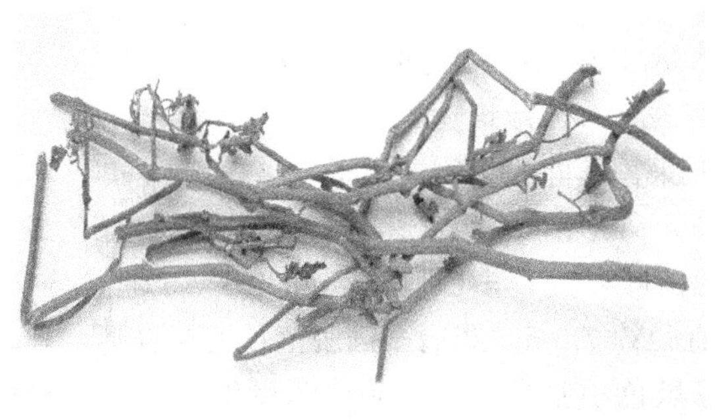
图 1-98　广藿香药材

石牌广藿香：枝条较瘦小，表面较皱

缩，灰黄色或灰褐色，节间长3～7cm，叶痕较大而凸出，中部以下被栓皮，纵皱较深，断面渐呈类圆形，髓部较小。叶片较小而厚，暗绿褐色或灰棕色。

海南广藿香：枝条较粗壮，表面较平坦，灰棕色至浅紫棕色，节间长5～13cm，叶痕较小，不明显凸出，枝条近下部始有栓皮，纵皱纹较浅，断面呈钝方形。叶片较大而薄，浅棕褐色或浅黄棕色。

以叶多、香气浓者为佳。

【显微鉴别】茎纵切面：表皮为1列细胞，上有非腺毛，由1～5个细胞组成。皮层有大形细胞间隙，内有间隙腺毛，腺头单细胞，长圆形或类圆形，内含黄色至黄绿色挥发油；柄短，1～2个细胞。中柱鞘纤维成束，断续环列。韧皮部狭窄。木质部于四角处较发达。髓部宽广。薄壁细胞含草酸钙小针晶及片状结晶。

叶片粉末：淡棕色。表皮可见腺毛、非腺毛及直轴式气孔，非腺毛1～6个细胞，平直或先端弯曲，壁具刺状突起，有的胞腔含黄棕色物；腺鳞头部单细胞状，顶面观作窗形或缝状开裂，柄单细胞，极短；小腺毛头部2细胞，柄1～3细胞，甚短。叶肉组织中有间隙腺毛，头部单细胞，呈不规则囊状，柄短，单细胞。薄壁细胞含草酸钙小针晶。

【成分】含挥发油：百秋李醇（patchouli alcohol）、α-百秋李烯，β-百秋李烯，γ-百秋李烯和抗真菌成分广藿香酮（pogostone）等。海南岛产的含油量高于石牌广藿香，而抗真菌成分广藿香酮含量甚微。石牌所产油中主要成分为广藿香酮。

【理化鉴别】

（1）挥发油1滴，加氯仿0.5ml，加5%溴的氯仿溶液数滴，石牌广藿香先褪色，继显绿色，海南广藿香先褪色，继显紫色。

（2）挥发油1滴，加苯0.5ml，加5%醋酸铜溶液少量，混匀，放置分层，吸取上层苯液，点于载玻片上，挥干，残留物加乙醇1～2滴，放置，显微 镜下观察：石牌广藿香呈众多灰蓝色针状结晶；海南广藿香呈少量灰蓝色结晶及绿色无定形物。

（3）TLC检百秋李醇。

供试品：挥发油加醋酸乙酯制成溶液。

对照品：百秋李醇加醋酸乙酯制成对照品溶液。

吸附剂：硅胶G薄层板上。

展开剂：石油醚（30～60℃）-醋酸乙酯-冰醋酸（95∶5∶0.2）。

显色剂：5%三氯化铁乙醇溶液。

7. 荆芥（Herba Schizonepetae）

【来源】为唇形科植物荆芥 *Schizonepeta tenuifolia* Briq. 的地上部分。

【产地】主产于江苏、河北、浙江、江西等省。多为栽培。

【采收加工】夏、秋两季花开到顶、穗绿时采割，除去杂质，晒干。

【性状鉴别】茎方柱形，上部有分枝，长50～80cm，直径2～4mm；表面淡黄绿色或淡紫红色，被短柔毛；体轻，质脆，断面类白色。叶对生，多已脱落，叶片3～5羽状分裂，裂片细长。穗状轮伞花序顶生，长2～9cm，直径约7mm。花冠多已脱落；宿萼钟形，顶端5齿裂，淡棕色或黄绿色，被短柔毛，内藏棕黑色小坚果。气芳香，味微涩而辛凉。如图1-99所示。

以色淡黄绿、穗长而密、香气浓者为佳。

【显微鉴别】 粉末黄棕色。宿萼表皮细胞垂周壁深波状弯曲。腺鳞头部 8 细胞，柄单细胞，棕黄色。小腺毛头部 1～2 细胞，柄单细胞。非腺毛 1～6 细胞，大多具壁疣。外果皮细胞表面观多角形，壁黏液化，胞腔含棕色物。内果皮石细胞淡棕色，垂周壁深波状弯曲，密具纹孔。纤维平直或微波状。

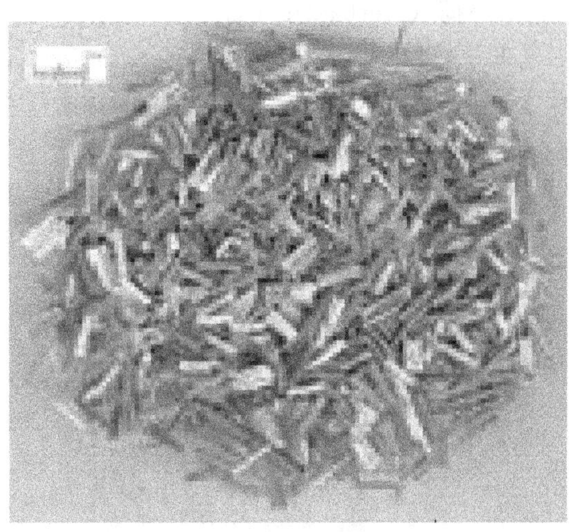

图 1-99　荆芥药材

【成分】 全草含挥发油：右旋薄荷酮（*d*-menthone）、消旋薄荷酮、左旋胡薄荷酮（*l*-pulegone）及少量右旋柠檬烯等。

荆芥穗含单萜类成分荆芥苷 A、B、C、D、E，荆芥醇，荆芥二醇；黄酮类成分橙皮苷，香叶木素等。

荆芥的花梗含三种具有抗感染活性的苯并呋喃类化合物。

【理化鉴别】 TLC。

供试品：粗粉 0.8g，加石油醚（60～90℃）20ml，放置，滤过，滤液挥散至 1ml。

供试品：荆芥对照药材同法制成对照药材溶液。

吸附剂：硅胶 H 薄层板。

展开剂：正己烷-醋酸乙酯（17∶3）。

显色剂：5%香草醛的 5%硫酸乙醇溶液。

【含量测定】《中国药典》（2010 年版）挥发油测定法测定：荆芥含挥发油不得少于 0.60%（ml/g）。

8. 益母草（Herba Leonuri）

【来源】 为唇形科植物益母草 *Leonurus heterophyllus* Sweet 的地上部分。

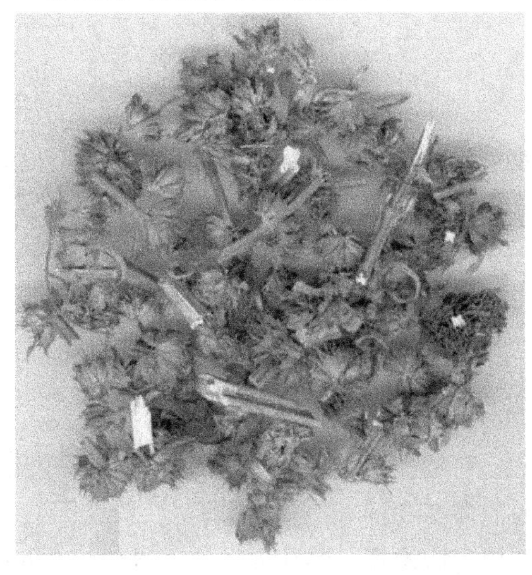

图 1-100　益母草药材

【性状鉴别】 茎方柱形，上部多分枝，四面凹下成纵沟，长 30～60cm，直径约 5mm；表面灰绿色或黄绿色；体轻，质韧，断面中部有白色髓。叶交互对生，有柄；叶片灰绿色，多皱缩，破碎，易脱落；完整者下部叶掌状 3 裂，上部叶羽状深裂或浅裂成 3 片，裂片全缘或具少数锯齿，轮伞花序腋生，小花淡紫色，花萼筒状，宿存，上端 5 尖齿，花冠二唇形，常已脱落。气微，味微苦。如图 1-100 所示。

以质嫩、叶多、色灰绿者为佳；质老、枯黄、无叶者不可供药用。

【成分】 含益母草碱（leonurine，开花初期仅含微量，开花期中逐渐增高）、水苏碱（stachydrine）、芸香碱；延胡素酸等。

9. 薄荷（Herba Menthae）

【来源】为唇形科植物薄荷 *Mentha haplocalyx* Briq. 的地上部分。

【产地】江苏的太仓、南通、海门及浙江等省主产。

【采收加工】夏、秋两季茎叶茂盛或花开至三轮时，选晴天分次收割，晒干或晾干。

【性状鉴别】茎方柱形；有对生分枝，长 15～40cm，直径 2～4mm；表面紫棕色或淡绿色，有节和棱；质脆，易折断，断面白色，髓部中空。叶对生，多蜷缩或破碎，完整者展平后叶片呈宽披针形、长椭圆形或卵形，边缘有细锯齿，长 2～7cm，宽 1～3cm，上表面深绿色，下表面灰绿色，稀被茸毛，有凹点状腺鳞；有短柄。轮伞花序腋生，钟状花萼先端 5 齿裂，花冠淡紫色。揉搓后有特殊的清凉香气，味辛、凉。如图 1-101 所示。

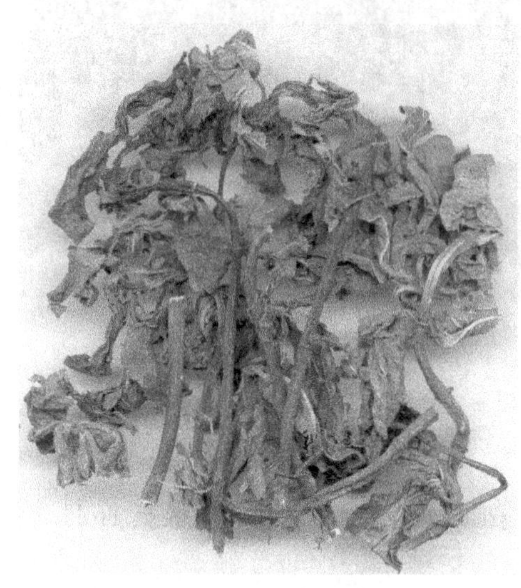

图 1-101　薄荷药材

以叶多、色深绿、气味浓者为佳。《中国药典》（2010 年版）规定含叶不得少于 30%。

【显微鉴别】茎横切面：呈四方形。表皮上有扁球形腺鳞、单细胞头的腺毛和 1～8 细胞的非腺毛。皮层在四棱脊处有厚角细胞，内皮层明显。韧皮部细胞较小，呈狭环状。形成层成环。木质部在四棱处发达。髓部宽广，中心常有空隙。薄壁细胞中含橙皮苷结晶。

叶的表面观：腺鳞头部 8 细胞，柄单细胞；小腺毛头部及柄部均为单细胞。非腺毛 1～8 细胞，常弯曲，壁厚，微具疣状突起。下表皮气孔多见，直轴式。叶肉及表皮薄壁细胞内有针簇状橙皮苷结晶。

【成分】茎和叶含挥发油（称薄荷油）：*l*-薄荷脑（*l*-menthol）、*l*-薄荷酮（*l*-menthone）、异薄荷酮、胡薄荷酮及薄荷酯类等；黄酮类化合物、薄荷糖苷、鞣质。叶含多种游离氨基酸。

【理化鉴别】

（1）叶的粉末少量，微量升华。油状物加硫酸 2 滴，加香草醛结晶少量，显黄色至橙黄色，加水 1 滴，呈紫红色。

（2）TLC 检薄荷脑。

供试品：粉末 0.5g，加石油醚（60～90℃）5ml，放置 30min，滤过，滤液作为供试品溶液。

对照品：薄荷脑对照品加石油醚制成对照品溶液。

吸附剂：同一硅胶 G 薄层板。

展开剂：苯-醋酸乙酯（19∶1）。

显色剂：2%香草醛硫酸溶液-乙醇（2∶8）的混合溶液。

【含量测定】《中国药典》（2010 年版）挥发油测定法测定：薄荷挥发油不得少于 0.8%（ml/g）。

10. 穿心莲（Herba Andrographitis）

【来源】 为爵床科植物穿心莲 *Andrographis paniculata*（Burm. f.）Nees 的地上部分。

【产地】 主要栽培于广东、广西、福建等省区。

【采收加工】 秋初茎叶茂盛时采割，晒干。

【性状鉴别】 茎方柱形，多分枝，长 50～70cm，节稍膨大；质脆，易折断，折断面有白色髓部。单叶对生，叶片皱缩，完整者展开后呈披针形或卵状披针形；长 3～12cm，宽 2～5cm，全缘或微波状；先端渐尖，基部楔形下延，两面光滑，上面绿色，下面灰绿色；柄短或近无柄。气微，味极苦，苦至喉部，经久苦味不减。如图 1-102 所示。

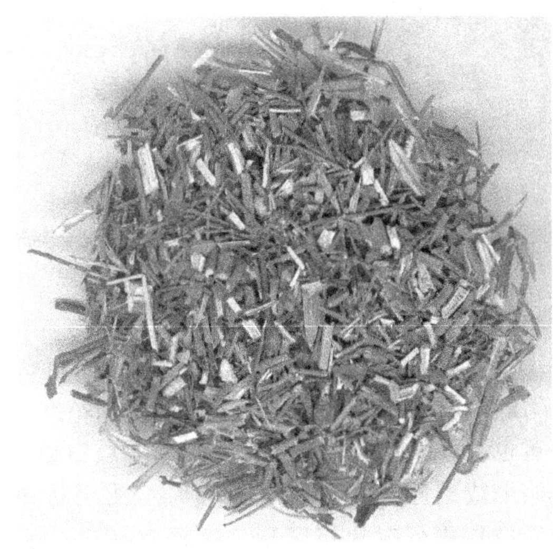

图 1-102　穿心莲药材

以色绿、叶多者为佳。

【显微鉴别】 叶横切面：上表皮细胞类方形或类长方形，下表皮细胞较小，上下表皮增大的细胞中含大型钟乳体；均被腺鳞；有时可见非腺毛。栅栏细胞 1 列，并通过中脉上方；海绵组织排列疏松。主脉上面突起呈三角形；上下表皮内侧有厚角组织。维管束外韧型，呈凹槽状；木质部上方薄壁细胞中含有钟乳体。

叶粉末：鲜绿色；含钟乳体细胞甚多，卵形、椭圆形、长圆形，长 48～210μm，直径 32～67μm，内含圆形、长椭圆形、小卵状或棒状钟乳体；直径约至 36μm，长约至 180μm，层纹波状。气孔直轴式，副卫细胞大小悬殊，少数为不定式。腺鳞头部扁球形，4、6 或 8 细胞，柄极短。非腺毛圆锥形，1～4 细胞，长至 160μm，先端钝圆，基部直径至 40μm，表面具角质线纹。

【成分】 含二萜内酯类化合物：穿心莲内酯（andrographolide）、新穿心莲内酯（neoandrographolide）、去氧穿心莲内酯以及高穿心莲内酯、穿心莲酮、穿心莲烷等。二萜内酯苷：穿心莲内酯苷（andrographoside）；14-去氧穿心莲内酯苷等。

根和茎含黄酮类：穿心莲黄酮、5,2′-二羟基-7,8-二甲氧基黄酮等。

穿心莲内酯等苦味素是抗菌和抗钩端螺旋体的有效成分。

【理化鉴别】 粉末 1g，加乙醇 20ml，加热至沸，滤过加活性炭 0.3g，搅拌，滤过。

（1）滤液 1ml，加二硝基苯甲酸试液、乙醇制氢氧化钾试液等容的混合液 1～2 滴，显紫红色。

（2）滤液 1ml，加碱性三硝基苯酚试液 1 滴，显棕色。

（3）滤液 1ml，加乙醇制氢氧化钾试液数滴，显红色，放置后变为黄色。

【含量测定】《中国药典》（2010 年版）薄层扫描法测定：干燥品计算，含脱水穿心莲内酯（$C_{10}H_{20}O_4$）和穿心莲内酯（$C_{10}H_{30}O_5$）的总量不得少于 0.80%。

11. 绞股蓝（Herba Gynostemmatis Pentaphylli）

【来源】 为葫芦科植物绞股蓝 *Gynostemma pentaphyllum*（Thunb.）Mak. 的全草。

【性状鉴别】茎纤细，表面棕色或暗棕色，具纵沟，被稀疏毛茸，茎卷须2裂或不裂。叶互生，叶柄长2～7cm；叶片完整者润湿展平后呈鸟足状，小叶5～7，少数为9，膜质，叶片卵状长圆形或披针形，中央小叶较大，长3～12cm，先端渐尖，基部楔形，边缘有锯齿，上面深绿色，下面淡绿色，两面被粗毛。可见球形果实，直径约0.5cm。具草香气，味苦。如图1-103所示。

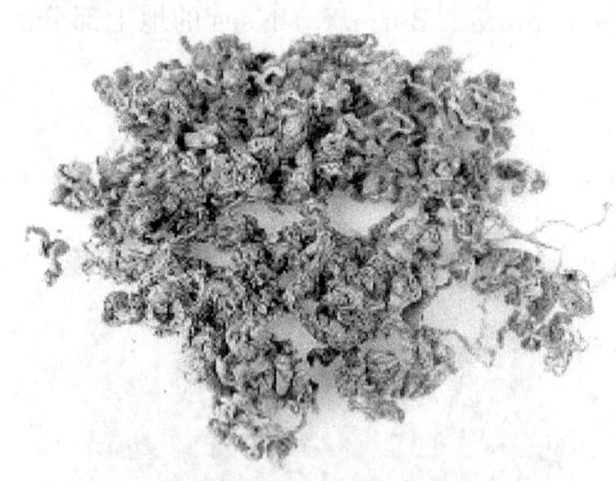

图1-103 绞股蓝药材

以体干、色绿、叶全、无杂质者为佳。

12. 青蒿（Herba Artemisiae Annuae）

【来源】为菊科植物黄花篙 *Artemisia annua* L. 的地上部分。

【产地】全国大部分地区均产。

【采收加工】秋季花盛开时采割，除去老茎，阴干。

【性状鉴别】茎圆柱形，上部多分枝，长30～80cm，直径0.2～0.6cm；表面黄绿色或棕黄色，具纵棱线；质略硬，折断面黄白色，中部有髓，白色。叶暗绿色或棕绿色，互生，多皱缩或破碎，完整者展平后为三回羽状深裂，裂片及小裂片矩圆形，两面被短毛。头状花序极多，球形，直径2mm以下，小花黄色。香气特异，味微苦，有清凉感。如图1-104所示。

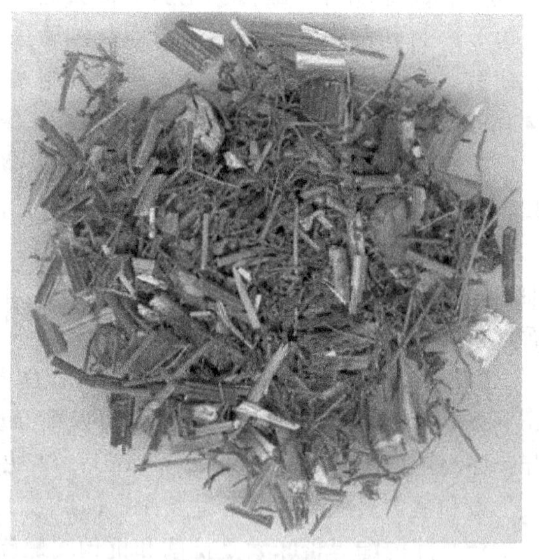

图1-104 青蒿药材

以色绿、叶多、香气浓者为佳。

【显微鉴别】叶表面制片：下表皮细胞形状不规则，垂周壁波状弯曲，脉脊上的表皮细胞为窄长方形。气孔不定式。表皮密布丁字毛及腺毛；丁字毛柄细胞3～8个，臂细胞长240～486～816μm；小腺毛由2～3细胞单列。

【成分】含倍半萜内酯类成分：青蒿素（arteannuin，qinghaosu）及青蒿甲素、乙素、丙素、丁素、戊素，青蒿酸（artemisic acid），青蒿内酯（artemisilactone），青蒿醇等。

挥发油：莰烯、β-蒎烯、异蒿酮、左旋樟脑等。

黄酮类、香豆素。

青蒿素治疗恶性疟和间日疟均有较好疗效。

【理化鉴别】TLC检青蒿素。

供试品：粉末加石油醚（60～90℃），回流1h，滤过，滤液蒸干，残渣加正己烷，用20%乙腈溶液提取3次，合并乙腈液，蒸干，残渣加乙醇使溶解，作为供试品溶液。

对照品：青蒿素对照品加乙醇制成对照品溶液。

吸附剂：硅胶G薄层板。

展开剂：石油醚（60～90℃)-乙醚（6∶4)。

显色剂：10%硫酸乙醇溶液。

紫外线灯（365nm）下检视。

13. **茵陈**（Herba Artemisiae Scopariae）

【来源】为菊科植物滨蒿 *Artemisia scoparia* Waldst. et Kit.、茵陈蒿 *Artemisia capillaris* Thunb 的地上部分。

春季幼苗高6～10cm时采收的称“绵茵陈”；秋季花蕾长成时采割的称“茵陈蒿”。

【性状鉴别】绵茵陈：多收缩卷曲成团状，灰白色或灰绿色，全株密被灰白色茸毛，细软如绒。茎细小，长1.5～2.5cm，直径1～3mm；质脆，易折断。叶具柄；润湿展平后叶片呈一至三回羽状分裂，叶片长1～3cm，宽约1cm；小裂片卵形或稍呈倒披针形、条形，先端锐尖。气清香，味微苦。如图1-105所示。

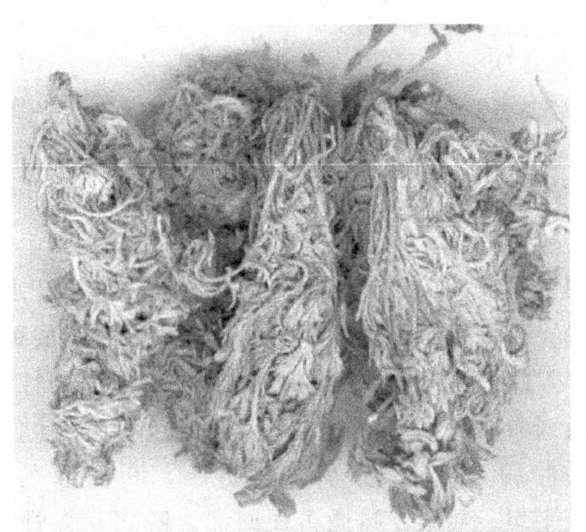

图1-105 茵陈药材

以质嫩、绵软、色灰白、香气浓者为佳。

茵陈蒿：茎呈圆柱形，多分枝，长30～100cm，直径2～8mm；表面淡紫色或紫色，有纵条纹，被柔毛；体轻，质脆，断面类白色。叶密集，或多脱落；下部叶二至三回羽状深裂，裂片条形或细条形，两面密被白色柔毛；茎生叶一至二回羽状全裂，基部抱茎，裂片细丝状。头状花序卵形，长1.2～1.5mm，直径1～1.2mm；有短梗；总苞片3～4层，卵形，苞片3裂；外层雌花6～15个，内层两性花2～10个；多数头状花序集成圆锥状。瘦果长圆形，黄棕色。气芳香，味微苦。

【成分】滨蒿含蒿属香豆素（scoparone)：6,7-二甲氧基香豆素（6,7-dimethoxycoumarin)。幼苗不含蒿属香豆素，含绿原酸、对羟基苯乙酮。

全草含挥发油（以花期含量最高)：侧柏醇、正丁醛等。

茵陈蒿含6,7-二甲氧基香豆素（以花蕾中含量最高)、绿原酸和咖啡酸。

全草含挥发油：茵陈二炔酮（capillin)、茵陈炔酮（capillanol)、茵陈色原酮、7-甲基茵陈色原酮、茵陈黄酮、蓟黄素等。蒿属香豆素、绿原酸、对羟基苯乙酮以及茵陈色原酮等均为利胆有效成分。

14. **蒲公英**（Herba Taraxaci）

【来源】菊科植物蒲公英 *Taraxacum mongolicum* Hand.-Mazz.、碱地蒲公英 *Taraxacum sinicum* Kitag. 等同属数种植物的全草。

【性状鉴别】常皱缩卷曲成团。根圆锥形，多弯曲，长3～7cm；表面棕褐色，根头部有棕色或黄白色的茸毛，有的已脱落。叶基生，多皱缩破碎，暗灰绿色或绿褐色，完整叶片展平呈倒披针形，先端尖或钝，边缘浅裂或羽状分裂，基部下延呈柄状，下表面主脉明显。花茎1至数条，每条花茎顶生头状花序；总苞片多层，内面一层较长，花冠黄褐色或淡黄白

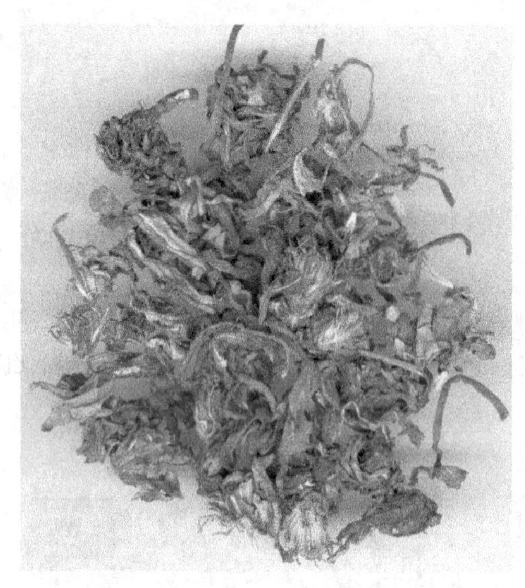
图 1-106　蒲公英药材

色。瘦果长椭圆形，具白色冠毛。气微，味微苦。如图 1-106 所示。

以叶多、色绿、根完整者为佳。

【成分】含蒲公英甾醇（taraxasterol）、胆碱、咖啡酸、菊糖等。

15. 石斛（Herba Dendrobii）

【来源】为兰科植物环草石斛 *Dendrobium loddigesii* Rolfe.、马鞭石斜 *Dendrobium fimbriatum* Hook. var. *oculatum* Hook.、黄草石斛 *Dendrobium chrysanthum* Wall.、铁皮石斛 *Dendrobium candidum* Wall. et Lindl.、金钗石斛 *Dendrobium nobile* Lindl. 的地上部分。

【产地】主产于广西、贵州、云南、四川等省区。

【采收加工】全年可采收。鲜用者采收后用湿沙贮存。干用者采收后，除去杂质，用开水略烫或烘软，再边搓边烘晒，至叶鞘搓净，干燥。铁皮石斛剪去部分须根后，边炒边扭成螺旋形或弹簧状，烘干，习称“耳环石斛”。

【性状鉴别】鲜石斛：茎圆柱形或扁圆柱形，长 30～45cm，直径 0.4～1.2cm。表面光滑或有纵皱纹，黄绿色，节明显，节上有膜质叶鞘。肉质，多汁，易折断，断面绿色，较平坦。气微，味微苦而回甜，嚼之带黏性。如图 1-107 所示。

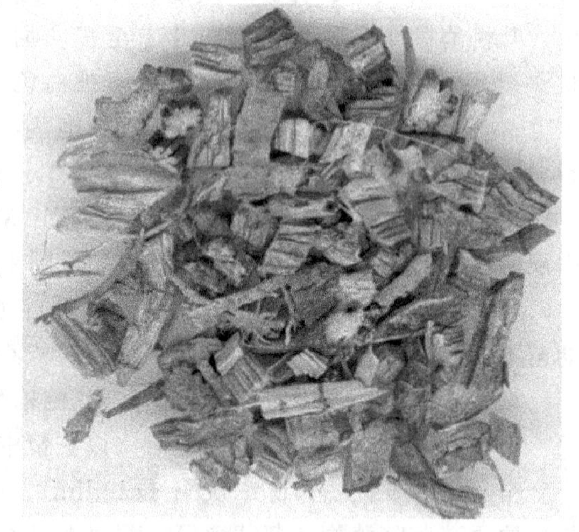
图 1-107　石斛药材

环草石斛：呈细长圆柱形，常弯曲或盘绕成团，长 15～35cm，直径 0.1～0.3cm，节间长 1～2cm。表面金黄色，有光泽，具细纵纹。质柔韧而实，断面较平坦。无臭，味淡。

马鞭石斛：呈长圆锥形，长 40～120cm，直径 0.5～0.8cm，节间长 3～4.5cm。表面黄色至暗黄色，有深纵沟。质疏松，断面呈纤维性。味微苦。

黄草石斛：长 30～80cm，直径 0.3～0.5cm，节间长 2～3.5cm。表面金黄色至淡黄褐色，具纵沟。体轻，质实，易折断，断面略呈纤维性。嚼之有黏性。

耳环石斛（铁皮石斛）：呈螺旋形或弹簧状，一般为 2～4 个旋纹，茎拉直后 3.5～8cm，直径 0.2～0.3cm。表面黄绿色，有细纵皱纹，一端可见有茎基部留下的短须根。质坚实，易折断，断面平坦。嚼之有黏性。

金钗石斛：呈扁圆柱形，长 20～40cm，直径 0.4～0.6cm，节间长 2.5～3cm。表面金黄色或黄中带绿色，有深纵沟。质硬而脆，断面较平坦。味苦。

干品以色金黄、有光泽、质柔韧者为佳。

【显微鉴别】 环草石槲、黄草石槲茎横切面：表皮细胞 1 列，外被鲜黄色角质层。基本薄壁组织中散在多数外韧型维管束，略排成 3～4 圈。维管束外侧纤维群新月形或半圆形，其外缘薄壁细胞有的含类圆形硅质块。维管束旁薄壁细胞中有的含草酸钙针晶。

【成分】 金钗石槲茎主含生物碱：石斛碱（dendrobine）、石斛次碱（nobilo-nine）、6-羟基石槲、石斛醚碱等。

二、全草类中药的鉴定实施

鉴定训练一　麻黄、金钱草、广藿香等的鉴别

1. 目的要求

（1）掌握麻黄、金钱草、益母草、广藿香、香薷、荆芥的性状鉴别特征。

（2）掌握麻黄、金钱草、广藿香的显微鉴别特征。

2. 仪器、试剂、材料

仪器：生物显微镜、酒精灯、单面刀片、双面刀片。

试剂：水合氯醛、甘油。

药材：麻黄、金钱草、益母草、广藿香、香薷、荆芥。

纵切片：广藿香。

粉末：麻黄、金钱草、广藿香。

3. 训练内容

（1）观察麻黄、金钱草、益母草、广藿香、香薷、荆芥的性状特征。

（2）观察广藿香纵切面显微特征。

（3）观察麻黄、金钱草、广藿香粉末显微特征。

4. 训练方法

性状：取麻黄、金钱草、益母草、广藿香、香薷、荆芥药材，观察性状特征。

纵切片：取广藿香药材徒手切片，观察横切面显微特征。

粉末：取麻黄、金钱草、广藿香粉末，以水合氯醛透化装片，观察显微特征。

5. 作业

绘制麻黄、金钱草、广藿香粉末显微特征图。

鉴定训练二　薄荷、穿心莲、石斛等的鉴别

1. 目的要求

（1）掌握下列药材的性状鉴别特征：薄荷、穿心莲、肉苁蓉、锁阳、石斛。

（2）掌握唇形科全草类中药的一般组织结构。

（3）掌握薄荷、穿心莲、石斛的显微鉴别特征。

（4）熟悉穿心莲的理化鉴别方法。

2. 仪器、试剂、材料

仪器：生物显微镜、酒精灯、量筒、试管、烧杯、滤纸、漏斗。

试剂：活性炭、3,5-二硝基苯甲酸、乙醇制氢氧化钾、三硝基苯酚、水合氯醛、甘油。

药材：薄荷、穿心莲、肉苁蓉、锁阳、石斛。

粉末：薄荷、穿心莲。

3. 训练内容

（1）观察薄荷、穿心莲、肉苁蓉、锁阳、石斛性状特征。

（2）观察薄荷、石斛茎横切面显微特征。

（3）观察薄荷、穿心莲粉末显微特征。

（4）观察穿心莲理化鉴别反应特征。

4. 训练方法

（1）性状鉴别　取薄荷、穿心莲、肉苁蓉、锁阳、石斛药材，观察性状特征。

（2）显微鉴别

① 横切面：取薄荷叶、石斛茎永久制片，观察显微特征。

② 粉末：取薄荷、穿心莲粉末，透化装片，观察显微特征。

（3）理化鉴别　取穿心莲粉末约1g，加乙醇20ml，加热至沸，将滤液加活性炭0.3g，搅拌，过滤。取滤液1ml，加3,5-二硝基苯甲酸试液与乙醇制氢氧化钾试液的等容混合液1～2滴，即呈紫红色（为活性次甲基的反应）。另取滤液1ml，加乙醇制氢氧化钾试液数滴，逐渐呈红色，放置后变为黄色。

5. 作业

（1）绘制薄荷、石斛茎横切面结构简图。

（2）绘制薄荷、穿心莲粉末显微特征图。

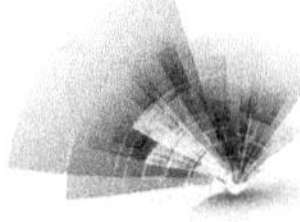

学习任务7　树脂类、藻菌地衣类中药的鉴定

一、树脂类中药的鉴定概述

以树脂入药的中药，叫树脂类中药。

1. 树脂类中药的存在

多存在于松科、安息香科、豆科等种子植物中。有如下三种存在形式。

（1）原来少，损伤后增多（松香）。

（2）原来无，损伤后产生（安息香、苏合香、土鲁香）。

（3）正常存在于组织内，与损伤无关（血竭）。

2. 树脂类中药的采取

根据存在的方式有如下采取形式。

（1）有计划地人为损伤割取，例如安息香的采取。

（2）粉碎提取，例如心材（愈创木脂）或果实（麒麟血竭），用此法采取。

树脂类中药的物理性质：非晶形的固体、半固体，少数为液体；在水中既不溶解也不吸水膨胀，利用此性质水溶性杂质及色素（水试）；能溶于有机溶剂，此性质可提取、精制树脂；加热熔融，燃烧冒浓烟，有特殊气味（火试）；将乙醇溶液蒸干后，可得到漆样薄膜。

树脂与树胶相区别，树胶为高分子多糖化合物，物理性质与树脂完全相反：一般溶于水（黏稠液体），或吸水膨胀（胶冻状）；不溶于有机溶剂（在水中加入乙醇可析出沉淀）；燃烧则炭化。

3. 树脂的化学组成和分类

（1）树脂的化学组成　树脂是很多高分子脂肪族和芳香族化合物的混合物，其中许多是二萜烯和三萜烯的衍生物。

① 树脂酸（resin acids）　含一个或几个—COOH，如松香酸、乳香酸，溶于碱水形成肥皂样乳液。

$$R—COOH + NaOH \longrightarrow R—COONa + H_2O$$

② 树脂醇（resinols）

$$树脂醇 + FeCl_3 \longrightarrow 不变色$$

$$树脂鞣醇 + FeCl_3 \longrightarrow 蓝色$$

③ 树脂酯（resin esters）　多为代表树脂生理活性部分。

树脂鞣醇或树脂醇＋树脂酸或芳香酸（桂皮酸、苯甲酸、阿魏酸、水杨酸等）。

$$树脂酯 + KOH \longrightarrow 树脂醇 + 酸的钾盐$$

④ 树脂烃（resenes）　无活泼取代基。

（2）树脂的分类

① 单树脂类。

酸树脂：主要成分为树脂酸（松香）。

酯树脂：主要成分为树脂酯（血竭、枫香）。

混合树脂：多种树脂成分（洋乳香）。

② 复合树脂类。

胶树脂：树胶＋树脂（藤黄）。

油胶树脂：树胶＋挥发油＋树脂（没药、乳香、阿魏）。

油树脂：挥发油＋树脂（松油脂、加拿大树脂）。

香树脂：挥发油＋芳香酸＋树脂（苏合香、安息香）。

4. 鉴定

性状鉴别：外形、水试（溶解性）、火试（气味）、薄膜（色泽）。

理化常数：酸价、皂化价、碘价。

杂质限度：醇不溶物（安息香醇不溶物 100℃干燥＜2%）；灰分（阿魏＜7%）。

含量测定：醇溶物（如安息香醇浸提物中香脂酸＞30%）。

化学反应：检真，树脂中已知成分。检伪，可能掺伪品的检出。

仪器分析：如血竭的 IR 谱、UV、TLC 等。

二、藻、菌、地衣类中药的鉴定概述

藻类、菌类和地衣类均为低等植物。在形态上无根、茎、叶的分化，是单细胞或多细胞的叶状体或菌丝体，可以分枝或不分枝。在构造上一般无组织分化，无中柱和胚胎。

（一）藻类

藻类：含有光合色素，能行光合作用的自养原植体植物。不同的藻类因含特殊的色素，使藻体显不同的颜色。各种藻类的光合作用产物及贮藏养分不同。藻类常含多聚糖、糖醇、糖醛酸、氨基酸及其衍生物、胆碱、蛋白质、甾醇以及碘、钾、钙、铁等无机元素。

藻类传统分为8个门：红、褐、蓝、绿、裸、轮、金、甲。与药用关系密切的藻类主要在褐藻门、红藻门，少数在绿藻门。

绿藻多数生活在淡水中，极少数在海水中。植物体蓝绿色。贮存的养分主要是淀粉，其次是油类。药用的绿藻有石莼及孔石莼等。

红藻绝大多数生长在海水中。多数种类呈红色至紫色。贮存的养分通常为红藻淀粉，有的为可溶性红藻糖。药用的红藻有鹧鸪菜、海人草等。

褐藻是藻类中比较高级的一大类群，绝大多数生活在海水中。植物体常呈褐色。贮存的养分主要是可溶性的褐藻淀粉、甘露醇和褐藻胶，细胞中常含碘，如海带中含碘量高达0.34%。药用的褐藻有海藻、昆布等。

（二）菌类

菌类：一般不含光合作用的色素，不能行光合作用，是异养的原植体植物。

细菌是单细胞植物，无核有壁。无真正的核，大多数不含叶绿素，细胞壁主要由蛋白质、类脂质和多糖复合物组成，一般不具纤维素壁。

其中放线菌是抗生素的主要产生菌，迄今已知的抗生素中，有2/3是由放线菌产生的，如氯霉素、链霉素、金霉素、土霉素、四环素等。

真菌有核有壁。真菌都有细胞核，细胞壁大多具有几丁质成分，少数含有纤维素。真菌的营养体除少数原始种类是单细胞外，一般都是由多数分枝或不分枝、分隔或不分隔的菌丝交织在一起，组成菌丝体。贮藏的营养物质是肝糖、油脂和菌蛋白，而不含淀粉。真菌类中药以子囊菌纲和担子菌纲为最多。子囊菌纲的主要特征是在特殊的子囊中形成子囊孢子，如冬虫夏草、蝉花、竹黄等药用菌。担子菌的主要特征是不形成子囊，而依靠担子形成担孢子来繁殖。药用的部分主要是子实体（如马勃、灵芝等）和菌核（如猪苓、花苓、雷丸等）。

菌类常含多糖、氨基酸、生物碱、蛋白质、蛋白酶、甾醇和抗生素等成分。其中多糖类如灵芝多糖、茯苓多糖、猪苓多糖、银耳多糖、云芝多糖等有增强免疫力及抗肿瘤作用。

菌类中药常见的名词术语如下。

（1）菌丝　组成真菌的每一根细丝或一个分枝叫菌丝。

（2）菌丝体　组成一个真菌菌体的菌丝总称菌丝体。

（3）疏丝组织　组成菌丝体的菌丝为长形细胞，且菌线或多或少相互平行排列，这种菌丝组织称为疏丝组织。

（4）拟薄壁组织　组成菌丝体的菌丝细胞为椭圆形或近圆形，或近于多角形，这种菌丝组织称为拟薄壁组织。

（5）菌核　当外界环境不良、进行休眠时，由菌丝（疏丝组织和拟薄壁组织）形成的坚硬核状体，当条件良好时能萌发产生子实体，如茯苓。

（6）子实体　真菌经过有性过程，形成的能产生孢子的结构，称子实体，如灵芝。

（7）子座　是容纳子实体的菌丝褥座。子座形成后，常在其上或其内产生子实体。

（三）地衣类

地衣是藻类和真菌共生的复合体。形态分为壳状、叶状或枝状。构造也不相同。枝状地衣内部构造呈辐射状，具有致密的外皮层、薄的藻孢层及中轴型的髓，如松萝科的地衣。地衣类具特有的地衣酸、地衣色素、地衣多糖、蒽醌类、地衣淀粉。大约有 50% 的地衣类含有抗菌活性物质，如抗菌消炎的松萝酸。

三、树脂类、藻菌地衣类中药的鉴定选论

1. 阿魏（Resina Ferulae）

【来源】进口：阿魏原产地在西番（即现在的阿富汗、伊朗），主要为伞形科（Umbelliferae）植物阿魏草 *Ferula assafoetida* 及同属数种植物的树脂。

国产：伞形科植物新疆阿魏草 *Ferula sinkiangensis* 或埠康阿魏 *F. fufanensis* 的油胶树脂。

【性状】国产品形状：不定形块状、脂膏状。颜色：灰白或淡黄，久贮色变深。质地：块状者体轻，质地似蜡，断面稍有孔隙。脂膏状者黏稠，灰白色。气味：强烈持久的蒜样特臭。味辛辣，嚼之有烧灼感。如图 1-108 所示。水试：水研成白色乳液。

进口：泪滴状，聚集成块状。新鲜断面类白色（黄色或乳色），逐渐变成红棕色（保持白色是其中的一个品种 *F. rublicaulis*）。

性状鉴别要点：臭气浓，蒜臭。无杂质感。泪滴状少，块状可至 60%。新鲜切面颜色应浅。

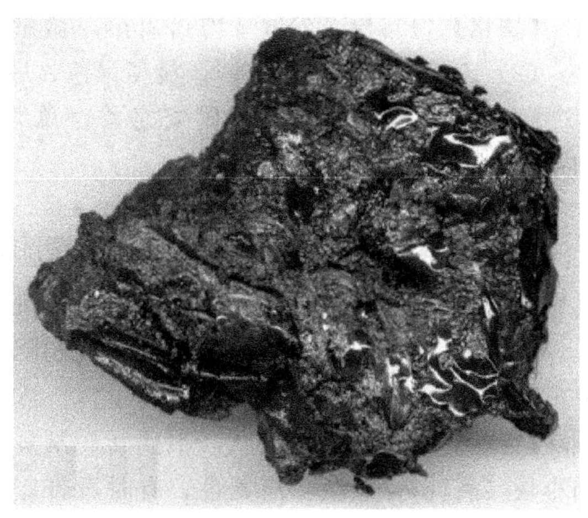

图 1-108　阿魏药材

【成分】油胶树脂，挥发油 3%～19.6%，其中主要为萜烯及二硫化物，即臭气的主要成分。树胶 25%，树脂 9.35%～65.12%，阿魏树脂鞣醇及与阿魏酸形成的酯阿魏内酯（farnesiferol A、B、C），水解产生伞形花内酯和 NH_3，产生蓝色荧光。游离的阿魏酸 1.28%。

【理化】阿魏药材中常以两种药材掺伪。一种为阿母尼亚树脂，来源于伞形科 *Dorema ammoniacum*；另一种是枯蓬树脂，来源于伞形科 *Ferula galbaniflua*。两种均为胶树脂，用于硬膏中为兴奋剂。前者还作祛痰、防腐剂。药效与阿魏相似，质次价廉。

少量+浓 H_2SO_4 ⟶ 红色+$NH_3 \cdot H_2O$ ⟶ 红色消失⟶ 蓝紫色荧光(伞形花内酯反应)。

乙醇溶液在 323nm 有最大吸收。

TLC 以阿魏酸为对照品。

《中国药典》（2010 年版）规定：挥发油>10.0%（含量限度）；醇溶性浸出物>20.0%；灰分<5.0%（杂质限度）。

2. 安息香（Benzoinum）

【来源】安息香科植物白花树 *S. hypoglaucus* 的香树脂。

【商品】国产：白花树，分布于云、广、贵、湘、闽。进口：泰国安息香，为越南安息香（*S. tonkinensis*），分布于越南、老挝、泰国。苏门答腊安息香，为越南安息香（*S. benzoin*），产于印度尼西亚。

【性状】国产安息香：扁平小块状，橙黄至深棕色，蜡样光泽。断面乳白色，久置呈淡

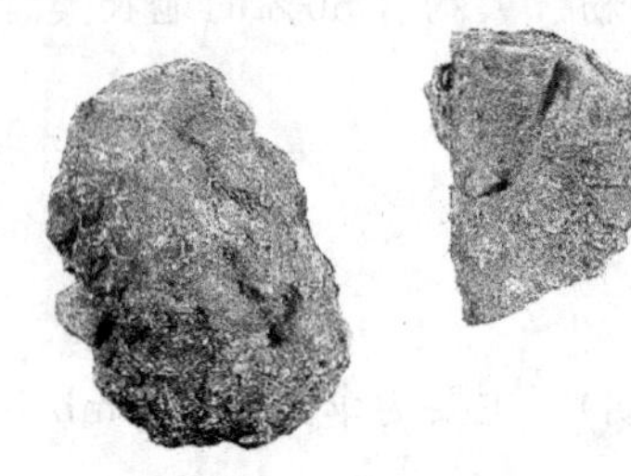
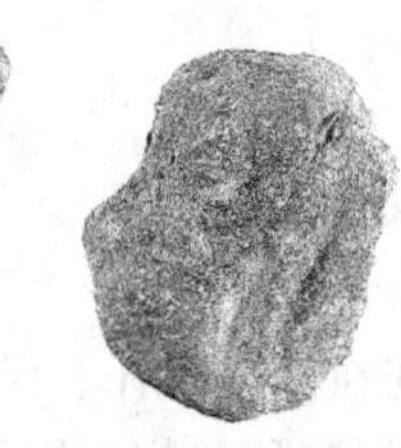

图 1-109　安息香药材

黄棕色。气芳香，嚼之沙粒感。如图 1-109 所示。

泰国安息香：扁球状颗粒，或黏结成团，内面乳白色。

苏门答腊安息香：球状颗粒黏结成的团块，嵌有黄白色不透明杏仁样颗粒。

【成分】国产安息香、泰国安息香：香脂酸主为苯甲酸。

苏门答腊安息香：香脂酸为苯甲酸和桂皮酸，大部分为桂皮酸。

【理化】(1) 粉末少量（约 0.25g），微量升华，产生棱柱状结晶（苯甲酸）。

(2) 乙醇溶液加三氯化铁，显亮绿色，后变为黄绿色。

【含量】国产安息香、泰国安息香，总香脂酸含量＞30%（占醇浸提物量）；醇不溶物＜1%。

3. 乳香（Olibanum）

【来源】橄榄科植物卡氏乳香树 *Boswellia carterii* 及同属（如药胶香树 *B. bhawdajian*、野乳香树 *B. Beglecta* 等）数种树干切伤后渗出的油胶树脂。

【产地】主产于索马里、埃塞俄比亚和阿拉伯半岛。

【性状】形状：呈乳头状、泪滴状、不规则小块（滴乳）；颜色：淡黄色，有时微带蓝绿色或棕红色；半透明，外表常被白色粉尘；质地：质坚脆，破碎面蜡样无光或具玻璃样光泽；气味：气微香，味微苦，嚼之黏牙。如图 1-110 所示。

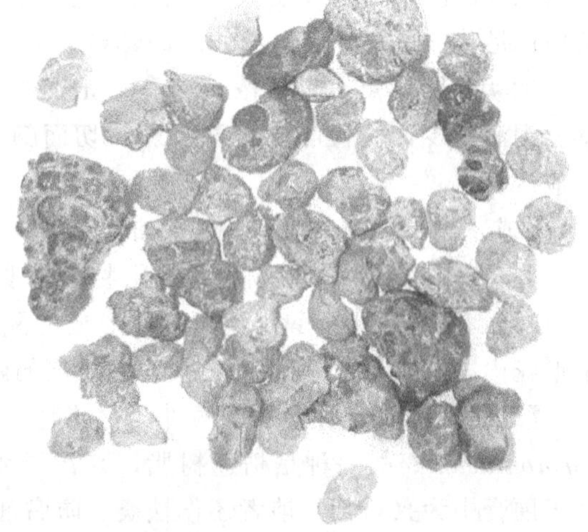

图 1-110　乳香药材

火试：燃烧时冒黑烟，有香气。

水试：加水研磨成白色乳液（或黄白色）。

【成分】树脂（酸性部分主含 α-、β-乳香酸等）、树胶、挥发油（油主含 α-水芹烯、二戊烯等）。

乳香酸是抗炎有效成分。

【理化】(1) 粉末，加入苯酚-四氯化碳（1∶5）一滴，显褐色或紫色。

(2) 乙醇提取物加醋酐和浓硫酸（19∶1），显紫色。

(3) 松香的鉴别反应：石油醚溶液＋$Cu(Ac)_2$ 溶液$\longrightarrow$醚层蓝绿色（松香酸的铜盐反应）。

【炮制】炒乳香：大小分档，以文火炒至油透出，老黄色，取出，冷后收藏。

制乳香：取拣净的乳香，置于锅内用文火点炒至表面稍见熔化，取出放凉；炒至表面熔化时，喷洒米醋，继续炒至外表明亮光透，取出放凉。

不论何种炮制方法，均为去尽挥发油，尽量不破坏树脂的原成分。

附：洋乳香（Mastix）

为漆树科植物黏胶乳香树 *Pistacia lentiscus* 的干燥树脂。与乳香不同点：粒小而圆，半透明，断面玻璃样，味苦，嚼之不黏牙。与水共研不形成乳液。

4. **没药**（Myrrha）

【来源】橄榄科（Burseraceae）植物没药树 *Commiphora myrrha* 及同属他种植物皮部渗出的油胶树脂。

【性状】不规则红棕色团块（刚流出时为淡黄白色液体，放置则变黄棕色，久置变红棕色或黑棕色）；断面颗粒状（时杂有淡黄色卵状胶质块），有油样光泽；气香特异，味苦；与水共研形成黄棕色乳状液。如图1-111所示。

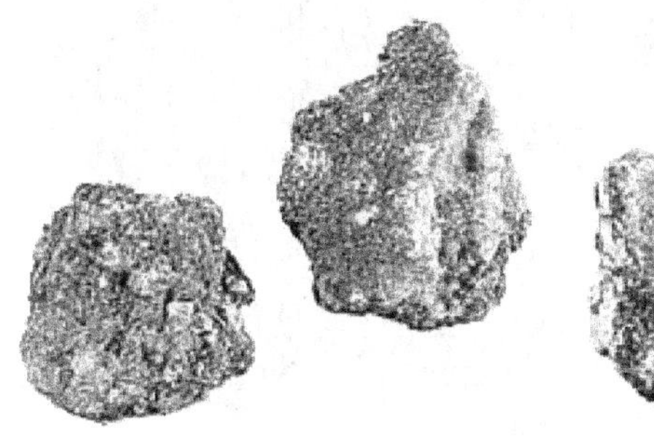

图 1-111　没药药材

【理化】乙醚提取物＋Br_2 或发烟 HNO_3 蒸气显紫褐色（检查挥发油）。乳香亦有此反应。

【成分】树脂、树胶、挥发油。

附：胶质没药

橄榄科（Burseraceae）爱伦堡没药树（哈迪树）*Balsamodendren ehrenbergianum* 的油胶树脂。不规则深棕色团块，质坚硬，有刺鼻辛辣气，味苦。

$$\text{少量没药＋香草醛浓 HCl}\begin{cases}\text{显红—红紫色（天然没药）}\\\text{显蓝—蓝紫色（胶质没药）}\end{cases}$$

挥发油：天然没药＞4％，胶质没药＞2％。

杂质：天然没药＜10％，胶质没药＜15％。

5. **血竭**（Sanguis Draconis）

【历史】唐本草："木高数丈，婆娑可爱，叶似樱桃而有三角。其汁液自木中流出，滴下如胶饴状，久而坚凝，乃成竭，赤作血色采无时。"

【来源】进口：棕榈科（Palmae）植物麒麟血竭 *Daemonorops draco* 及同属他种植物果实渗出的红色树脂。主产于印度尼西亚爪哇、苏门答腊。

国产：百合科（Liliaceae）海南龙血树 *Dracana cambodiana* 含脂木质部提取的树脂。

【采收加工】进口：成熟的果实→晒干→入笼中振摇→筛去鳞片→布包→入热水使软化成团。

国产：含脂木质部→粉碎→乙醇提→粗品→乙醚提→精制品。

【商品】加工血竭：类圆四方形（加入辅料），手牌、皇冠牌；类圆形，具金印，布包痕，金鱼牌、手 A 牌，质量低劣；方砖形（1979 年后），太阳牌、无金印，质优。

原装血竭：碎块（不加入辅料），含有泥沙、鳞片等杂质。

【性状】进口：类圆四方形或方砖形，表面暗红。质硬而脆，粉末砖红色，水中不溶，热水中软化。如图 1-112 所示。

国产血竭：紫色块片状，玻璃样光泽。

【成分】进口：红色树脂 57％，含血竭素、血竭红素、去甲基血竭红素、去甲基血竭素等。

国产：红色树脂 80％，成分与进口血竭同。

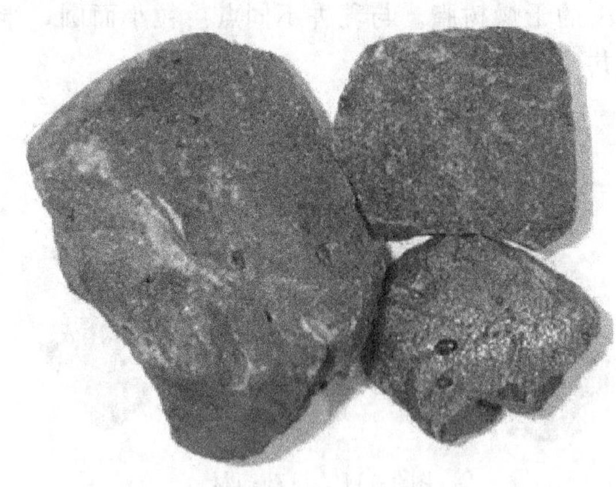

图 1-112　血竭药材

【鉴别】进口：火试，粉末置白纸上，用火烘烤即熔化，无扩散油迹，对光呈血红色；火烧气呛鼻，无松香气。

水试：粉末置热水中软化成团，水不染成红色。

有机溶剂-乙醇溶液呈血红色。

外色黑似铁，研粉红如血，火烧气呛鼻，香如苯甲酸。

检伪：石油醚浸提液＋0.5% $Cu(Ac)_2$ ⟶ 醚层不显绿色（检松香）。

醚浸提液，稍浓缩＋乙醇⟶ 无白色沉淀（检达玛脂）。

检真：TLC，以血竭对照药材、血竭素高氯酸盐对照品为对照；硅胶 G；展开剂：$CHCl_3$-MeOH（95∶5）。

展距：15cm。

A. 检血竭素，三个斑点。

B. 检血竭红素，R_f＝0.33。

【含量】以血竭素高氯酸盐对照品对照，HPLC 测定，血竭素≥1.0%。

6. 海藻（Sargassum）

【来源】为马尾藻科植物海蒿子 *Sargassum pallidum*（Turn）C. Ag. 或羊栖菜 *Sargassum fusiforme*（Harv.）Setch. 的干燥藻体。前者习称“大叶海藻”，后者习称“小叶海藻”。

【性状鉴别】大叶海藻：皱缩卷曲，黑褐色，有的被白霜。主杆呈圆柱状，具圆锥形突起，主枝自主干两侧生出，侧枝由主枝叶腋生出，具细小的刺状突起。初生叶长 5～7cm，宽约 1cm，披针形或倒卵形，全缘或具粗锯齿；次生叶条形或披针形，叶腋间有着生条状叶的小枝。气囊球形或卵球形，顶端钝圆，有的具细短尖；有的有柄。质脆，潮润时柔软；水浸后膨胀，肉质，黏滑。气腥，味微咸。如图 1-113 所示。

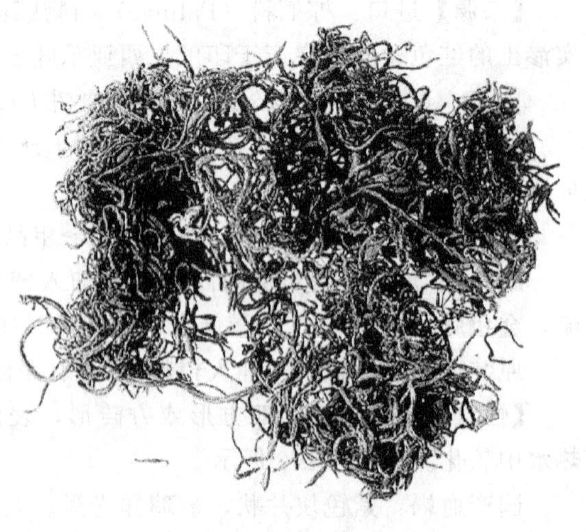

图 1-113　海藻药材

小叶海藻：体较小，长 15～40cm。分枝互生，无刺状突起。叶条形或细匙形，先端膨大、中空。气囊腋生，囊柄较长，气囊球形或纺锤形。质较硬。

【成分】均含藻胶酸、粗蛋白、甘露醇、钾、碘及马尾藻多糖等成分。

藻胶酸的含量以冬季为高，夏季为低。藻胶酸钠盐有压迫止血作用；甘露醇经硝化成六硝酸甘露醇后，内服有舒张血管及支气管平滑肌的作用。

7. **冬虫夏草**（Cordyceps）

【来源】为麦角菌科真菌冬虫夏草菌 *Cordyceps sinensis*（Berk）Sace 寄生在蝙蝠蛾科昆虫幼虫上的子座及幼虫尸体的复合体。

【产地】主产于四川、青海、西藏等省区。甘肃、云南、贵州等省亦产。

【采收加工】夏初子座出土，孢子未发散时挖取，晒至 6～7 成干，除去似纤维状的附着物及杂质，晒干或低温干燥。

【性状鉴别】本品由虫体与从虫体头部长出的真菌子座相连而成。虫体似蚕，土黄色至黄棕色，偶见棕褐色，粗糙，环纹明显，共有 20～30 条环纹，近头部环纹较细；足 8 对，前 3 对，中部 4 对，近尾部 1 对，以中部 4 对最明显。质脆，易折断，断面略平坦，淡黄白色。子座细长棒状，一般比虫体长，长 4～7cm，粗约 3mm，深棕色，上部膨大，有不育顶端。质柔韧，折断面纤维状，类白色。气微腥，味微苦。如图 1-114 所示。

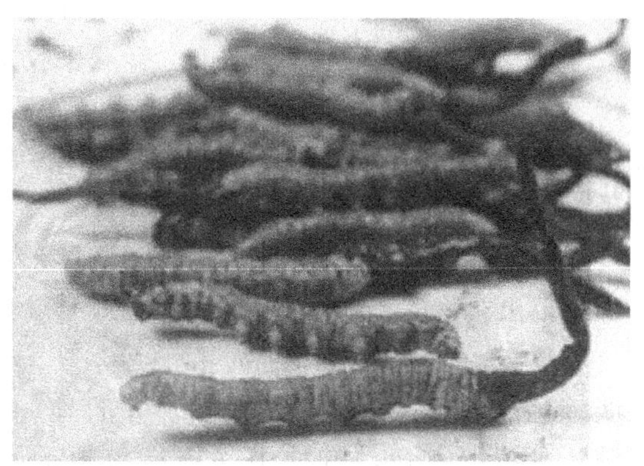

图 1-114　冬虫夏草药材

【显微鉴别】子座头部横切面类圆形。①周围由 1 列子囊壳组成，子囊壳卵形至椭圆形；下半部埋生于凹陷的子座内。②子囊壳内有多数线形子囊，每个子囊内又有 2～8 个线形的子囊孢子。③子座中央充满菌丝，其间有裂隙。④子座先端不育部分无子囊壳。

【成分】含粗蛋白（25%～30%）、氨基酸、脂肪、D-甘露醇、虫草酸（cordycepic acid）、腺苷、虫草素、麦角甾醇、虫草多糖、生物碱等。尚含多种微量元素、维生素、有机酸等。虫草酸和虫草素是虫草的主要活性物质。

【含量】HPLC 测定，腺苷≥0.010%。

附：混淆品

（1）北虫草　虫草属植物蛹草 *Cordyceps militalis* 的子座和虫体。虫体为椭圆形的蛹。子座头部椭圆形，顶端钝圆，橙红色，柄细长。

（2）亚香棒虫草　虫草属植物霍克斯草 *Cordyceps hawkesii* 的子座和虫体。虫体似蚕，外表菌膜白色，去菌膜成褐色。子实体埋生子座内，无不育顶端。

8. **灵芝**（Ganoderma）

【来源】为多孔菌科真菌灵芝（赤芝）*Ganoderma lucidum*（Leyss. ex Fr.）Karst 或紫芝 *Ganoderma japonicum*（Fr.）Lloyd 的干燥子实体。

【性状鉴别】灵芝：菌盖半圆形、肾形或数个重叠或粘连而呈不规则形，直径 5～10cm，偶可达 30cm，厚 0.4～1.8cm；表面红褐色，有光泽，环状棱纹明显，辐射状皱纹清楚或不清楚，中间厚，边缘薄而常向内卷；菌盖下表面菌肉白色至浅棕色，扩大镜下观察可见极细小的针眼状小孔（菌管口）；菌盖木栓质，纵切面米黄色至浅褐色，菌管层棕褐色。菌柄侧生，扁圆柱形，常弯曲，长 3～11cm，直径 0.3～1.3cm；红褐色至紫褐色，有漆样光泽。气微，味苦。

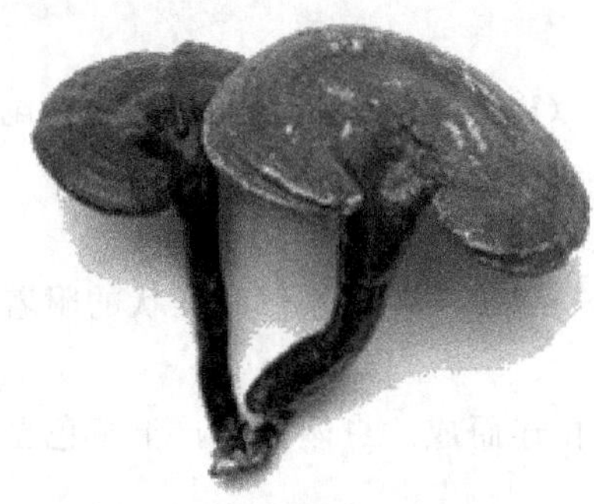
图 1-115　赤芝与紫芝

紫芝：子实体形状与灵芝极相似，主要区别为：菌盖与菌柄表面紫黑色或黑色，有光泽，具明显的同心环沟，菌肉锈褐色。如图 1-115 所示。

9. 茯苓（Poria）

【来源】多孔菌科真菌茯苓 *Poria cocos*（Schw.）Wolf 的干燥菌核。

【产地】主产于安徽、云南和湖北。广东、广西、四川等省区亦产。

【采收加工】多于 7～9 月采挖，挖出后除去泥沙，堆置“发汗”后，摊开晾至表面干燥，再“发汗”，反复数次至现皱纹，内部水分大部散失后，阴干，称为“茯苓个”；或将鲜茯苓按不同部位切制，阴干，分别称为“茯苓皮”及“茯苓块”。

【性状鉴别】茯苓个：呈类球形、椭圆形或不规则的块状，大小不一。外皮薄而粗糙，棕褐色至黑褐色，有明显隆起的皱纹。体重，质坚实，不易破裂，断面不平坦，外层淡棕色，内部白色，显颗粒性，有的具裂隙，少数淡红色，有的中间抱有松根。无臭，味淡，嚼之黏牙。如图 1-116 所示。

以体重、坚实、外皮包棕褐、皮纹细、无裂隙、断面白色细腻、黏牙力强者为佳。

茯苓皮：为削下的茯苓外皮。形状大小不一。外面棕褐色至黑褐色，内面白色或淡棕色，体软质松，略具弹性。

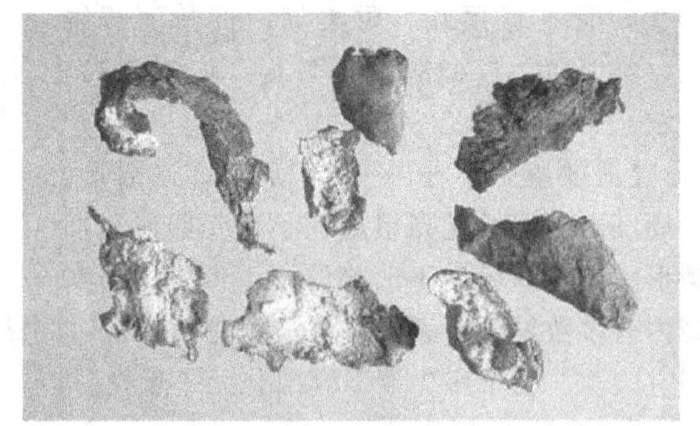
图 1-116　茯苓皮饮片

茯苓块：为去皮后切制的茯苓，呈块片状，大小不一。白色、淡红色或淡棕色。

【显微鉴别】粉末：灰白色。①水装片，可见无色不规则颗粒状团块或末端钝圆的分枝状团块。②用水合氯醛液装片，团块溶化露出菌丝。菌丝细长，稍弯曲，有分枝，无色或带棕色（外层菌丝），直径 3～8μm，稀至 16μm，横壁偶可察见。③粉末加 α-萘酚及浓硫酸，团块物即溶解，可显橙红色至深红色。④不含淀粉粒及草酸钙晶体。

【成分】菌核主含 β-茯苓聚糖（β-pachyman），并含多种四环三萜酸类化合物：茯苓酸（pachymic acid）、齿孔酸（ebricoic acid）、块苓酸、松苓酸等。此外，尚含麦角甾醇、胆碱、腺嘌呤、卵磷脂等。

茯苓聚糖无抗肿瘤活性；若切断其支链，成为茯苓次聚糖（pachymaran），则显抗肿瘤活性。

【理化鉴别】

（1）丙酮回流提取物加 1 滴冰醋酸使溶解，再加硫酸 1 滴，显淡红色，后变淡褐色（麦角甾醇反应）。

（2）茯苓粉末，加碘化钾-碘试液 1 滴，显深红色（为多糖类的显色反应）。

（二）树脂类、藻菌地衣类中药的鉴定实施

技能训练　猪苓、茯苓等的鉴别

1. 目的要求

（1）掌握下列药材的性状鉴别特征：冬虫夏草、茯苓、猪苓、乳香、没药、阿魏、血竭、松香、琥珀。

（2）掌握藻、菌、树脂、其他类中药的一般性状鉴别方法。

（3）掌握猪苓、茯苓的显微鉴别特征。

（4）掌握血竭、松香、琥珀的理化鉴别方法。

2. 仪器、试剂、材料

仪器：生物显微镜、酒精灯、可见-紫外分光光度计、紫外线灯、薄层板。

试剂：水合氯醛、甘油、氢氧化钾、硅胶 G、羧甲基纤维素钠。

药材：冬虫夏草、茯苓、猪苓、乳香、没药、阿魏、血竭。

粉末：猪苓、茯苓。

3. 训练内容

（1）观察以上各种药材的性状特征。

（2）做乳香、没药、琥珀、松香、血竭、阿魏的理化鉴别。

4. 训练方法

（1）性状鉴别　取冬虫夏草、茯苓、猪苓、乳香、没药、阿魏、血竭药材，观察性状特征。

（2）水试、火试　取乳香、没药、阿魏、松香、琥珀，进行理化鉴别。

（3）显微鉴别　取猪苓、茯苓粉末，装片，观察显微特征。

（4）理化鉴别　取血竭：进行 TLC 和 UV 鉴别。

5. 作业

（1）绘猪苓、茯苓粉末显微特征图。

（2）记录乳香、没药、松香、琥珀的水试结果。

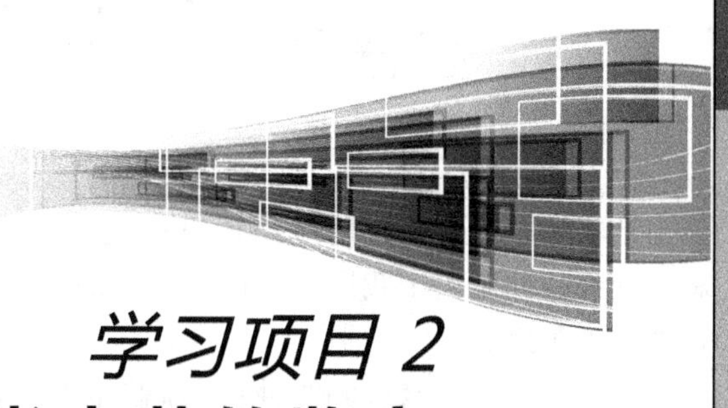

学习项目 2
动物类中药的鉴定

学习目标

1. 掌握动物类中药鉴定的依据、一般程序、真伪鉴定的方法和品质的优劣评价方法。
2. 熟悉动物药的来源、资源、入药部位。
3. 了解动物药的常见替代品。

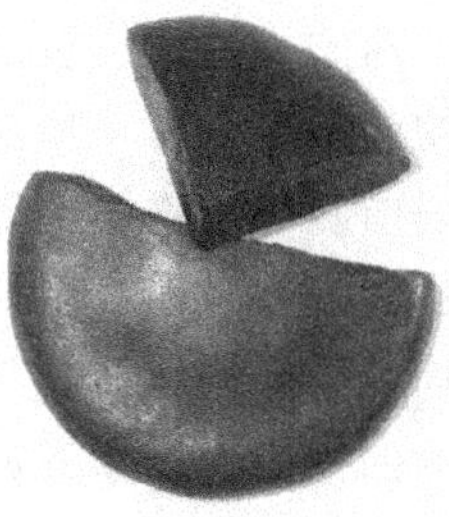

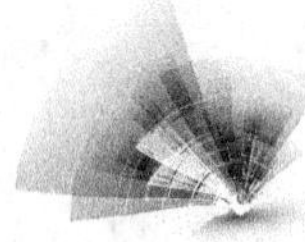

学习任务1　动物类中药概述

一、应用历史

动物类中药在我国的应用历史悠久，早在三千多年前，我国就开始了蜜蜂的利用；珍珠、牡蛎的养殖始于我国，有两千多年的历史；鹿茸、麝香、阿胶、蕲蛇等在我国的应用也有二三千年之久。

《本经》收载动物药65种；《新修本草》收载动物药128种；《本草纲目》收载动物药460种，《纲目拾遗》收载动物药160种；据统计，历代本草记载的动物药约有600余种。《中国药用动物志》收载药用动物1257种；《中国动物药志》收载动物药975种，药用动物1546种；《中华本草》收载动物药1047种；《中国中药资源志要》调查结果显示，中国药用动物1581种，占全部中药资源总数的12%。

二、现代研究

我国动物类中药资源十分丰富，近年来动物药的种类增长很快，据报道，我国动物药有969味，包括药用动物1564种，现已人工养殖的动物药材有30种左右。新技术、新方法的应用，在寻找和扩大新药源以及珍稀动物药、濒危动物药原动物的家养、繁殖和寻找类同品方面均取得了可喜的成果。

近年来从药用动物中发现了一些疗效显著的物质，如斑蝥素有治疗原发性肝癌和病毒性肝炎的作用；水蛭素、蝮蛇毒中的抗栓酶、蚯蚓中的溶纤酶等具有抗凝血作用，用于治疗脑血管疾病和静脉血栓、弥漫性血管内凝血；蟾酥中的脂蟾毒配基有升压、强心、兴奋呼吸作用，已用于呼吸、循环衰竭和失血性休克等。

值得指出的是，我国海域辽阔，海洋药用生物资源极为丰富，约有340种，以海洋生物为原料生产的各种成药近200种。从某些海洋动物中提取的多糖类、多肽类、皂苷类成分有明显的抗凝血、抗肿瘤、抗氧化、抗真菌、强心等生理活性；有的还含有抗衰老、增强免疫力或增强智力作用的物质。

动物类中药的药用部位包括：

(1) 动物的干燥全体　如全蝎、蜈蚣、斑蝥、土鳖虫等。

(2) 除去内脏的动物体　如蚯蚓、蛤蚧、蛇类中药等。

(3) 动物体的某一部分　如石决明、牡蛎、蛤蟆油、龟甲、鸡内金、鹿茸等。

(4) 动物的分泌物　如麝香、蟾酥等。

(5) 动物的排泄物　如五灵脂、蚕沙等。

(6) 动物的生理或病理产物　如蝉蜕、珍珠、牛黄、马宝等。

(7) 动物体某一部分的加工品　如阿胶、鹿角胶等。

三、动物类中药的分类简述

地球上生存的动物已达一百五十万种以上。为了能正确地区别和更好地利用它们，必须对其进行科学分类。动物学的分类系统通常是以动物形态上或解剖上的相似程度为依据的。和植物界一样，动物界也划分为若干个等级，如门、纲、目、科、属、种，而以种为分类的基本单位。现在动物还没有一个比较完善的分类系统，有的将它们分为 33 门，有的分为 30 门或 28 门。其中与药用动物有关的有 10 门，它们是由低等到高等：原生动物门（Protozoa）；多孔动物门（Porifera），又称海绵动物门（Spongia），药用动物如脆针海绵等；腔肠动物门（Coelenterata），药用动物如海蜇、珊瑚等；扁形动物门（platyhelminthes）；线形动物门（Nemathelminthes）；环节动物门（Annelida），药用动物如蚯蚓、蜈蚣、东亚钳蝎、南方大斑蝥、中华蜜蜂等；软体动物门（Mollusca），药用动物如杂色鲍、马氏珍珠贝、三角帆蚌、长牡蛎、无针乌贼等；节肢动物门（Arthropoda），药用动物如东亚钳蝎、少棘巨蜈蚣、地鳖、大刀螂、黑蚱、南方大斑蝥、家蚕、中华蜜蜂等；棘皮动物门（Echinodemata），药用动物如海参、海胆等；脊索动物门（Chordata），药用动物如海马、蟾蜍、乌梢蛇、黑熊、梅花鹿、林麝、牛、赛加羚羊等。

中药用种类较多的动物门有脊索动物门、节肢动物门和软体动物门，其次是环节动物门和棘皮动物门。

动物的命名大多数也和植物命名一样采用林奈首创的双名法。由两个拉丁字或拉丁化的文字，分别表示动物学名的属名和种名，在学名后附加定名人的姓氏，如意大利蜂 *Apis mellifera* Linn。

动物与植物命名不同之处，在于种内如有亚种时则采用三名法，亚种紧接在种名的后面，如中华大蟾蜍 *Bufo bufo gargarizans* Cantor；如有亚属，则亚属名在属名和种名之间，并外加括号，如乌龟 *Chinemys*（*Geoclemys*）*reevesii*（Gray）；若属名改变，则在定名人姓氏外加括号，如马氏珍珠贝 *Pteria martensii*（Dunker）。一般不用变种、变型。

拉丁学名中的属名、亚属名及命名人的第一个拉丁字母必须大写，其余均小写。

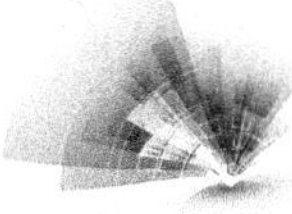

学习任务 2　动物类中药的鉴定

鉴定动物类中药，其方法与植物药一样。以完整的动物体入药的，可根据其形态特征，进行动物分类学鉴定，确定其品种。对以动物体的某一部分或某些部分入药的，常采用性状鉴定，配合显微鉴定和理化鉴定。对以动物分泌物、生理产物或病理产物入药的，除使用性状鉴定外，理化鉴别和显微鉴别尤为重要。

近年来，应用动物骨骼磨片、蛇类鳞片切片显微鉴别、扫描电镜法、聚丙烯酰胺凝胶蛋白电泳法、毛细管电泳法、聚合酶链反应（PCR）与随机扩增多态 DNA（RAPD）技术及 DAN 序列分析法等均已成功地进行了动物类中药的鉴定。

一、动物类中药的鉴定选论

1. 地龙（Pheretima）

【来源】 为钜蚓科动物参环毛蚓 *Pheretima aspergillum*（E. Perrier）、通俗环毛蚓 *Pheretima vulgaris* Chen、威廉环毛蚓 *Pheretima guillelmi*（Michaelsen）或栉盲环毛蚓

Pheretima pectinifera Michaelsen 的干燥体。前一种习称“广地龙”，后三种习称“沪地龙”。

【性状鉴别】 广地龙：呈长条状薄片，弯曲，边缘略卷，长 15～20cm，宽 1～2cm。全体具环节，背部棕褐色至紫灰色，腹部浅黄棕色，第 14～16 环节为生殖带；习称“白颈”，较光亮。体前端稍尖，尾端钝圆，刚毛圈粗糙而硬，色稍浅。雄性生殖孔在第 18 节腹侧刚毛圈一小孔突上，外缘有数个环绕的浅皮褶，内侧刚毛圈隆起，前面两边有横排（一排或二排）小乳突，每边 10～20 个不等。受精囊孔 2 对，位于 7/8～8/9 节间一椭圆形突起上，约占节周 5/11。如图 2-1 所示。

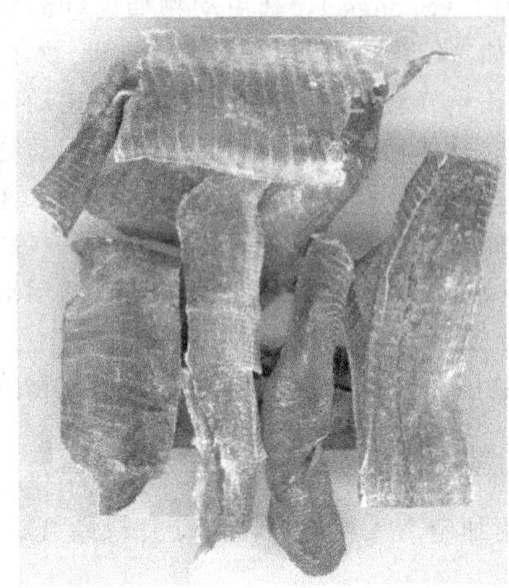

图 2-1 地龙药材

沪地龙：长 8～15cm，宽 0.5～1.5cm。全体具环节，背部棕褐色至黄褐色，腹部浅黄棕色；受精囊孔 3 对，在 6/7～8/9 节间，第 14～16 节为生殖带，较光亮。第 18 节有一对雄生殖孔。通俗环毛蚓的雄交配腔能全部翻出，呈花菜状或阴茎状；威廉环毛蚓的雄交配腔孔呈纵向裂缝状；栉盲环毛蚓的雄生殖孔内侧有 1 个或多个小乳突。

【成分】 次黄嘌呤（hypoxanthine），为降压成分之一，并有抗组胺、扩张支气管和平喘作用；蚯蚓解热碱（lumbrofebrinc）有解热作用；琥珀酸有平喘和利尿作用；蚯蚓素（lumbitin）有溶血作用；蚯蚓毒素有毒性。

【检查】 含重金属不得过 30mg/kg。

2. 水蛭（Hirudo）

【来源】 为环节动物门水蛭科动物蚂蟥 *Whitmania pigra* Whitman、水蛭 *Hirudo nipponica* Whitman 或柳叶蚂蟥 *Whitmania acranulata* Whitman 的干燥体。

【性状鉴别】 蚂蟥（宽体蚂蟥，不吸血）：为扁平纺锤形，体长 4～10cm，宽 0.5～2cm。背部稍隆起，腹面平坦，前端稍尖，后端钝圆，全体由许多环节构成，前吸盘不显著，后吸盘较大。背部黑褐色或黑棕色，由许多黑色斑点排成 5 条纵线，体的两侧及腹面均呈棕黄色。质脆，易折断，断面胶质样，有光泽。气微腥。如图 2-2 所示。

柳叶蚂蟥（喜食牛血）：加工时拉长，体狭长而扁，体长 5～12cm，宽 1～5mm。

水蛭：扁长圆柱形，体长 2～5cm，宽 2～3mm。体多弯曲扭转，黑棕色。前吸盘较其他蚂蟥大，折断面不平坦，无光泽。

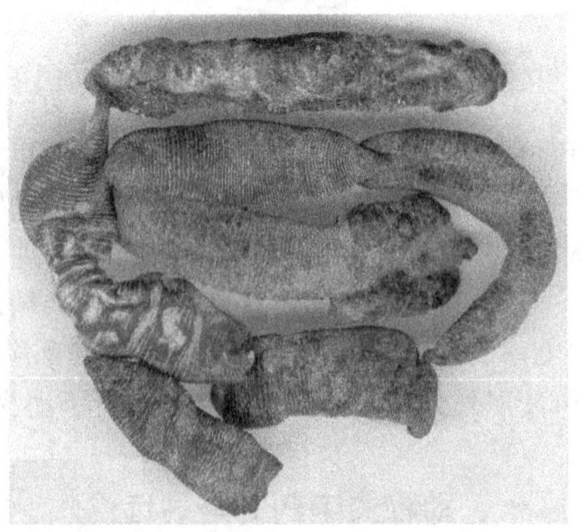

图 2-2 水蛭药材

【成分】 活水蛭唾液中含有一种抗凝血的酸性物质水蛭素（hirudin），在干燥时已被破坏。此外，尚含肝素（heparin）、抗血栓素（antithrombin）等抗凝血物质。

据文献报道，水蛭素是迄今为止世界上最强的凝血酶特效抑制剂，水蛭素不但可以抗凝血，而且对各种血栓病都有效，尤其是对静脉血栓和弥漫性血管内凝血。

3. 石决明（Concha Haliotidis）

【来源】为软体动物门鲍科动物杂色鲍（九孔鲍）*Haliois diversicolor* Reeve、皱纹盘鲍 *Haliotis discus hannai* Ino、羊鲍 *Haliotis ovina* Gmelin、澳洲鲍 *Haliotis ruber*（Leach）、耳鲍 *Haliotis asinina* Linnaeus 或白鲍 *Haliotis laevigata*（Donovan）的贝壳。

【产地】杂色鲍产我国福建以南沿海。皱纹盘鲍产我国辽宁、山东、江苏等沿海。羊鲍、耳鲍产我国台湾、海南、西沙群岛。澳洲鲍主产澳洲、新西兰。

【采收加工】夏、秋两季捕捉，去肉，除去壳外附着的杂质，洗净，干燥。

【性状鉴别】杂色鲍：呈长卵圆形，内面观略呈耳形，长 7～9cm，宽 5～6cm，高约 20cm。表面暗红色，有多数螺肋和细密生长线，螺旋部小，体螺部大，从螺旋部顶处开始向右排列有 20 余个疣状突起，末端 6～9 个开孔，孔口与壳面平。内面光滑，具珍珠样彩色光泽。壳较厚。质坚硬，不易破碎。无臭，味微咸。如图 2-3 所示。

皱纹盘鲍：呈长椭圆形，长 8～12cm，宽 6～8cm，高 2～3cm。表面灰棕色，有多数粗糙而不规则的皱纹，生长线明显，常有苔藓类或石灰虫等附着物，末端 4～5 个开孔，孔口突出壳面，壳较薄。

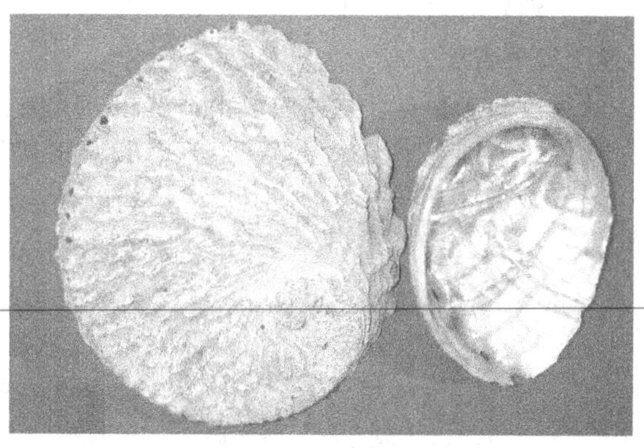

图 2-3 石决明药材

羊鲍：近圆形，长 4～8cm，宽 2.5～60cm，高 0.8～2cm。壳顶位于近中部而高于壳面，螺旋部与体螺部各占 1/2，从螺旋部边缘有 2 行整齐的突起；尤以上部较为明显，末端 4～5 个开孔，呈管状。

澳洲鲍：呈扁平卵圆形，长 13～17cm，宽 11～14cm，高 3.5～6cm。表面砖红色，螺旋部约为壳面的 1/2，螺肋和生长线呈波状隆起，疣状突起 30 余个，末端 7～9 个开孔，孔口突出壳面。

耳鲍：狭长，略扭曲，呈耳状，长 5～8cm，宽 2.5～3.5cm，高约 1cm。表面光滑，具翠绿色、紫色及褐色等多种颜色形成的斑纹，螺旋部小，体螺部大，末端 5～7 个开孔，孔口与壳面平，多为椭圆形，壳薄，质较脆。

白鲍：呈卵圆形，长 11～14cm，宽 8.5～11cm，高 3～6.5cm。表面砖红色，光滑，壳顶高于壳面，生长线颇为明显，螺旋部约为壳面的 1/3，疣状突起 30 余个，末端 9 个开孔，孔口与壳面平。

【显微鉴别】皱纹盘鲍纵断面和横断面可见贝壳分为三层：

① 外层为角质层，极薄，黑褐色，粗糙。

② 中层为棱柱层，厚，白色，长条的棱柱垂直排列于内、外层间。

③ 内层为珍珠层，较厚，银白色，并具紫色、粉红色、绿色等五彩光泽。

【成分】均主含碳酸钙，内层珍珠层含角蛋白，水解得多种氨基酸。

几种石决明的性状比较，见表 2-1。

表 2-1　几种石决明的性状比较

名称	表面	大小	长/cm	穿孔	孔口	颜色	螺旋部/体螺部
光底(九孔鲍)	平滑	小型	7～9	7～9	平	灰棕色-灰绿色	极小/极宽大
毛底(皱纹盘)	粗糙	中型	8～12	4～5	高	灰棕色	极小/极宽大
毛底(羊　鲍)	粗糙	小型	4～8	4～5	高	灰黄色	1/2
大鲍(澳洲鲍)	粗糙	大型	13～17	7～9	高	砖红色	1/2
小鲍(耳　鲍)	平滑	小型	5～8	5～7	平	绿色-黄褐色	小/大
(白　鲍)	平滑	大型	11～14	9	平	砖红色	1/2
伪(美德鲍)	粗糙	大型	11～18	11	高	灰褐色-灰绿色	小/大

4. 珍珠（Margarita）

【来源】为软体动物门珍珠贝科动物马氏珍珠贝 *Pteria martensii*（Dunker）或蚌科动物三角帆蚌 *Hyriopsis cumingii*（Lea）、褶纹冠蚌 *Cristaria plicata*（Leach）等双壳类动物受刺激而形成。

【产地】海珠主产于广东、广西、台湾等省区；淡水养殖珍珠主产于黑龙江、安徽、江苏及上海等省市。

【采收加工】自动物体内取出，洗净，干燥。

【性状鉴别】呈类球形、卵圆形、长圆形或棒形，直径 1.5～8mm。表面具类白色、浅粉红色、浅黄绿色或浅蓝色光泽，半透明；平滑或微有凹凸。质地坚硬，破碎面可见层纹。无臭，味淡。如图 2-4 所示。

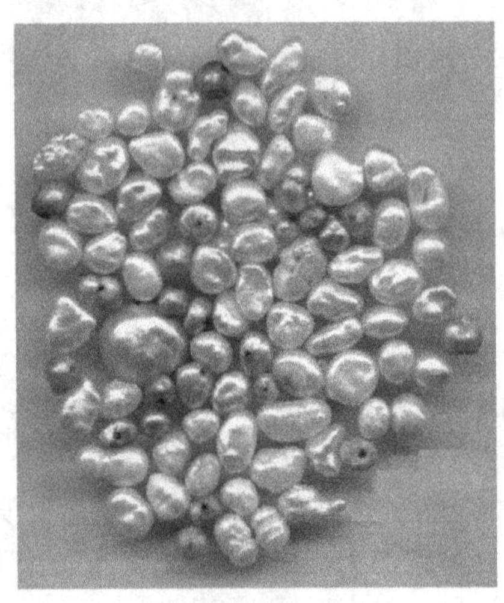

图 2-4　珍珠药材

【显微鉴别】磨片：可见同心性环状层纹。多数磨片在暗视野中可见珍珠特有的七色彩光——“珍珠虹光环”。

粉末：类白色。呈不规则碎块，半透明，具彩虹样光泽。表面现颗粒性，断面呈薄层重叠状，可见致密的成层线条或极细密的微波状纹理。

【成分】含碳酸钙（94%～95%）、壳角蛋白（3.83%～4%，水解得 17 种以上氨基酸）、无机元素（Mg、Mn、Sr、Cu、Al、Na、Zn）。

【理化鉴别】

（1）本品置紫外线灯（365nm）下观察，显浅蓝紫色（天然珍珠）或亮黄绿色（养殖珍珠）荧光，通常环周部分较明亮。

（2）取本品粉末，加稀盐酸，即发生大量气泡，滤过，滤液显钙盐的鉴别反应。

（3）弹性实验：置 60cm 高处落下到平放的玻璃板上，应弹跳 15～25cm（海水珠）或 5～10cm（淡水珠）。

附：珍珠母含碳酸钙（94%～95%）、壳角蛋白。

马氏珍珠贝粉末：珍珠层碎块呈不规则块状，表面现颗粒性，断面呈层层重叠状，边沿略成锯齿状。棱柱状碎块少见，断面呈棱柱状，有明显的横向条纹。

5. 全蝎（Scorpio）

【来源】为节肢动物门钳蝎科动物东亚钳蝎 *Buthus martensii* Karsch 的干燥体。

【产地】主产于河南、山东等省。野生或饲养。

【采收加工】春末至秋初捕捉，除去泥沙，置沸水或沸盐水中，煮至全身僵硬，捞出，置通风处，阴干。

【性状鉴别】头胸部与前腹部呈扁平长椭圆形，后腹部呈尾状，皱缩弯曲，完整者体长约 6cm。头胸部成绿褐色，前面有 1 对短小的螯肢及 1 对较长大的钳肢，形似蟹螯，背面覆有梯形背甲，腹面有足 4 对，均为 7 节，末端各具 2 爪钩；前腹部由 7 节组成，第七节色较深，背甲上有 5 条隆脊线。后腹部棕黄色，6 节，节上均有纵沟，末节有锐钩状毒刺，毒刺下方无距。质脆，易断。气微腥，味咸。如图 2-5 所示。

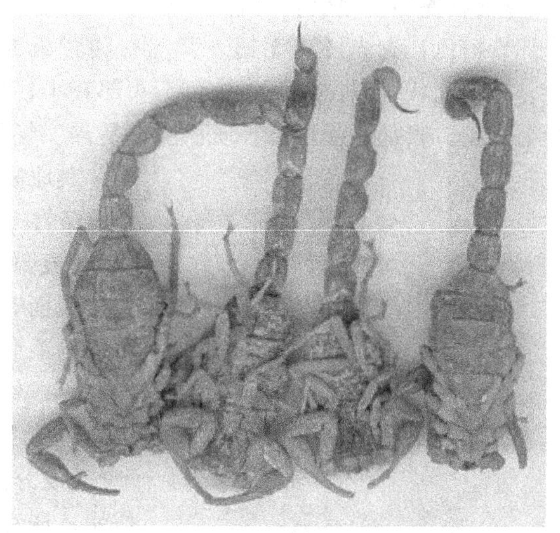

图 2-5　全蝎药材

【显微鉴别】粉末黄棕色。①体壁碎片外表皮表面观呈多角形网格样纹理，一边微尖突，密布细小颗粒，可见凸起的圆形毛窝，刚毛常于基部断离；断面观内、外表皮纵贯较多微细孔道；未角化外表皮呈类圆形凸起。②横纹肌纤维侧面观明带较宽，中有一暗线，暗带有致密的短纵纹理。③刚毛体部具纵直纹理，髓腔细窄。④有脂肪油滴。

【成分】含蝎毒素（buthotoxin），为一种毒性蛋白，含硫较高，从中分得马氏钳蝎神经毒素（neurotoxin）Ⅰ和Ⅱ；还分得抗癫痫肽（antiepilepsypeptide）。尚含三甲胺（trimethylamine）、甜菜碱、牛磺酸、卵磷脂及铵盐等。

6. 蜈蚣（Scolopendra）

【来源】为节肢动物门蜈蚣科动物少棘巨蜈蚣 *Scolopendra subspinipes* mutilans L. Koch 的干燥体。

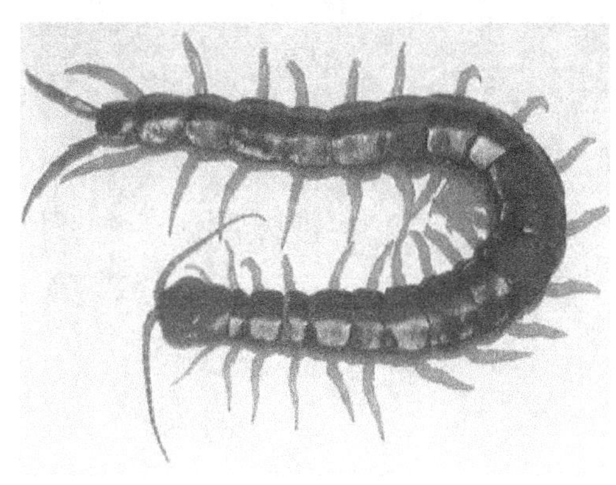

图 2-6　蜈蚣药材

【性状鉴别】呈扁平长条形，长 9～15cm，宽 0.5～1cm，由头部和躯干部组成，全体共 22 个环节。头部暗红色或红褐色，有近圆形的头板覆盖，两侧有颚肢及触角各 1 对。躯干部第一背板与头板同色，其余 20 个背板为黑绿色，有光泽，从第四背板至第二十背板常有两条纵线；腹部淡黄色或棕黄色，皱缩；自第二节起，每体节有步足 1 对，生于两侧，黄色或红褐色（浙赤湘鄂黄），弯作钩形，最末一对步足尾状，故又称尾足。质脆，断面有裂隙。气微腥，并有特殊刺鼻的臭气，味辛而微咸。如图 2-6 所示。

【成分】含两种类似蜂毒的有毒成分，即组胺（histamine）样物质及溶血蛋白质。此外，尚含氨基酸、蚁酸、脂肪油以及铜、锰、铁等元素。外皮含有具硫键的蛋白质。

7. 土鳖虫（Eupolyphaga seu Steleophaga）

【来源】为节肢动物门鳖蠊科昆虫地鳖 *Eupolyphaga sinensis* Walker. 或冀地鳖 *Steleophaga plancyi*（Boleny）的雌虫干燥体。

【产地】地鳖主产于江苏、安徽、四川等省。冀地鳖主产于河北、河南、北京、山东等省市。

【采收加工】夏、秋两季捕捉，置沸水中烫死，晒干或烘干。

【性状鉴别】地鳖：呈扁平卵形，头部较狭，尾端较宽，长 1.3～3cm，宽 1.2～2.4cm。背部紫褐色，有光泽，无翅。背部有胸背板 3 节，前胸背板较发达，盖住头部；腹背板 9 节，呈覆瓦状排列。腹面红棕色。头部较小，有丝状触角 1 对，常脱落，胸部有足 3 对，具细毛和刺。腹部有横环节。质松脆，易碎。气腥臭，味微咸。如图 2-7 所示。

冀地鳖：呈长椭圆形，长 2.2～2cm，宽 1.5～2.5cm。背部黑棕色，通常在边缘带有淡黄褐色斑块及黑色小点。

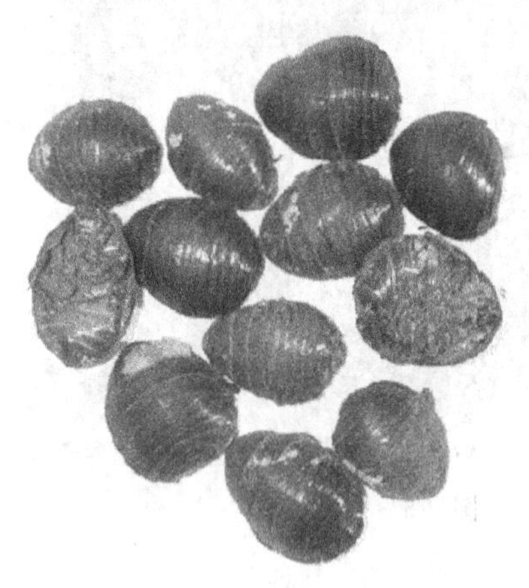

图 2-7　土鳖虫药材

【显微鉴别】粉末灰棕色。①体壁碎片深棕色或黄色，表面有不规则纹理，其上着生粗短或细长刚毛，常可见刚毛脱落后的圆形毛窝；②刚毛棕黄色或黄色，先端锐尖或钝圆，有的具纵直纹理；③横纹肌纤维无色或淡黄色，有细密横纹，明带较暗带宽。

【成分】地鳖含鲨肝醇（十八烷基甘油醚），具解毒作用；尿囊素，具镇静作用，外用能促进皮肤溃疡面和伤口愈合，有生肌作用；并分离出二十八烷醇、β-谷甾醇等。尚含挥发油，其主要成分为樟脑、醋酸乙酯等多种脂肪醛和芳香醛。另含多种氨基酸。

附：土鳖虫已大量人工饲养，有人于捕捉前大量喂精饲料后烫死，可使腹内容物增重 30%～60%，正常仅为 14%～34%。

8. 桑螵蛸（Oötheca Mantidis）

【来源】为节肢动物门螳螂科昆虫大刀螂 *Tenodera sinensis* Saussure、小刀螂 *Statilia maculata*（Thunb.）或巨斧螳螂 *Hierodula patellifera*（Serville）的干燥卵鞘。分别习称“团膘峭”、“长膘峭”及“黑螵峭”。

【性状鉴别】团膘峭：略呈圆柱形或半圆形，长 2.5～4cm，宽 2～3cm，厚 1.5～2cm，由多数膜状薄层叠成。表面浅黄褐色；上面隆起带不很明显，底面平坦或有凹沟。体轻，质松而韧，横断面可见外层为海绵状物，内层为许多放射状排列的小室，室内各有 1 细小椭圆形的卵，卵呈深棕色，有光泽。气微腥，味淡或微咸。如图 2-8 所示。

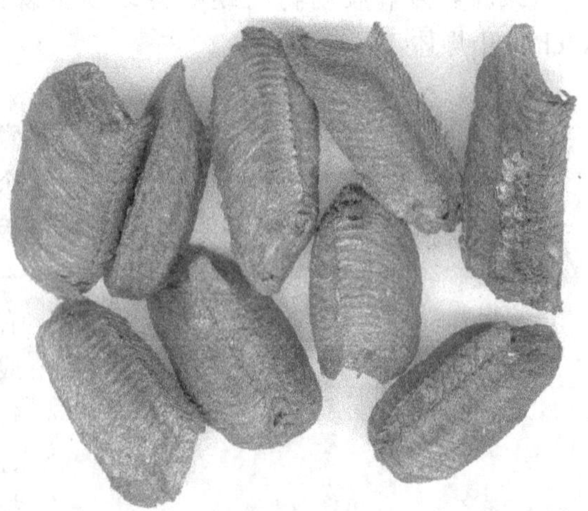

图 2-8　桑螵蛸药材

长螵蛸：略呈长条形，长 2.5～5cm，宽 1～1.5cm，厚约 1cm，一端较细。表面灰黄色，上面有 1 条明显的带状隆起，带的两侧各有 1 条暗棕色浅沟及斜向纹理，底面平坦或凹入。质坚而脆。

黑膘峭：略呈平行四边形，长 2～4cm，宽 1.5～2cm，厚 1～1.5cm。表面灰褐色，上面有 1 条明显的带状隆起，两侧有斜向纹理，近尾端微向上翘。质坚韧。

9. 蝉蜕（Periostracum Cicadae）

【来源】 为节肢动物门蝉科昆虫黑蚱 *Cryptotympana pustulata* Fabricius 的若虫羽化时脱落的皮壳。

【性状鉴别】 全形似蝉，中空，稍弯曲，长约 3.5cm，宽约 2cm。表面黄棕色，半透明，有光泽。头部丝状触角 1 对，多已脱落，复眼 1 对，横生，略突出，透明。额部先端突出，上唇宽短，下唇延长呈管状。胸部背面呈十字形裂开，裂口向内卷曲，脊背左右具小翅 2 对；腹面有足 3 对，被黄棕色细毛，腹部圆而丰满有曲纹，尾部钝尖，由腹部至尾端共 9 节。体轻，中空，易碎。无臭，味淡。如图 2-9 所示。

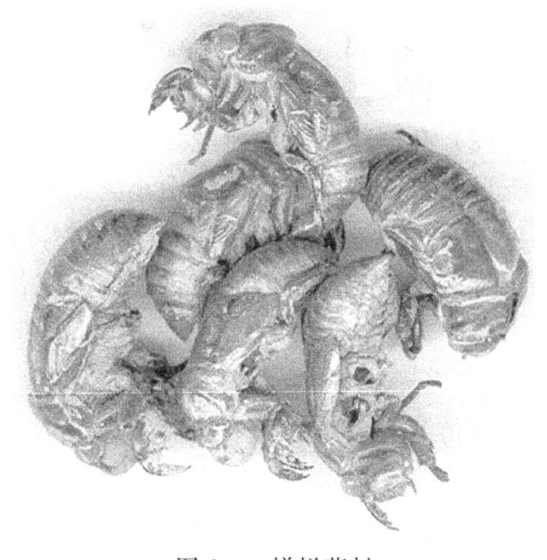

图 2-9　蝉蜕药材

以体轻，完整、色黄亮者为佳。

10. 斑蝥（Mylabris）

【来源】 为节肢动物门芫青科昆虫南方大斑蝥 *Mylabris phalerata* Pallas 或黄黑小斑蝥 *Mylabris cichorii* Linnaeus 的干燥虫体。

【产地】 主产于河南、广西、安徽、江苏等省区。

【采收加工】 夏、秋两季捕捉，闷死或烫死，晒干。

【性状鉴别】 南方大斑蝥：触角末节基部窄于前节，呈长圆形，长 1.5～2.5cm，宽 0.5～1cm。头及口器向下垂，有较大的复眼及触角各 1 对，触角多已脱落。背部具革质鞘翅 1 对，黑色，有 3 条黄色横纹；鞘翅下面有棕褐色薄膜状透明的内翅 2 片。胸腹部乌黑色，胸部有足 3 对，腹部呈环节状，有黑色绒毛。气特异而臭，刺激性强，不宜口尝。如图 2-10 所示。

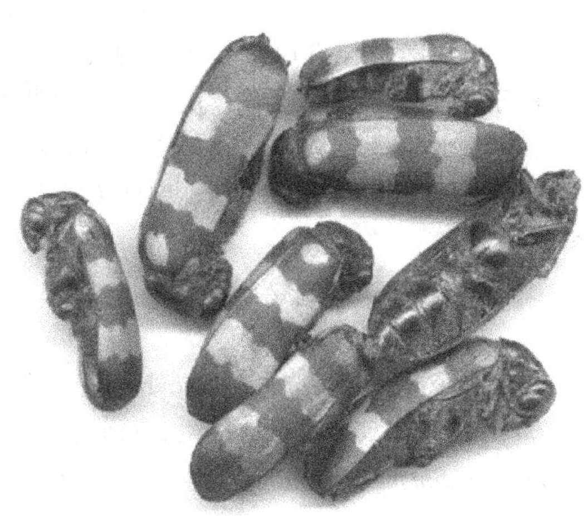

图 2-10　斑蝥药材

黄黑小斑鳖：较小，长 1～1.5cm。触角末节基部与前节等宽。

【显微鉴别】 南方大斑蝥粉末：棕褐色。①刚毛极多，棕褐色，细刺状。②体壁碎片棕色，表面平或具小瘤突，有的可见短小的刺和刚毛脱落后的小凹窝。③肌纤维板块状、条状或数条成束，黄白色，可见顺直纹理和横向环纹。④气管壁组织具整齐条状增厚，壁白色，其下有透明膜状物衬托。⑤翅碎块可见黄白色及黑褐色相间的斑纹，在黑褐色部分具交错排列微突起的纽扣状圆环；表面具刚毛。

【成分】含斑蝥素（cantharidin）。尚含脂肪油、树脂、蚁酸、色素及磷、镁、钙元素等。斑蝥素是抗癌有效成分，但毒性大，其半合成品羟基斑蝥胺疗效类似，毒性只有其1/500。斑蝥素治疗原发性肝癌、病毒性肝炎、鼻炎等均有显著效果，也是芫青科昆虫特有的防御攻击物质。

【理化鉴别】

（1）粉末微量升华得白色升华物，在显微镜下观察，为柱形、棱形结晶。

（2）升华物用石油醚洗2～3次，加硫酸（相对密度1.77）2～3滴，微热，溶解后转入两支试管内。一支试管继续用小火加热至发生气泡，立即离火，滴入对二甲氨基苯甲醛硫酸溶液1滴，溶液即显樱红色或紫红色（检查斑蝥素）。另一支试管加入间苯二酚粉末少许，小火加热至沸；溶液变红色，在紫外线灯下观察，显绿色荧光。

（3）薄层色谱检斑蝥素：取本品粉末的氯仿浸液，滤过，滤液蒸干，残渣用石油醚（30～60℃）洗3次，倾去上清液，残渣加氯仿使溶解，作为供试品溶液。另取斑蝥素对照品的氯仿溶液，作为对照品溶液。吸取上述两种溶液，分别点于同一硅胶G薄层板上，以氯仿-丙酮（98∶2）为展开剂，展开，取出，晾干，喷以0.1%溴甲酚绿乙醇溶液，热风吹至斑点显色清晰。供试品色谱中，在与对照品色谱相应的位置上，显相同颜色的斑点。

【含量测定】《中国药典》（2010年版）规定本品用GC测定，含斑蝥素（$C_{10}H_{12}O_4$）不得少于0.35%。

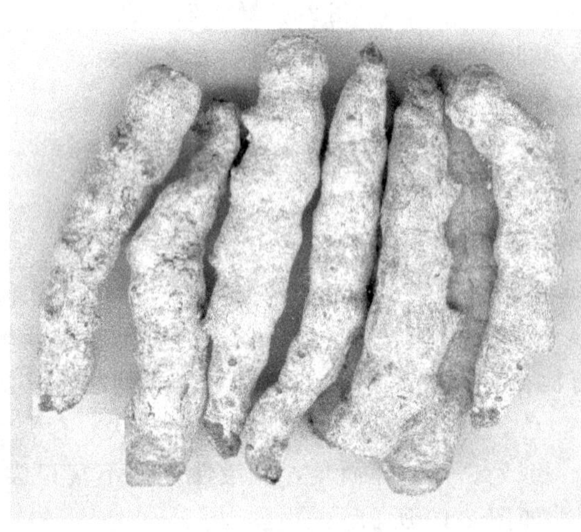

图2-11　僵蚕药材

11. 僵蚕（Bombyx Batryticatus）

【来源】为节肢动物门蚕蛾科昆虫家蚕 *Bombyx mori* L. 的4～5龄幼虫因感染（或人工接种）白僵菌 *Beauveria bassiana* (Bals.) Vuill. 而致死的干燥体。

【性状鉴别】呈类圆柱形，多弯曲而皱缩，长2～5cm，直径4～7mm。表面灰白色或黄白色，被有白色粉霜状的气生菌丝和分生孢子。头部较圆，足8对，体节明显；尾部略呈二分歧状。质硬而脆，易折断，断面平坦，外层白色，中间有亮棕色或亮黑色的丝腺环4个。气微腥，味微咸。如图2-11所示。

表面无白色粉霜、中空者不可入药。

12. 海马（Hippocampus）

【来源】为脊索动物门海龙科动物线纹海马 *Hippocampus kelloggi* Jordan et Snyder、刺海马 *Hippocampus histrix* Kaup、大海马 *Hippocampus kuda* Bleeker、三斑海马 *Hippocampus trimaculatus* Leach 或小海马（海蛆）*Hippocampus japonicus* Kaup 的干燥体。

【性状鉴别】线纹海马：体呈扁长形而弯曲，长约30cm。黄白色。头略似马头，前方有一管状长吻，口小，无牙，两眼深陷，头顶有冠状突起。躯干部7棱形；尾部4棱形，渐细，向内卷曲；体上有瓦楞形节纹并具短棘。习称“马头、蛇尾、瓦楞身”。体轻，骨质坚硬。气微腥，味微咸。如图 2-12 所示。

刺海马：体长 15～20cm，黄白色，头部及体上节纹间的棘细而尖。

大海马：体长 20～30cm，黑褐色。

三班海马：体长 10～18cm，体背部第 1、4、7 节两侧的短棘基部各有 1 黑斑。

小海马（海蛆）：体形小，长 7～10cm，黑褐色节纹及短棘均较细小。

均以体大、坚实、头尾齐全者为佳。

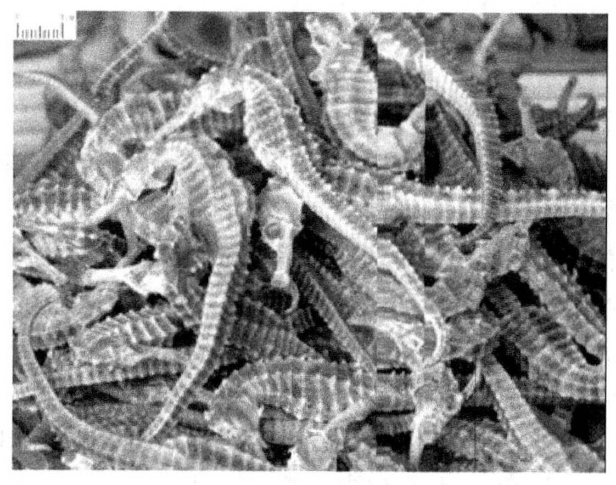

图 2-12　海马药材

13. 蟾酥（Venenum Bufonis）

【来源】为脊索动物门蟾蜍科动物中华大蟾蜍 *Bufo bufo gargarizans* 或黑眶瞻蜍 *Bufo melanostictus* Schneider 的耳后腺及皮肤腺所分泌的白色浆液，经加工而成。

【产地】主产于华北、东北。

【采收加工】多于夏、秋两季捕捉瞻蜍，洗净，挤取耳后腺及皮肤腺的白色浆液，加工，干燥。

【性状鉴别】棕褐色或红棕色。

团酥：扁圆形团块，质坚硬，不易折断，断面棕褐色，角质状，微有光泽。

片酥：不规则片状，质脆易碎，断面红棕色，半透明。如图 2-13 所示。

气微腥，味初甜而后有持久的麻辣感，粉末嗅之作嚏。断面沾水，即呈乳白色隆起。粉末于锡箔纸上加热即熔成油状。

【显微鉴别】粉末：淡棕色。①甘油水装片观察，呈半透明或淡黄色不规则形碎块，并附有砂粒状固体。②浓硫酸装片观察，显橙黄色或橙红色透明的类圆形小块，碎块四周逐渐缩小，表面显龟裂状纹理，稍久置渐溶解消失。③水装片加碘试液观察，不应含有淀粉粒。

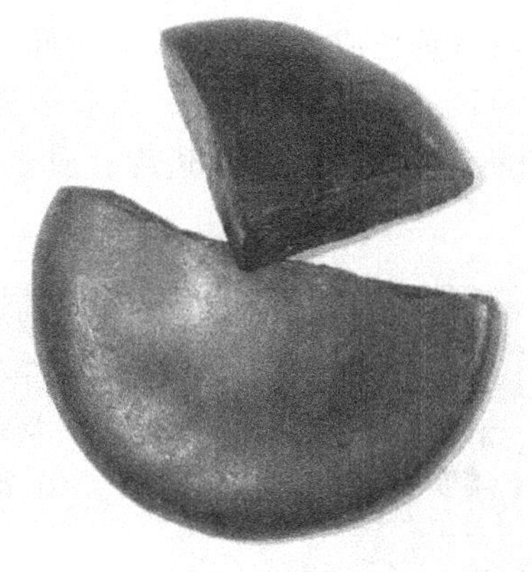

图 2-13　蟾酥饮片

【成分】①强心甾体化合物：有毒性的蟾毒配基类（bufogenins）化合物，已知有 10 余种，多为干燥加工过程中的分解产物，如脂蟾毒配基、华蟾酥毒基、蟾毒灵、羟基华蟾毒配基、蟾毒配基等。另含洋地黄毒苷元等。

蟾蜍毒素（bufotoxins）：　蟾毒配基类与有机酸结合的酯类，多存在于加工前的新鲜分泌物中。

② 吲哚类生物碱：主要有蟾酥碱（bufotenine）、蟾酥甲碱（bufotenidine）、去氢蟾酥碱等。此外尚含甾醇类、肾上腺素及多种氨基酸。脂蟾毒配基、蟾毒灵等具有显著兴奋呼吸和升压作用，临床作呼吸兴奋剂。蟾毒灵具有较强的局部麻醉作用，较可卡因大 30～60 倍。

【理化鉴别】

（1）粉末加甲醇浸泡 1h，滤过，滤液加对二甲氨基苯甲醛固体少许，再加硫酸数滴，则显蓝紫色（吲哚类化合物反应）。

（2）粉末加氯仿5ml，浸泡1h，滤过，将滤液蒸干，残渣加醋酐少量使溶解，滴加硫酸，初显蓝紫色，渐变蓝绿色（甾醇反应）。

（3）薄层色谱以蟾酥对照药材、脂蟾毒配基及华蟾酥毒基为对照品。取本品的乙醇回流提取液，作为供试品溶液。另取蟾酥对照药材，同法制成对照药材溶液。再取脂蟾毒配基及华蟾酥毒基对照品，加乙醇分别制成对照品溶液。吸取上述4种溶液，分别点于同一硅胶G薄层板上，以环己烷-氯仿-丙酮（4∶3∶3）为展开剂，展开，取出，晾干，喷以10%硫酸乙醇溶液，热风吹至斑点显色清晰。供试品色谱中，在与对照药材色谱相应的位置上，显相同颜色的斑点；在与对照品色谱相应的位置上，显相同的一个绿色及一个红色斑点。

【含量测定】《中国药典》（2010年版）用高效液相色谱法测定，本品含华蟾酥毒基（$C_{26}H_{34}O_6$）和脂蟾毒配基（$C_{24}H_{32}O_4$）的总量不得少于6.0%。

14. 龟甲（Carapax et Plastrum Testudinis）

【来源】为脊索动物门龟科动物乌龟 *Chinemys reevesii* 的背甲及腹甲。

【性状鉴别】腹甲呈板片状，近长方椭圆形，长8～200cm，宽5～15cm；前端钝圆或平截，后端具三角形缺刻，两侧均有呈翼状向斜上方弯曲的甲桥（墙板）；外表面淡黄棕色至棕色，角板12块；每块具紫褐色放射状纹理；内表面黄白色至灰白色，有的略带血迹或残肉，称“血板”，除净后可见骨板9块，呈锯齿状嵌接。背甲及腹甲由甲桥相连，背甲稍长于腹甲。背甲呈长椭圆形，背部微隆起，长10～23cm，宽8～17cm；外表面棕褐色或黑色，前部略窄于后部，前端有颈角板1块，脊背中央有椎角板5块，两侧各有对称肋角板4块，边缘每侧具缘角板11块，尾部具臀角板2块；质坚硬。气微腥，味微咸。如图2-14所示。

以血板、身干、个大、无残肉、洁净者为佳。

15. 鳖甲（Carapax Trionycis）

【来源】为脊索动物门鳖科动物鳖 *Trionyx sinensis* Wiegmann 的背甲。

【性状鉴别】 呈椭圆形或卵圆形，长10～20cm，宽8～17cm，厚约5mm。背面隆起，外表面灰褐色或黑绿色，略有光泽，密布网状细皱纹，并有灰黄色或灰白色斑点，中间有一条纵棱，两侧各有左右对称的横凹纹8条，外皮脱落后，可见锯齿状嵌接缝。内表面类白色，中部有突起的脊椎骨，颈骨向内卷曲，两侧有对称的肋骨各8条，伸出边缘。质坚硬，易自骨板衔接缝断裂。气微腥，味淡。如图2-15所示。

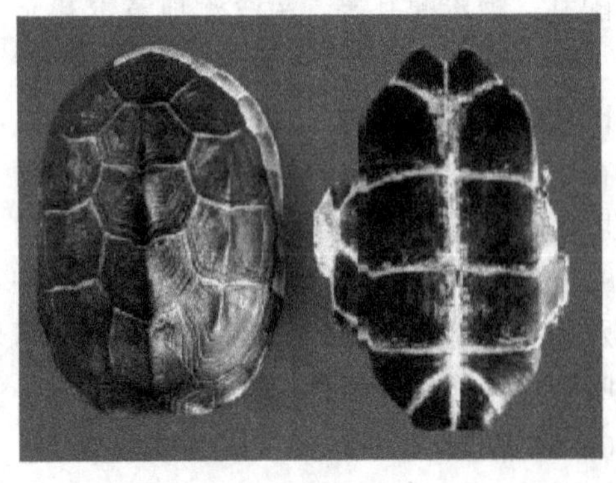

图2-14 龟甲药材

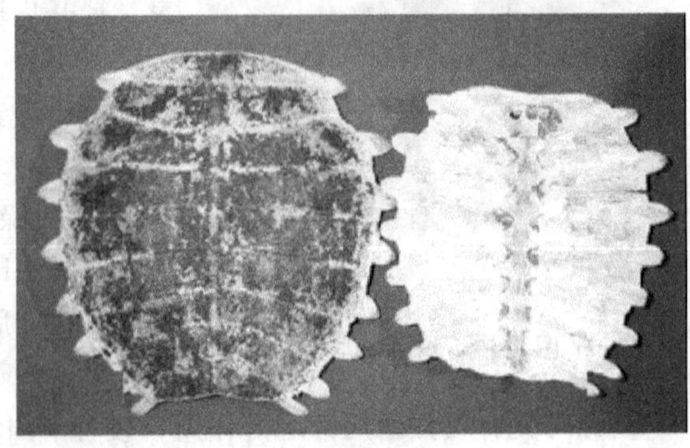

图2-15 鳖甲药材

以块大、甲厚、无残肉、洁净、无腐臭者为佳。

16. 蛤蚧（Gecko）

【来源】为脊索动物门壁虎科动物蛤蚧 *Gekko gecko* Linnaeus 除去内脏的干燥体。

【产地】主产于广西龙津、大新等县。云南、广东等省亦产。广西、江苏等省区有人工养殖。

【采收加工】全年均可捕捉，5～9 月为主要捕捉季节，捕捉后破开腹部，取出内脏，用布抹净血液（不可水洗），再以竹片撑开使身体扁平，四肢顺直，以微火焙干，将大小相近的两只合成 1 对，扎好。

【性状鉴别】全体呈扁片状，头颈部及躯干部长 9～18cm，头颈部约占 1/3，腹背部宽 6～11cm，尾长 6～14cm。头稍扁，略呈三角形；两眼多凹陷成窟窿，无眼睑；吻鳞不切鼻孔；口内角质细齿密生于鄂的边缘，无异型大齿。腹背部呈椭圆形，腹薄。全身密被类圆形微有光泽的细鳞，背部成行镶嵌大的圆形鳞片。背部灰黑色或银灰色，有黄白色或灰绿色斑点（进口蛤蚧多为砖红色斑点）散在或密集成斑纹；脊椎骨及两侧肋骨突起。四足均有五趾，除第一趾外，均具爪，趾底面具吸盘。尾细长有不银灰色环带数 6～7 条。质坚韧。气腥，味微咸。如图 2-16 所示。

以体大、肥壮、尾全、不破碎者为佳。

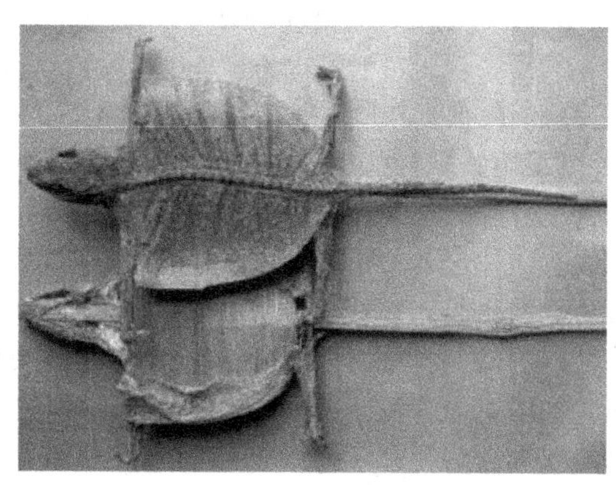

图 2-16　蛤蚧药材

【显微鉴定】粉末淡黄色或淡灰黄色。

① 鳞片近无色，表面可见半圆形、类圆形隆起，略作覆瓦状排列，布有极细小的粒状物，有的可见圆形孔洞（鳞片基部边缘处）。

② 皮肤碎片淡黄色或黄色，表面观细胞界限不清楚，布有棕色或棕黑色色素颗粒。

③ 横纹肌纤维侧面观细密横纹呈平行的波峰状，有的纹理不清晰；横断面常呈三角形、类方形。

④ 骨碎片呈不规则碎块，表面有细小裂缝状或针孔状孔隙；骨陷窝呈裂缝状、长条形，多为同方向排列。

【成分】含肌肽（carnoside）、胆碱、肉毒碱（carnitine）、鸟嘌呤（guanine）、蛋白质等。尚含甘氨酸等 16 种氨基酸，钙、磷、镁、锌等 18 种无机元素，且尾部比体部含锌量高。

【理化鉴别】本品粉末的乙醇提取液或酸水提取液，加生物碱试剂硅钨酸、碘化铋钾或碘化汞钾等，均有沉淀反应。

17. 蕲蛇（Agkistrodon）

【来源】为脊索动物门蝰科动物五步蛇 *Agkistrodon acutus*（Guenther）除去内脏的干燥体。

【产地】主产于浙江温州、丽水、金华。江西、福建、广西等地亦产。

【采收加工】多于夏、秋两季捕捉，剖开蛇腹，除去内脏，洗净，用竹片撑开腹部，盘成圆盘状，干燥后拆除竹片。

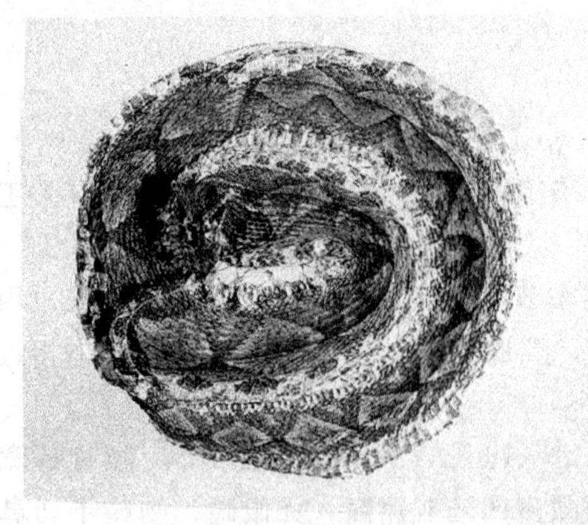
图 2-17　蕲蛇药材

【性状鉴别】呈圆盘形，盘径 17～34cm，体长可达 2m。头呈扁三角形，吻端向上突出，习称“翘鼻头”；眼后至颈侧有 1 条黑色斑纹；口宽大，上腭有一管状毒牙，中空尖锐。背部两侧各有 17～25 个“V”形斑，在背中线上相接，形成灰白色菱方形斑纹，习称“方胜纹”，有的两侧“V”形斑在背中线不相接，呈交错排列。腹部灰白色，鳞片较大，有黑色类圆形的斑点，习称“连珠斑”；尾部骤细，末端有长三角形鳞片 1 枚，习称“佛指甲”。腹内壁黄白色，脊椎骨的棘突较高，呈刀片状上突，前后椎体下突多为弯刀状，向后倾斜，尖端明显超过椎体后隆面。气腥，味微碱。如图 2-17 所示。

【显微鉴别】取背鳞 1 片，用水装置，观察外表面：鳞片呈深棕色或黄棕色，密布乳头状突起，乳突呈类三角形、类卵形或不规则形，内含颗粒状色素。背鳞横切面观：部分真皮和表皮向外呈乳头状突出，使外表面呈波浪形，突起部的真皮含较多色素。内表面较平直，无乳头状突起。

【成分】主含蛋白质、氨基酸、脂肪。头部毒腺中含多量出血性毒素、少量神经性毒素、微量的溶血成分及促进血液凝固成分。蛇毒主含凝血酶样（thrombine like）物质、酯酶和 3 种抗凝血活酶。

近年从该蛇毒中提纯的精氨酸酯酶用于治疗脑血栓、周围阻塞性血管瘤、高凝血症均有良效。

【理化鉴别】聚丙烯酰胺凝胶蛋白电泳谱带特征能区别于其他蛇类中药。

18. 乌梢蛇（Zaocys）

【来源】为脊索动物门游蛇科动物乌梢蛇 *Zaocys dhumnades*（Cantor）除去内脏的干燥体。

【产地】主产于浙江、江苏、安徽等省。

【采收加工】夏、秋两季捕捉，剖开腹部，或先剥去蛇皮留头尾，除去内脏，盘成圆盘状，干燥。

【性状鉴别】呈圆盘状，盘径 13～16cm。全体乌黑色或黑褐色，密被菱形细鳞，背鳞行数偶数，背中央 2～4 行鳞片强烈起棱，形成纵贯全体的两条黑线。头盘在中央，扁圆形，大多眼大不陷而有光泽；颊鳞 1 枚，眼前下鳞 1 枚，较小，眼后鳞 2 枚。脊部高耸，成屋脊状，俗称“剑脊”。腹部剖开边缘向内卷曲，脊肌肉厚，黄白色或淡棕色，可见排列整齐的肋骨。尾部渐细而长。剥皮者仅留头、尾之皮，中段较光滑。气腥，味淡。如图 2-18 所示。

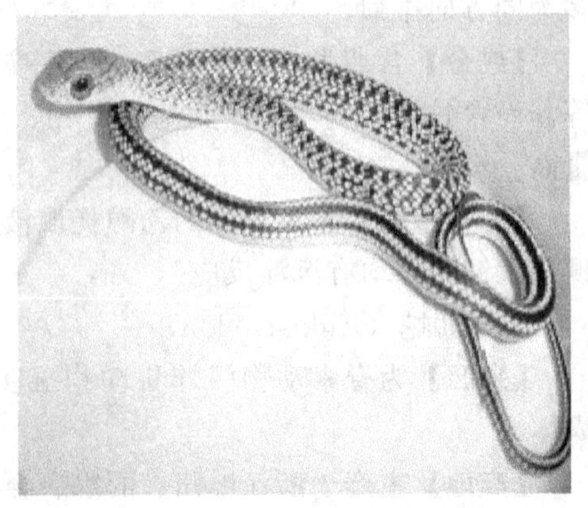
图 2-18　乌梢蛇药材

【显微鉴别】 取背鳞 1 片，用水装置，观察外表面：鳞片呈黄棕色，具纵直条纹，条纹间距 13.7～27.4μm，沿鳞片基部至先端方向径向排列，内含色素斑。此特征为本品粉末鉴定的重要依据。背鳞横切面观：内、外表皮均较平直，真皮不向外方突出，真皮中色素较多。

【成分】 含蛋白质、脂肪。尚含大量的钙、磷、镁常量元素，铁、铝、锌等微量元素含量也较高。

【理化鉴别】 聚丙烯酰胺凝胶蛋白电泳谱带特征能区别于其他蛇类中药。

19. 麝香（Moschus）

【来源】 为脊索动物门鹿科动物林麝 *Moschus berezovskii* Flerov、马麝 *Moschus sifanicus* Przewalski 或原麝 *Moschus moschiferus* Linnaeus 成熟雄体香囊中的干燥分泌物。

【主地】 主产于四川、西藏、陕西、甘肃等省区。以四川、西藏产量大、质量优。四川省马尔康、都江堰、米亚罗，陕西省镇平，湖南湘潭，安徽霍山等地均已建场养麝，现已能提供部分麝香商品。

【采收加工】 野麝多在冬季至次春猎取，捕获后，立即割取香囊，阴干，习称“麝香”；除去囊壳，取囊中分泌物，习称“麝香仁”。家养麝多在十月直接用挖勺从活麝香囊中挖取，阴干或用干燥器密闭干燥。

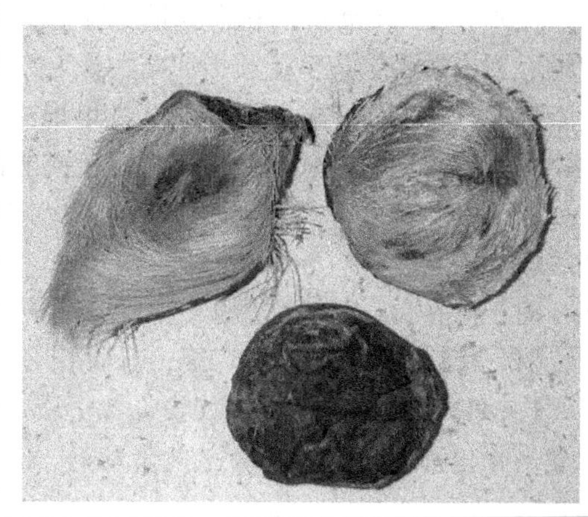

图 2-19 麝香药材

【性状鉴别】 毛壳麝香：呈球形、椭圆球形或扁圆球形的囊状体，直径 3～7cm。开口面的革质皮棕褐色，密生灰白色或灰棕色短毛，从两侧围绕中心排列，中央有 1 小囊孔，直径 2～3mm。另一面为棕褐色略带紫色的皮膜，微皱缩，偶显肌肉纤维，略有弹性。剖开后，可见中层皮膜呈棕褐色或灰褐色，半透明状，内层皮膜呈棕色，内含颗粒状及粉末状的麝香仁和少量细毛及脱落的内层皮膜（习称“银皮”或“云皮”，银皮质地柔软、致密，是天然防止香气泄露的保护膜。久置发硬就是伪品）。质较柔软，有特异香气。如图 2-19 所示。

以个饱满、皮薄、捏之有弹性、香气浓烈者为佳。

其中呈不规则圆形或颗粒状者习称“当门子”，外表多呈紫黑色，微有麻纹，油润光亮，断面棕黄色或黄棕色；粉末状者多呈棕色或棕褐色或微带紫色，并有少量脱落的内层内皮膜和细毛。饲养品呈颗粒状、短条形或不规则团块，紫黑色或深棕色，表面不平，显油性，微有光泽，并有少量脱落的内层皮膜和毛。气香浓烈而特异，味微辣、微苦带咸。

以当门子多、质柔润、香气浓烈者为佳。

【显微鉴别】 麝香仁粉末：棕褐色或黄棕色。用水合氯醛液装片观察，呈淡黄色、半透明、颗粒状物集成的团块，团块中包埋有晶体（方形、柱形、八面体或不规则状），并可见圆形油滴，偶见毛及脱落的内层皮膜组织。

扫描电镜观察：麝香仁的基本结构为无数均一致密的颗粒，表面粗糙，直径 3～3.5cm。5～9 个颗粒接成短链，非直线排列，交叉或不交叉。它们普遍存在于板层结构中与板层结构外。

【成分】（1）主要含大分子环酮：麝香酮（muscone，甲基环十五酮）、少量降麝香酮（normuscone），具特异强烈香气。

（2）11种雄甾烷衍生物：如雄性酮（androsterone）、表雄酮（epiandrosterone）等。

（3）相对分子质量1000、5000～6000的肽类，强抗炎活性，后者是氢化可的松的20倍。

另含胆甾醇、蛋白质、氨基酸、脂肪酸、尿囊素、尿素和无机盐。

【理化鉴别】

（1）针刺：取毛壳麝香，用特制槽针从囊孔插入，涩针而不顶针，有“冒曹现象”，转动槽针，撮取麝香仁，立即检视，槽内的麝香仁应有逐渐膨胀高出槽面的现象。麝香仁油润，颗粒疏松，无锐角，香气浓烈。不应有纤维等异物或异常气味。

（2）手搓：取麝香仁粉末少量，置手掌中，加水润湿，用手搓之能成团，再用手指轻揉即散，不应沾手、染手、顶指或结块。

（3）灼烧：取粉末少量撒于炽热坩埚中灼烧，初则迸裂，随即熔化膨胀起泡，油点似珠，香气浓烈四溢，灰化后呈灰烬白色或灰白色。应无毛、肉焦臭，无火焰或火星出现。

【含量测定】《中国药典》（2010年版）用气相色谱法测定，规定本品按干燥品计算，含麝香酮（$C_{16}H_{30}O$）不得少于2.0%。

附：麝香仁，野生品质柔、油润、自然疏松。

20. 鹿茸（Cornu Cervi Pantotrichum）

【来源】鹿科动物梅花鹿 *Cervus nippon* Temminck 或马鹿 *Cervus elaphus* Linnaeus 的雄鹿未骨化密生茸毛的幼角。前者习称“花鹿茸（黄毛茸）”，后者习称“马鹿茸（青毛茸）”。

【产地】花鹿茸：吉林、辽宁、河北。

鹿茸：东北、内蒙古——东马鹿茸。

西马鹿茸：新疆、青海、四川、云南。

【采收】砍茸和锯茸。

花鹿茸：当年初生者无角，二年始生无枝之角，三年呈叉状，其后每年增生一枝，至四枝为止（每年早春脱换）。雌鹿无角。

锯茸：二杠茸，每年两次，第一次清明后45～50天（头茬茸），50～60天后二茬茸；三岔茸每年采一次，6～7月中下旬。

【性状】（1）花鹿茸　锯茸：一个侧枝（3年）“二杠茸”，主枝“大挺”，侧枝“门桩”；锯口叉间——灰黑筋脉，黄白色，外围无骨质，有蜂窝状细孔，体轻。

二茬茸，主枝不圆，或上粗下细；下部有纵棱筋，称“起筋”、“起疔”，锯口外围骨化，体较重。

三叉茸（两个侧枝，4年），主枝较长，23～33cm，茸毛稀疏，下部“起筋”——纵棱筋，有“骨钉”、“骨豆”——突起小疙瘩。

砍茸：带脑骨，二茸相距7cm，脑骨后端有一对弧形骨，名“虎牙”。

（2）马鹿茸　形体粗壮、毛茸青灰。一个侧枝称“单门”（2年）；两个侧枝称“莲花”（3年）；三个、四个侧枝，称“三岔”、“四岔”（4年、5年）。

（3）东马鹿茸　短（25～33cm），莲花、三岔“起筋”，有“骨钉”——初期骨化特征。

(4) 西马鹿茸 较长(30～100cm),分枝细长弯曲,茸毛粗长,锯口色深,常见骨质。

花鹿茸片:角尖称“血片”、“蜡片”,切面黄白色,半透明,外皮无骨质,质坚韧。味微咸。中上部“蛋黄片”,切面黄白色或粉白色,中间有极小蜂窝状细孔,外皮无骨质。下部“老角片”,切面粉白至浅白色,中间蜂窝状细孔,外皮无或略具骨质。如图 2-20 所示。

马鹿茸片:“血片”、“蜡片”,切面灰黑色,中央米黄色,半透明,微显光泽,质坚韧。“粉片”、“老角片”,切面灰黑色,中央米黄色,有蜂窝状细孔,外皮较厚或略具骨质,质坚脆。

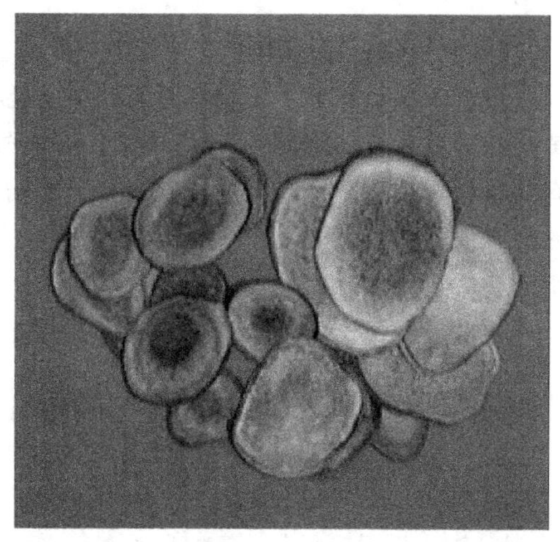

图 2-20 鹿茸饮片

【显微鉴别】梅花茸粉末:淡黄色。①表皮角质层表面颗粒状,茸毛脱落后的毛窝圆洞状。②茸毛的毛干表面由扁平细胞(鳞片)呈覆瓦状排列的毛小皮包围,细胞的游离缘指向毛尖,皮质有棕色色素,髓质断续或无,毛根常与毛囊相连,基部膨大作撕裂状。③骨碎片表面有纵纹及点状孔隙;骨陷窝呈类圆形或类梭形,边缘骨小管呈放射状沟纹。横断面可见大的圆孔洞。④未骨化组织表面具多数不规则的块状突起物。⑤骨化梭形细胞多散在。

【成分】含脑素(神经酰胺,ceramide)、少量雌酮(oestrone)、多种前列腺素、氨基酸(以甘氨酸等含量最高)及微量元素。溶血磷脂酰胆碱(lysophosphatidyl choline,LPC),降血压;多胺类化合物(精脒,精胺和腐胺),是刺激核酸和蛋白质合成的有效成分,以茸尖部含量较高;次黄嘌呤、尿嘧啶等,有抑制单胺氧化酶活性。

【理化鉴别】

(1) 水提液(粉末约 0.1g,加水 4ml,置水浴中加热 15min,放冷,滤过;取滤液 1ml)加 2%茚三酮溶液 3 滴,加热煮沸数分钟,显蓝紫色。加 10%氢氧化钠溶液 2 滴,摇匀,滴加 0.5%硫酸铜溶液,显蓝紫色(氨基酸类反应)。

(2) 薄层色谱以甘氨酸和对照药材为对照。取本品粉末加 70%乙醇提取,滤液作为供试品溶液。另取鹿茸对照药材,同法制成对照药材溶液。再取甘氨酸对照品,加 70%乙醇溶解,制成对照品溶液。吸取供试品溶液、对照药材溶液和对照品溶液,分别点于同一硅胶 G 薄层板上,以正丁醇-冰醋酸-水(3∶1∶1)为展开剂,展开,取出,晾干,喷以 2%茚三酮丙酮溶液,在 105℃烘约数分钟。供试品色谱中,在与对照药材色谱相应的位置上,显相同颜色的主斑点;在与对照品色谱相应的位置上,显相同颜色的斑点。

21. 牛黄(Calculus Bovis)

【来源】为脊索动物门牛科动物牛 *Bos taurus domesticus* Gmelin 干燥的胆结石。习称“天然牛黄”。

【产地】全国各地屠宰场均有生产,主产于西北、西南、东北等地区。

【采收加工】宰牛时检查胆囊、胆管及肝管,如有结石,立即取出,除净附着的薄膜,阴干。

【性状鉴别】可分为蛋黄、管黄和肝黄。

蛋黄：多呈卵形、不规则球形、四方形或三角形，直径 0.6～3.3cm，大小不一。表面黄红色或棕黄色，细腻而稍有光泽，有的外部挂有一层黑色光亮的薄膜，习称“乌金衣”，有的粗糙具裂纹。体轻，质松脆易碎，易分层剥落，断面金黄色，可见细密的同心层纹，有的夹有白心。气清香，味先苦而后微甜，入口有清凉感，嚼之易碎，不黏牙。如图 2-21 所示。

取本品少量，加清水调和，涂于指甲上，能将指甲染成黄色，习称“挂甲”。

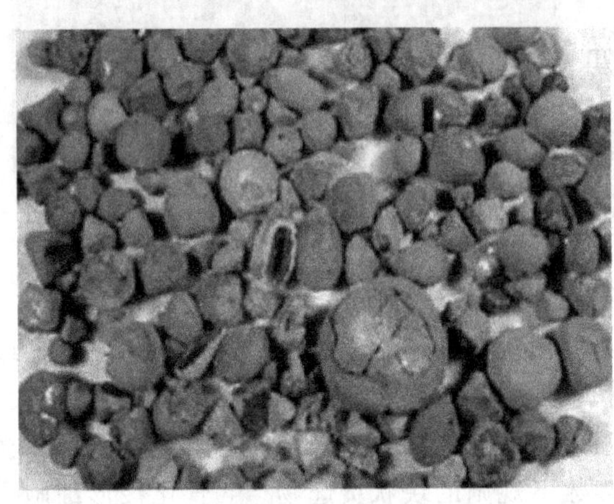

图 2-21　牛黄药材

管黄：呈管状，或为破碎的小片，长约 3cm，直径 1～1.5cm。表面不平或有横曲纹，有裂纹及小突起，红棕色或棕褐色。断面有较少的层纹，有的中空，色较深。

以完整、色棕黄、质松脆、断面层纹清晰而细腻者为佳。

【显微鉴别】　粉末用水合氯醛试液装片，不加热，至显微镜下观察：不规则团块由多数黄棕色或红棕色小颗粒集成，遇水合氯醛液，色素迅速溶解，并显鲜明金黄色，久置后变绿色。

【成分】主含胆汁色素 72%～76%，其中主为胆红素（bilirubin）及其钙盐；胆汁酸类 7%～10%，包括胆酸、去氧胆酸等以及牛磺胆酸盐、甘氨胆酸盐等；胆固醇。另含脂肪酸、卵磷脂、黏蛋白、平滑肌收缩物质、酸性肽、多种氨基酸和无机盐类。

【理化鉴别】

(1) 取粉末 0.1g，加 60%醋酸 4ml，研磨，滤过，取滤液 1ml，加新制的糠醛（新蒸馏至几乎无色）溶液（1→100）1ml 与硫酸溶液（取硫酸 50ml，加水 65ml，混合）10ml，置 70℃水浴中加热 10min，即显蓝紫色（胆酸反应）。

(2) 取粉末少量，加氯仿 1ml，摇匀，再加硫酸与 30%过氧化氢溶液各 2 滴，振摇，即显绿色（胆红素反应）。

(3) 取本品粉末 0.1g，加盐酸 1ml 及氯仿 10ml，充分振摇，混匀，氯仿层呈黄褐色，分取氯仿层，加氢氧化钡试液 5ml，振摇，即产生黄褐色沉淀（胆红素反应），分离除去水层和沉淀，取氯仿层约 1ml，加醋酐 1ml，硫酸 2 滴，摇匀，放置，溶液呈绿色（检查胆固醇）。

(4) 薄层色谱检以胆酸、去氧胆酸为对照品。本品粉末的氯仿提取液，滤液蒸干，残渣加乙醇使溶解，作为供试品溶液。另取胆酸、去氧胆酸对照品加乙醇制成的混合溶液，作为对照品溶液。吸取上述两种溶液，分别点于同一硅胶 G 薄层板上，以异辛烷-醋酸乙酯-冰醋酸（15∶7∶5）为展开剂，展开，取出，晾干，喷以 10%硫酸乙醇溶液，在 105℃烘约 5min，置紫外线灯（365nm）下检视。供试品色谱中，在与对照品色谱相应的位置上，显相同颜色的两个荧光斑点。

【含量测定】《中国药典》(2010年版)用薄层扫描法测定，本品按干燥品计算，含胆酸($C_{24}H_{40}O_5$)不得少于4.0%。用分光光度法测定，含胆红素不少于35.0%。

二、动物类中药的鉴定实施

鉴定训练一 珍珠、蟾酥、土鳖虫等的鉴别

1. 目的要求

(1) 掌握下列药材的性状鉴别特征：珍珠、全蝎、蟾酥、土鳖虫。

(2) 了解动物类中药的一般性状鉴别方法。

(3) 掌握珍珠、全蝎、蟾酥、土鳖虫的显微鉴别特征。

(4) 掌握蟾酥的理化鉴别方法。

2. 仪器、试剂、材料

药材：珍珠、全蝎、海龙、海马、蟾酥、土鳖虫。

粉末：珍珠、全蝎、蟾酥、土鳖虫。

仪器：生物显微镜、酒精灯、紫外分光光度计。

试剂：水合氯醛、甘油、1%氯仿、甲醇。

3. 训练内容

(1) 观察以上药材性状特征。

(2) 观察珍珠、土鳖虫的粉末显微特征。

4. 训练方法

(1) 性状鉴别 取珍珠、全蝎、海马、海龙、蟾酥、土鳖虫药材，观察性状。

(2) 显微鉴别 取珍珠、全蝎、蟾酥、土鳖虫粉末，观察显微特征。

(3) 理化鉴别 取1%蟾酥的氯仿提取液，蒸干后用甲醇溶解，测定其紫外吸收光谱，在波长299nm处有最大吸收。

5. 作业

绘珍珠、蟾酥、土鳖虫粉末图。记录蟾酥理化反应。

鉴定训练二 金钱白花蛇、乌梢蛇、麝香等的鉴别

1. 目的要求

(1) 掌握下列药材的性状鉴别特征：哈士蟆油、龟板、鳖甲、蛤蚧、金钱白花蛇、蕲蛇、乌梢蛇、麝香、鹿茸、羚羊角、牛黄。

(2) 了解爬行纲动物类中药的一般性状鉴别方法。

(3) 掌握金钱白花蛇、蕲蛇、乌梢蛇、麝香的显微鉴别特征。

(4) 了解牛黄的理化鉴别方法。

2. 仪器、试剂、材料

仪器：生物显微镜、酒精灯。

试剂：水合氯醛、甘油。

药材：金钱白花蛇、羚羊角、蛤蚧、鹿茸、乌梢蛇、蕲蛇、龟板、鳖甲。

粉末：麝香。

3. 训练内容

（1）观察以上药材性状特征。

（2）观察麝香的粉末显微特征。

（3）观察蛇类药材鳞片的显微特征。

4. 训练方法

（1）取以上药材，观察性状特征。

（2）取麝香粉末，以水合氯醛装片，观察粉末显微特征。

（3）取金钱白花蛇、乌梢蛇、蕲蛇鳞片，以稀甘油装片，观察显微特征。

5. 作业

绘麝香粉末特征图。

学习项目 3
矿物类中药的鉴定

学习目标

1. 掌握矿物类中药鉴定的依据、一般程序、真伪鉴定的方法和品质的优劣评价方法。
2. 熟悉常见矿物药的来源、资源、主要化学成分。
3. 了解矿物药的加工方法。

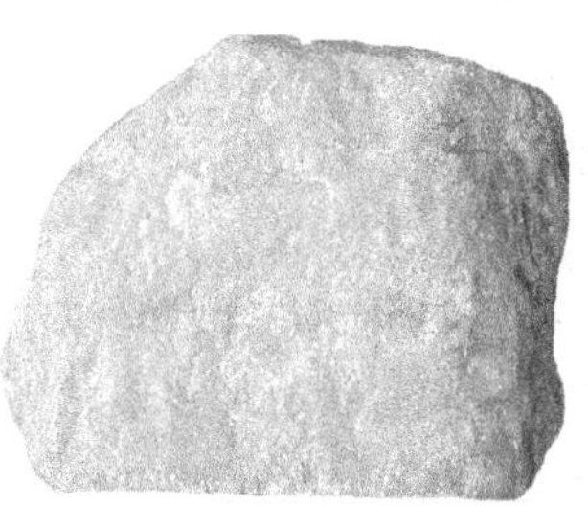

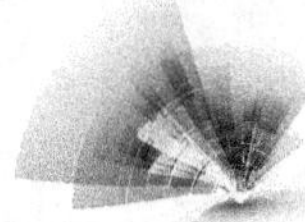

学习任务1 矿物类中药概述

矿物是由地质作用形成的天然单质或化合物。矿物类中药包括：①原矿物(大多数为可供药用的天然矿物)，如朱砂、石膏、炉甘石、赭石等；②以矿物为原料的加工品，如轻粉、红粉、芒硝、秋石等；③动物或动物骨骼的化石，如龙骨、龙齿、石燕等。

一、矿物类中药的应用概况

中国医学利用矿物作为药物，有着悠久的历史。早在公元前二世纪已能从丹砂中制炼水银；北宋年间（公元十一世纪)，已能从人尿中提取制造“秋石”，在生产过程中使用了皂苷沉淀甾体等特异的化学反应，以及过滤、升华等一系列近代还在使用的方法。

《神农本草经》载有玉石类药物 41 种；《名医别录》增加矿物药 32 种；《新修本草》增加矿物药 14 种，《本草拾遗》又增加矿物药 17 种，在唐代矿物药就达 104 种之多；宋代《证类本草》等书中的矿物药已达 139 种；《本草纲目》的金石部载有 161 种；《本草纲目拾遗》又增加矿物药 38 种。据粗略统计，我国古代使用的矿物药有近 200 种。据《中国中药资源》记载，根据 1985—1989 年全国中药资源普查统计，我国现在药用的矿物约有 80 种。

重要的矿物药：石膏清解气分实热，用于高热烦渴；炉甘石收湿止痒，明目退翳；芒硝泻热通便，润燥软坚；自然铜散淤止痛，续筋接骨；朱砂镇惊安神；雄黄和硫黄解毒杀虫；赭石镇逆平肝。

二、矿物类中药的性质

矿物除少数是自然元素外，绝大多数是自然化合物，它们大多数是固体，少数是液体，如水银（Hg)，或气体，如硫化氢（H_2S)。每一种矿物都有一定的物理和化学性质，这些性质取决于它们的化学成分和结晶构造，利用这些性质的不同，可以对矿物进行鉴定。

1. 结晶形状

绝大部分矿物都是天然的晶体。晶体矿物都有固定的结晶形状，根据其晶体对称特点的差异分成七大晶系，它们是：等轴晶系、三方晶系、四方晶系、六方晶系、斜方晶系、单斜晶系和三斜晶系。

矿物中单晶体很少，常常是以许多单晶体聚集成为集合体。集合体的形态多种多样，如粒状、晶簇状、放射状、结核体状等。

2. 结晶习性

指晶体的外观形态。水在矿物中存在的形式，直接影响到矿物的性质。利用这些性质，可以对矿物进行鉴定。水在矿物中的存在形式如下。

(1) 吸附水或自由水　水分子不加入矿物的晶格构造。

(2) 结晶水　水以水分子(H_2O)形式参加矿物的晶格构造，如石膏($CaSO_4 \cdot 2H_2O$)、胆矾($CuSO_4 \cdot 5H_2O$)。

(3) 结构水　水以 H^+ 或 OH^- 等离子形式参加矿物的晶格构造，如滑石[$Mg_3(Si_4O_{10})(OH)_2$]。

3. 透明度

矿物透光能力的大小称为透明度。将矿物磨成0.03mm标准厚度后，比较其透明度，可分为三类：透明矿物（云母）、半透明矿物（朱砂和雄黄）和不透明矿物。

4. 颜色

矿物对自然光线中不同波长的光波均匀吸收或选择吸收所表现的性质。矿物的颜色一般分为如下三种。

（1）本色　是由矿物的成分和内部构造所决定的颜色，如辰砂的红色，石膏的白色。

（2）外色　由外来的带色杂质、气泡等包裹体所引起的颜色，与矿物自身的成分和构造无关。外色的深浅除与带色杂质的量有关外，还与杂质分散的程度有关，如紫石英、大青盐等。

（3）假色　由晶体内部裂缝面、解理面及表面氧化膜的反射光引起与入射光波的干涉作用而产生的颜色，如云母的变彩现象。

条痕及条痕色：矿物在白色毛瓷板上划过后所留下的粉末痕迹称为条痕，粉末的颜色称为条痕色。条痕色比矿物表面的颜色更为固定，更能反映矿物的本色，因而更具鉴定意义。有的矿物表面的颜色与粉末颜色相同，如朱砂；也有的是不相同的，如自然铜，表面为铜黄色，而粉末为黑色。磁石和赭石有时表面均为灰黑色，磁石条痕色为黑色，赭石条痕色为樱桃红色。

用二色法描述矿物的颜色时，要把主要的、基本的颜色放在后面，次要的颜色作为形容词放在前面，如棕黄色，就是表示以黄色为主，略带棕色。

5. 光泽

矿物表面对投射光的反射能力称为光泽。分为金属光泽如自然铜、半金属光泽如磁石、金刚光泽如朱砂、玻璃光泽如硼砂、油脂光泽如硫黄、绢丝光泽如石膏、珍珠光泽如云母等。

6. 相对密度

是指在共同特定的条件下，某矿物的密度与水的密度之比。是鉴定矿物重要的物理常数。每一种矿物都有一定的相对密度，测定矿物的相对密度可以区别或检查矿物的纯杂程度。

7. 硬度

是矿物抵抗外来机械作用（如刻划、研磨、压力等）的能力。分为相对硬度和绝对硬度。矿物类中药的硬度一般采用相对硬度表示，它是以一种矿物与另一种矿物相互刻划，比较矿物硬度相对高低的方法。相对硬度分为十级。精密测定矿物的硬度，可用测硬仪或显微硬度计等。测定硬度时，必须在矿物单体和新解理面上试验。

8. 解理、断口

矿物受力后沿一定的结晶方向裂开成光滑平面的性能称为解理。裂成的光滑平面称为解理面。解理是结晶矿物特有的性质，其形成和晶体的构造类型有关，所以是矿物的主要鉴定特征。矿物的解理可分为极完全解理、完全解理、不完全解理和无解理。

当矿物受力后不是沿一定结晶方向裂开，断裂面是不规则和不平整的，这种断裂面称为断口。断口的形态有平坦状、贝壳状、锯齿状、参差状等。

9. 力学性质

矿物受锤击、压轧、弯曲或拉引等力的作用时所呈现的力学性质有脆性、延展性、挠性、弹性、柔性等。

10. 磁性

指矿物可以被磁铁或电磁铁吸引，或其本身能够吸引物体的性质。极少数的矿物具显著的磁性，如磁石。

11. 气味

有的矿物具特殊的气味，尤其是矿物受到锤击、加热或湿润时较为明显。如雄黄灼烧有砷的蒜臭，石盐具咸味，胆矾具涩味等。

12. 其他

少数矿物有吸水的能力，可以黏舌，如龙骨、龙齿、软滑石。有的有滑腻感，如滑石。

三、矿物与矿物类中药的分类

1. 矿物分类

根据 1983 年资料，已知矿物的种约有 3000 种。

关于分类体系的级序如下：

大类

类

（亚类）

族

（亚族）

种

（亚种）

分类方案：

根据化学成分的分类方案：1837 年，D. 丹纳所提出的矿物分类就是根据组成矿物的化合物类型来划分的。1944—1946 年 Ch. 柏拉切等人所编著的《丹纳系统矿物学》中的分类，虽然按化合物的键型做了分类，但实质上仍然是以化学组成的类型作为分类的依据。

根据晶体化学的分类方案：凡同一类（或亚类）中具有相同晶体结构类型的矿物即归为一个族。

根据地球化学的分类方案：1968 年 N・柯斯托夫所著的《矿物学》即采用地球化学的分类方案。将化学上性质类似的一组元素的类似化合物矿物作为一个矿物族。

根据成因的分类方案：1874 年，拉普派兰就试图建立矿物成因的分类体系。1979 年 E. K. 拉扎连科在其所著的《矿物成因分类尝试》中提出了矿物成因分类纲要。

根据化学成分类型分类；根据晶体结构和化学成分分类；根据地球化学分类；根据矿物成因分类。

2. 矿物类中药的分类

矿物在矿物学上的分类方法有多种，但通常是根据矿物所含主要成分的阴离子或阳离子的种类进行分类。如按阳离子分类，则朱砂（HgS）、轻粉（Hg_2Cl_2）、红粉等为汞化合物类；磁石、自然铜、赭石等为铁化合物类；石膏、钟乳石、寒水石等为钙化合物类；雄黄、雌黄、信石等为砷类化合物；白矾、赤石脂等为铝化合物类；胆矾、铜绿等为铜化合物；密陀僧、铅丹等为铅化合物；芒硝、硼砂、大青盐等为钠化合物类；滑石为镁化合物类等。如按阴离子分类法，则朱砂、雄黄、自然铜等为硫化合物类；石膏、芒硝、白矾为硫酸盐类；炉甘石、鹅管石为碳酸盐类；磁石、赭石、信石为氧化物类；轻粉为卤化物类等。

《中国药典》（2010 年版）对矿物药采用的分类方法是根据其所含主要成分的阴离子种类分为“类”，再将化学组成类似、结晶体结构类型相同的种类分为“族”，族以下是“种”。种是矿物分类的基本单元，也是对矿物进行具体阐述的基本单位。

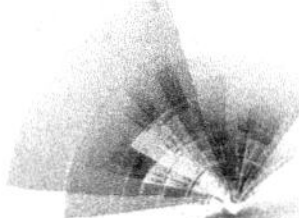

学习任务 2　矿物类中药的鉴定

一、矿物类中药的鉴定概述

矿物类中药的鉴定，在我国许多古代本草中都有记载。如宋代已能用矿物的外形、颜色、相对密度以及物理的、化学的方法来鉴定矿物的真、伪、优、劣。目前，矿物类中药的鉴定，一般采用以下方法。

1. 性状鉴别

除对矿物的形状、大小、颜色、质地、气味进行鉴别外，还应注意对其硬度、相对密度、条痕色、透明度、光泽、解理、断口、有无磁性等进行检查。

2. 显微鉴别

可将矿物研成细粉，用普通光学显微镜观察其形状、颜色、透明度，进行鉴别。

根据矿物的光学性质可将矿物分为透明矿物和不透明矿物，用偏光显微镜研究透明矿物、用反射偏光显微镜研究不透明矿物的形态、光学性质和必要的物理常数。使用这两种显微镜，均须先将矿物磨成厚 0.03mm 的薄片，才能进行观察。对胶态矿物还可用电子显微镜进行观察、鉴定。

3. 理化鉴别

用一般的物理、化学分析方法，能对矿物药的成分进行定性和定量，对外形无明显特征或粉末状的或剧毒中药等尤为重要。随着现代科学技术的迅速发展，国内外对矿物药的鉴定已采用了许多新技术、新方法。如 X 射线衍射法是测定晶体具体结构最重要的基本手段，也可用光谱分析法、极谱分析法、原子吸收光谱分析法、热分析法、显微化学分析法和斑点法对矿物药进行鉴定。

二、矿物类中药的鉴定选论

1. 朱砂（Cinnabaris）

【来源】为硫化物类矿物辰砂族辰砂。

【产地】主产于湖南、贵州、四川、广西等省区。以湖南沅陵（辰州）产的为好。

【采收加工】挖出矿石后，选取纯净者，用磁铁吸尽含铁的杂质，用水淘去杂石和泥沙。

【性状鉴别】为粒状或块状集合体。呈大小不一的块片状、颗粒状或粉末状。鲜红色或暗红色，具金刚光泽，体重质脆，条痕红色。硬度 2～2.5，相对密度 8.09～8.20。无臭，无味。呈细小颗粒或粉末状，色红明亮，触之不染手者，习称"朱宝砂"。呈不规则板片状、斜方形或长条形，大小厚薄不一，边缘不整齐，色红而鲜艳，光亮如镜面而微透明，质较脆者，习称"镜面砂"。粒状或块状，方圆形或多角形，色暗红或灰褐色，质坚不易碎者，习称"豆瓣砂"。如图 3-1 所示。

以色鲜红、有光泽、体重、质脆者为佳。

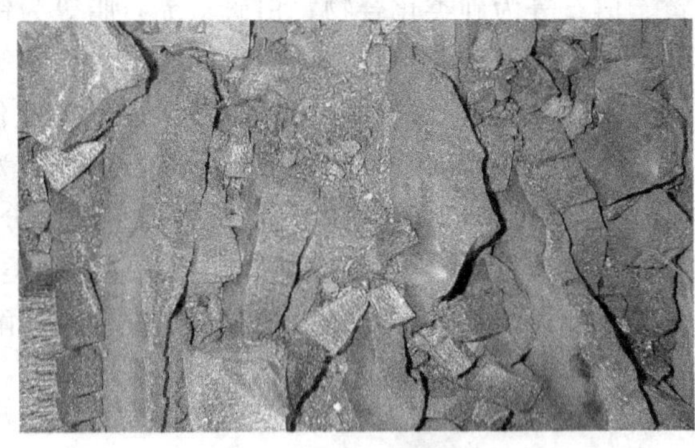
图 3-1　朱砂药材

【成分】 主含硫化汞（HgS）。

【理化鉴别】

（1）取本品细末用盐酸湿润后，在光洁的铜片上摩擦，铜片表面显银白色光泽，加热烘烤后，银白色即消失。

（2）取本品粉末 2g，加盐酸-硝酸（3∶1）的混合溶液 2ml 使溶解，蒸干，加水 2ml 使溶解，滤过，滤液显汞盐与硫酸盐的鉴别反应。

【含量测定】《中国药典》（2010 年版）规定，用银量法测定，本品含硫化汞（HgS）不得少于 96.0%。

2. 雄黄（Realgar）

【来源】为硫化物类矿物雄黄族雄黄。

【性状鉴别】为块状或粒状集合体。呈不规则的块状或粉末，大小不一。全体呈深红色或橙红色，条痕橙黄色。块状者表面常覆有橙黄色粉末，以手触之手易被染成橙黄色。晶体柱状，具金刚光泽。质脆，易碎，硬度 1.5～2.0，相对密度 3.4～3.6。断口呈贝壳状，暗红色，具树脂光泽。有特异臭气，味淡。燃烧时易熔融成红紫色液体，并产生黄白色烟，有强烈蒜臭气。其颜色鲜（红）艳、半透明、有光泽、质松脆的习称"明雄黄"、"腰黄"或"雄黄精"，多为块状。如图 3-2 所示。

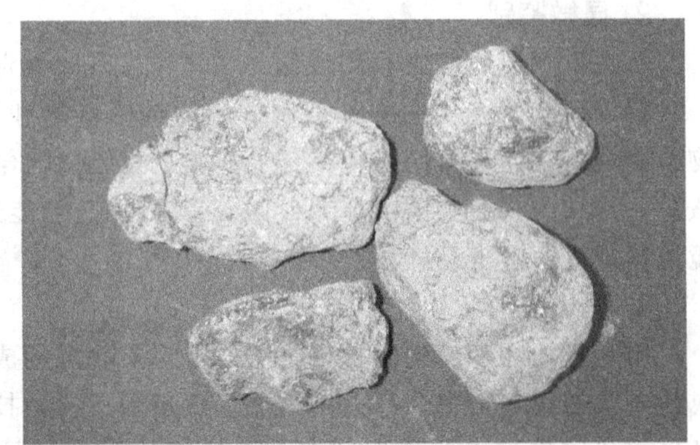
图 3-2　雄黄药材

【成分】主含硫化砷（As_2S_2）。

附：（1）雄黄遇热易产生剧毒的三氧化二砷，所以忌用火煅。

（2）雌黄常与雄黄共生，全体色黄，含 As_2S_3。

3. 赭石（Haematitum）

【来源】为氧化物类矿物刚玉族赤铁矿。

【性状鉴别】多呈不规则的扁平块状，大小不一。全体棕红色或铁青色，表面附有少量棕红色粉末，条痕樱红色或红棕色，多具金属光泽。一面有圆形乳头状突起，习称"钉头"，另一面与突起相对应处有同样大小的凹窝。体重，质坚硬，硬度 5～6，相对密度 4～5.3，砸碎后断面显层叠状，且每层依钉头呈波浪状弯曲。气微，味淡。如图 3-3 所示。

以色棕红、断面层次明显、有“钉头”、无杂石者为佳。

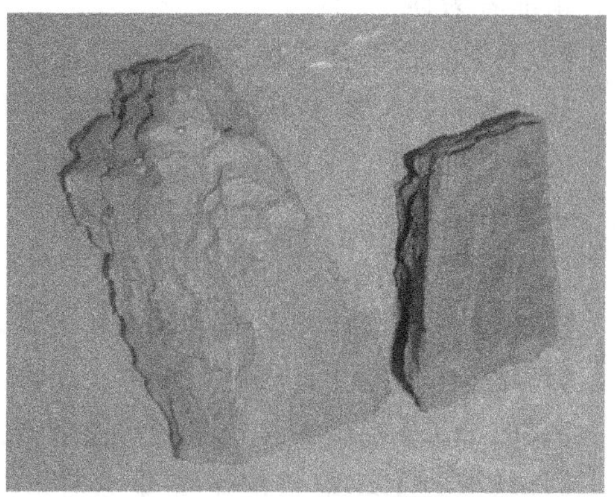

图 3-3　赭石药材

【成分】主含三氧化二铁（Fe_2O_3）。

【理化鉴别】取本品粉末 1g，加盐酸 2ml，振摇，放置 10min，取上清液 2 滴，加硫氰酸铵试液 2 滴，溶液显血红色；取上清液 2 滴，加亚铁氰化钾试液 1～2 滴，即生成蓝色沉淀。

4. 炉甘石（Calamina）

【来源】为碳酸盐类矿物方解石族菱锌矿。

【性状鉴别】为块状集合体。呈不规则块状，圆形或扁平形，大小不一。表面灰白色、淡红色或黄褐色，凹凸不平，多孔，似蜂窝状。暗淡无光泽，条痕白色。体轻，质松易碎。断面灰白色或淡棕色，颗粒状，有细小孔和吸湿性。无臭。味微涩。如图 3-4 所示。

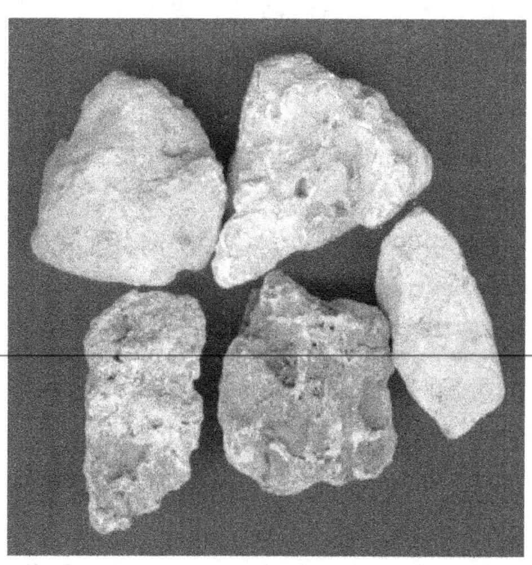

图 3-4　炉甘石药材

【成分】主含碳酸锌（$ZnCO_3$）。煅烧后，碳酸锌分解成氧化锌，为治疗目疾的有效成分。

【理化鉴别】取本品粉末 1g，加稀盐酸 10ml，即泡沸。将此液体通入氢氧化钙试液中，即生成白色沉淀。

取本品粉末 1g，加稀盐酸 10ml 使溶解，滤过，取滤液加亚铁氰化钾试液 1～2 滴，即生成白色沉淀，夹有微量蓝色沉淀。

5. 滑石（Talcum）

【来源】为硅酸盐类矿物滑石族滑石。习称“硬滑石”。

【产地】产于辽宁、山东、陕西、江苏等省。

【采收加工】挖出后，除去泥沙及杂石。

【性状鉴别】呈扁平形、斜方形或不规则块状，大小不一。白色、黄白色或淡蓝灰色，有蜡样光泽，条痕白色。质较软而细腻，硬度约为 1，相对密度 2.7～2.8，用指甲可以刮下白粉，触之有滑润感，无吸湿性，置水中不崩散。无臭，无味。如图 3-5 所示。以色

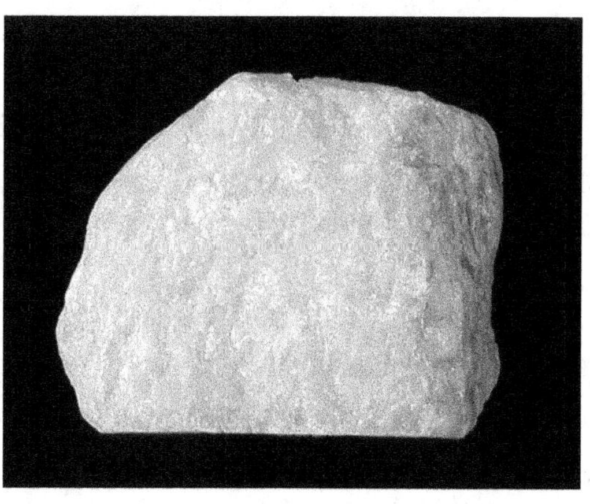

图 3-5　滑石药材

白、滑润者为佳。

【成分】主含水合硅酸镁［$Mg_3(Si_4O_{10})(OH)_2$］。

附：滑石，来源于天然高岭土，主含水合硅酸铝［$Al_4(Si_4O_{10})(OH)_8$］。

本品呈不规则土块状，白色带有浅红、浅棕和灰色。质松软，手捻即可粉碎成白色粉末。摸之有滑腻感。微有泥土样气，黏舌。

6. 石膏（Gypsum Fibrosum）

【来源】为硫酸盐类矿物硬石膏族石膏。

【产地】主产湖北省应城。山东、山西、河南等省亦产。

【采收加工】挖出后，去净泥沙及杂石。

【性状鉴别】纤维状的结晶集合体，呈长块状或不规则块状，大小不一。全体白色、灰白色或浅黄色，有的半透明，条痕白色。体重，质软，硬度1.5，相对密度2.3，指甲能刻划，易纵向断裂，纵断面具纤维状纹理，显绢丝光泽。无臭，味淡。如图3-6所示。

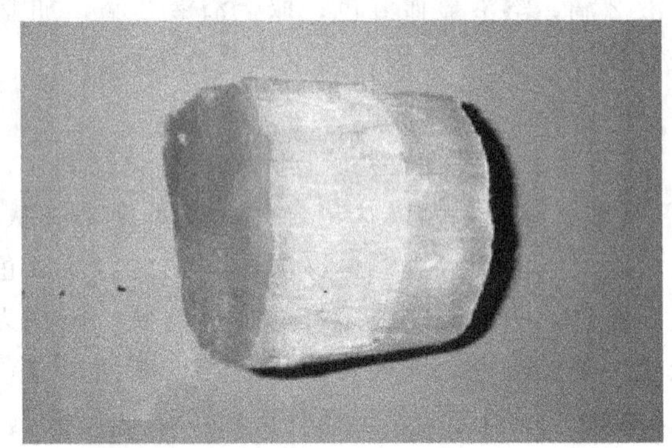

图3-6　石膏药材

以色白、半透明、纵断面呈纤维状者为佳。

【成分】主含含水硫酸钙（$CaSO_4 \cdot 2H_2O$）。

【理化鉴别】

（1）取本品一小块（约2g），置具有小于孔软木塞的试管内，灼烧，管壁有水生成，小块变为不透明体。

（2）取本品粉末0.2g，加稀盐酸10ml，加热使溶解，溶液显钙盐与硫酸盐的鉴别反应。

（3）取本品粉末约0.2g，于140℃烘20min，加水1.5ml，搅拌，放置5min，呈黏结固体（石膏加热失去一部分结晶水而成熟石膏，与水相遇变为具有黏性的固体。别的矿石无此特征）。

【含量测定】《中国药典》(2010年版）规定，按配位滴定法测定，本品含含水硫酸钙（$CaSO_4 \cdot 2H_2O$）不得少于95.0%。

7. 芒硝（Natfii Sulfas）

【来源】为硫酸盐类矿物芒硝族芒硝，经加工精制而成的结晶体。

【采收加工】天然产的芒硝称“土硝”，将土硝用水溶解、过滤、结晶，称“朴硝”或“皮硝”，再将朴硝结晶，称芒硝。

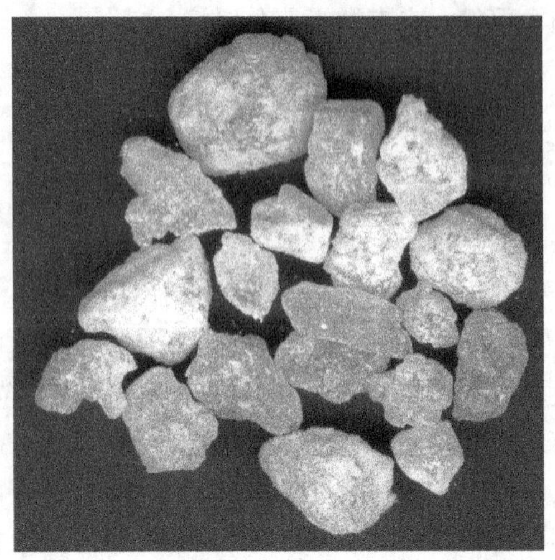

图3-7　芒硝药材

【性状鉴别】呈棱柱状、长方体或不规则的结晶，两端不整齐，大小不一。无色透明，暴露空气中则表面逐渐风化而覆盖一层白色粉末（无水硫酸钠），条痕白色。具玻璃样光泽。质脆易碎，硬度 1.5～2，相对密度 1.48。断口贝壳状。无臭，味苦、咸。如图 3-7 所示。

以无色、透明、呈长条棱柱状者为佳。

【成分】主含含水硫酸钠（$Na_2SO_4 \cdot 10H_2O$）。

三、矿物类中药的鉴定实施

鉴定训练 朱砂、滑石、石膏等的鉴别

1. 目的要求

（1）掌握下列药材的性状鉴别特征：朱砂、雄黄、赭石、石膏、龙骨。

（2）了解矿物类中药的一般性状鉴别方法。

2. 仪器、试剂、材料

仪器：生物显微镜、酒精灯。

试剂：水合氯醛、甘油。

药材：朱砂、雄黄、赭石、石膏、龙骨。

粉末：滑石粉。

3. 训练内容

（1）观察以上药材性状特征。

（2）观察滑石粉的粉末显微特征。

4. 训练方法

（1）取以上药材，观察性状特征。

（2）取滑石粉末，以水合氯醛装片，观察粉末显微特征。

5. 作业

总结矿物药的性状鉴别方法。

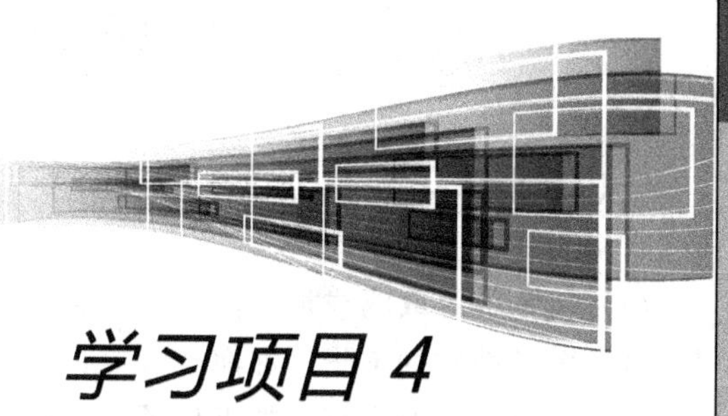

学习项目 4
其他类中药的鉴定

学习目标

1. 掌握其他类中药鉴定的依据、一般程序、真伪鉴定的方法和品质的优劣评价方法。
2. 了解常见其他类中药的来源、加工方法。

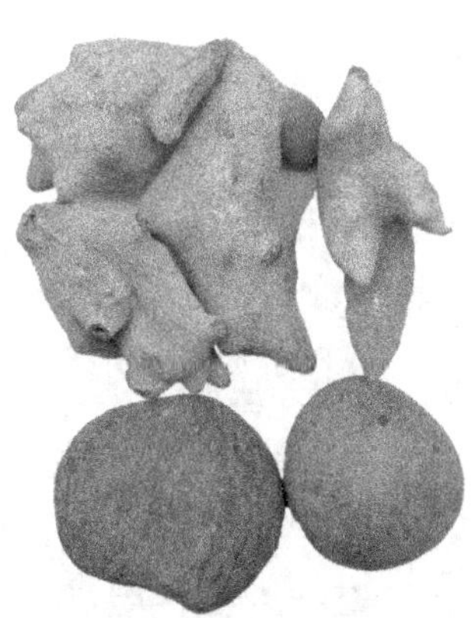

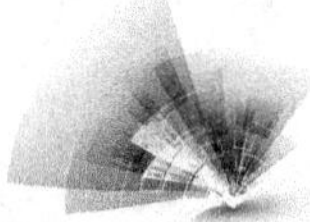

学习任务1 其他类中药鉴定概述

一、来源

本类中药主要包括：

(1) 植物的提取物或加工品，如儿茶、芦荟、青黛等；

(2) 蕨类植物的孢子，如海金沙等；

(3) 植物体上的虫瘿，如五倍子、没食子等；

(4) 某些发酵制品，如神曲。

二、鉴定要点

对于其他类中药的性状鉴定，应注意外观形状、大小、颜色、质地、气味等。显微鉴定对孢子类要注意观察正面观、顶面观、侧面观、底面观等不同方向的形状及大小，以及外壁上的纹理壁饰。理化鉴定法较多使用。

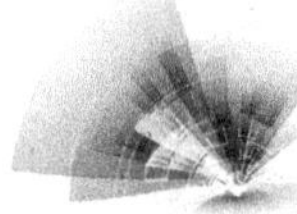

学习任务2 其他类中药的鉴定

一、其他类中药的鉴定选论

1. 海金沙（Spora Lygodii）

【来源】海金沙科植物海金沙 *Lygodium japonicum* 的孢子。

【性状鉴别】黄棕色颗粒状粉末。质轻而滑，捻之有光滑感，置手中易由指缝滑落。气微，味淡。如图 4-1 所示。

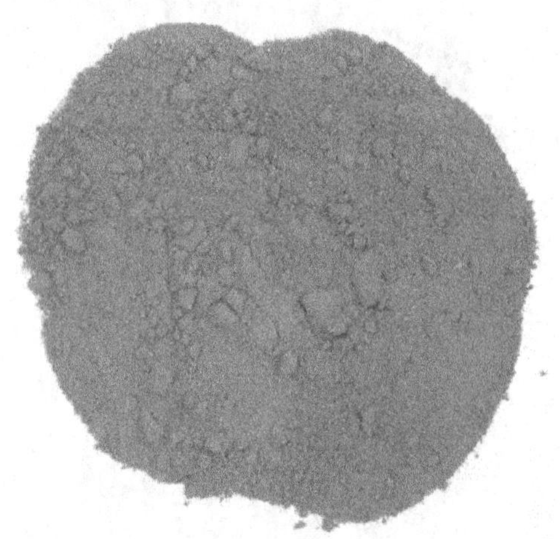

图 4-1 海金沙药材

撒在水中浮于水面，加热逐渐下沉。燃烧有爆鸣声且闪光。酸不溶性灰分≤15%。

【显微鉴别】孢子呈四面体形或三角状圆锥形，顶面观可见三叉状裂隙，外壁具瘤状雕纹。

【成分】含水溶性成分海金沙素（lygodin），以及脂肪油等。

附：全草称洗肝草。

2. 青黛（Indigo Naturalis）

【来源】十字花科菘蓝 *Isatis indigotica*、爵床科植物马蓝 *Baphicacanthus cusia*、蓼科植物蓼蓝 *Polygonum tinctorium* Ait. 的叶或茎叶加工成的粉末或团块。

【产地】 主产于福建、河北、江苏等省。

【采收加工】 夏、秋割取茎叶，置大缸或木桶中，加清水浸泡 2～3 昼夜至叶腐烂、茎脱皮时，捞去茎枝叶渣，每 50kg 茎叶加石灰 4～5kg，充分搅拌，待浸液由乌绿色转变为紫红色时，捞取液面蓝色泡沫状物，晒干。

【性状鉴别】 呈极细的深蓝色粉末，或多孔性疏松团块。如图 4-2 所示。

体轻，易飞扬，撒于水中能浮于水面。火烧时产生紫红色烟雾。微有草腥气，味淡。以蓝色均匀、体轻能浮于水面、火烧时产生紫红色烟雾的时间较长者为佳。

图 4-2　青黛药材

【成分】 均含靛玉红（indirubin）、靛蓝（indigo）。靛玉红治疗慢性粒细胞型白血病有一定疗效。

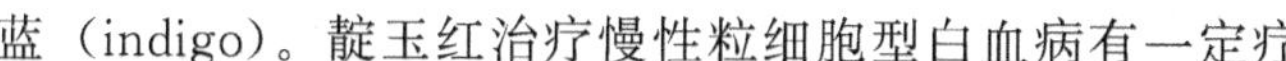

【理化鉴别】

（1）本品少量，微火灼烧，产生紫红色烟雾。

（2）粉末少量加硝酸，产生气泡，并显棕红色或黄棕色。

（3）粉末 0.5g，加水 10ml，振摇，放置，水层不得显深蓝色（检查水溶性色素）。

（4）TLC 检验靛蓝和靛玉红。

【含量测定】《中国药典》（2010 年版）分光光度法：含靛蓝（$C_{16}H_{10}N_2O_2$）不得少于 2.0%；含靛玉红不得少于 0.13%。

3. 儿茶（Catechu）

【来源】 豆科植物儿茶 *Acacia catechu*（Lf.）Willd. 去皮枝干的干燥煎膏，称“儿茶膏”或“黑儿茶”。

【产地】 儿茶膏产于云南西双版纳傣族自治州。

【采收加工】 儿茶膏：冬季采收儿茶的树干，剥去外皮，砍成碎片，加水煎熬后，滤过，浓缩，干燥。

【性状鉴别】 呈不规则块状。表面黑褐色或棕黑色，稍具光泽。质硬，易碎，断面具光泽，有细孔，遇潮有黏性。无臭，味涩、苦，略回甜。如图 4-3 所示。

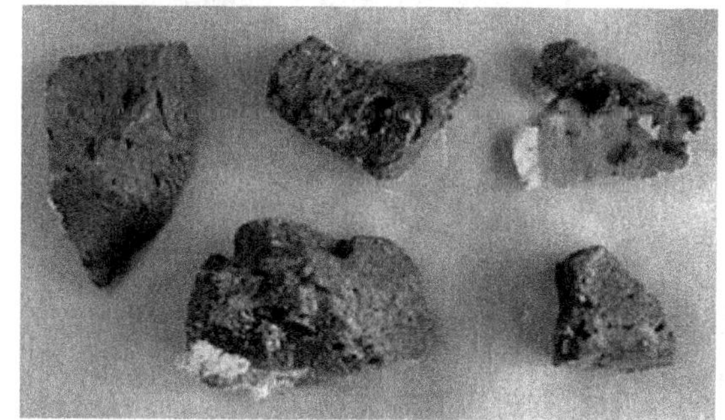

图 4-3　儿茶药材

【成分】 儿茶鞣质、儿茶素（*d*-catechin）、表儿茶素、槲皮素等。

【显微鉴别】 粉末：以水装置，可见大量针状结晶。

【理化鉴别】

（1）火柴杆浸于水提液中，使轻微着色，待干后，再浸入浓盐酸中，立即取出，于火焰附近烘烤，杆上显深红色（检查儿茶素）。

（2）TLC检儿茶素、表儿茶素。

【含量】儿茶素（$C_{15}H_{14}O_6$）和表儿茶素（$C_{15}H_{14}O_6$）的总量不得少于21.0%。

附：Gambier（进口儿茶），茜草科植物儿茶钩藤 *Uncaria gambie* Roxb. 带叶嫩枝的干燥煎膏，称“方儿茶”或“棕儿茶”。主产于缅甸及印度。

割取带叶小枝，放于铜锅中，加水煮沸6～8h，使叶破碎，待叶变黄色时，滤过，浓缩，冷却后凝固，切成方块状，干燥。

呈立方块状，边长约20cm，每面均凹缩。表面棕色至黑褐色，无光泽。断面浅棕色至浅棕红色。无臭，味苦、涩。

含儿茶鞣质、儿茶素、儿茶荧光素（gambirfluorescein）、槲皮素、棕儿茶碱等。取乙醇提取液（粉末溶于乙醇，滤过），加氢氧化钠液，振摇后加石油醚，石油醚层显亮绿色荧光。方儿茶有此反应，儿茶膏无此反应（检查儿茶荧光素）。

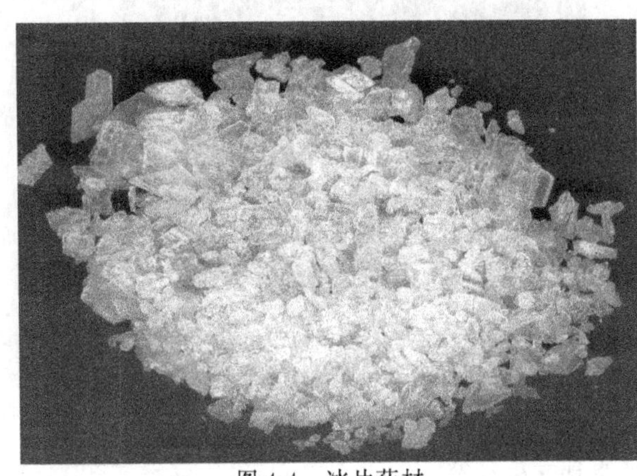

图4-4　冰片药材

4. 冰片（合成龙脑）（Borneolum Syntheticum）

【来源】化学合成品。

【性状鉴别】为无色透明或白色半透明的片状结晶，直径5～15mm，厚2～3 mm。表面有如冰的裂纹。质松脆有层，可剥离成薄片，手捻即粉碎。具挥发性，点燃发生浓烟，并有带光的火焰。气清香，味辛、凉。如图4-4所示。

气相色谱法测定本品含龙脑不得少于55.0%。

【成分】含消旋龙脑。

5. 五倍子（Galla Chinensis）

【来源】为漆树科植物盐肤木 *Rhus chinensis* Mill 和青麸杨 *Rhus potaninii* Maxim.、红麸杨 *Rhus punjabensis* Stew. var. *sinica*（Diels）Rhed. et. Wils 叶上的虫瘿，主要由五倍子蚜虫寄生而形成，按外形不同分“肚倍”、“角倍”。

五倍子的产生三要素：寄主盐肤木类植物；五倍子蚜虫；过冬寄主提灯藓类植物，须终年湿润，以利蚜虫过冬。

【产地】主产于四川、贵州、云南等省。

【采收加工】立秋至白露前虫瘿由青转成黄褐色时采摘。摘下后，置沸水中略煮或蒸至外表面变成灰色，以杀死内部的蚜虫为度。取出干燥。

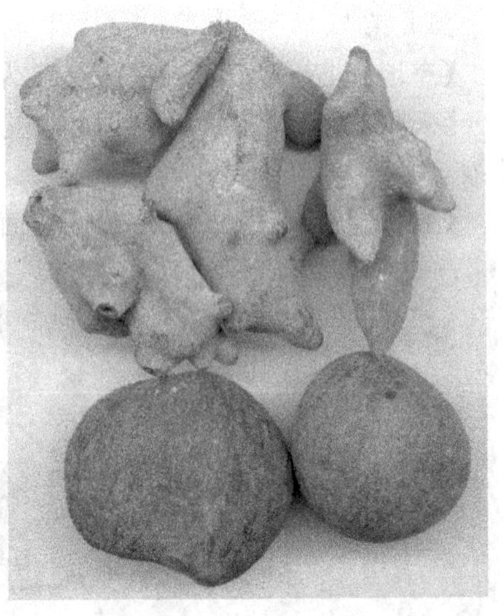

图4-5　五倍子药材

【性状鉴别】肚倍：呈长圆形或纺锤形囊状，长

2.5～9cm，直径 1.5～4cm。表面灰褐色或淡棕色，被有灰黄色滑软的柔毛；质硬而脆，易破碎，断面角质状，有光泽，壁厚 2～3mm，内壁平滑，内有黑褐色死蚜虫及灰色粉末状排泄物。气特异，味涩。如图 4-5 所示。

角倍：呈菱角形，具不规则的角状分枝，柔毛较肚倍明显，壁较薄。

【成分】含五倍子鞣质（gallotannin）60%～70%，角倍含量低，肚倍含量高。含没食子酸 2%～4%，还含脂肪、树脂、蜡质等。

【理化鉴别】

（1）滤液 1ml，加三氯化铁试液 1 滴，产生蓝黑色沉淀（鞣质一般反应）。滤液 1ml，加 10%酒石酸锑钾试液 2 滴 ，产生白色沉淀（五倍子鞣质反应）。

（2）TLC 以没食子酸和五倍子对照药材为对照。

【含量】含鞣质（皮粉法）少于 50%。

皮粉法：样品 2.00g，加水 150ml，加热 30min，定容至 250.00ml，过滤，作为供试品溶液。

总水溶性部分：取供试品溶液 25.00ml，蒸干，残渣于 105℃干燥 3h，称重 T_1。

不与皮粉结合部分：取供试品溶液 100.00ml，加皮粉 6.00g，振摇 15min，滤过，取滤液 25.00ml，蒸干，残渣于 105℃干燥 3h，称重 T_2。

皮粉水溶性部分：取水 100.00ml，加皮粉 6.00g，振摇 15min，滤过，取滤液 25.00ml，蒸干，残渣于 105℃干燥 3h，称重 T_0。

$$含量 =(T_1-T_2+T_0)/W$$

含鞣质以水解的没食子酸计，不得少于 50%。

6. 芦荟（Aloe）

【来源】为百合科植物库拉索芦荟 *Aloe barbadensis* Miller、好望角芦荟 *Aloe ferox* Miller 或同属近缘植物叶的液汁浓缩干燥物。库拉索芦荟习称“老芦荟”，好望角芦荟习称“新芦荟”。

【产地】老芦荟主产于南美洲的库拉索、阿津巴、博内尔等小岛；新芦荟主产于南非。

【采收加工】全年可采。自基部剥取叶片，收集流出的液汁于容器中，蒸发浓缩至适当浓度，任其逐渐冷却凝固（老芦荟）；或将流出的液汁用猛火煮沸浓缩，迅速冷却凝固（新芦荟）。

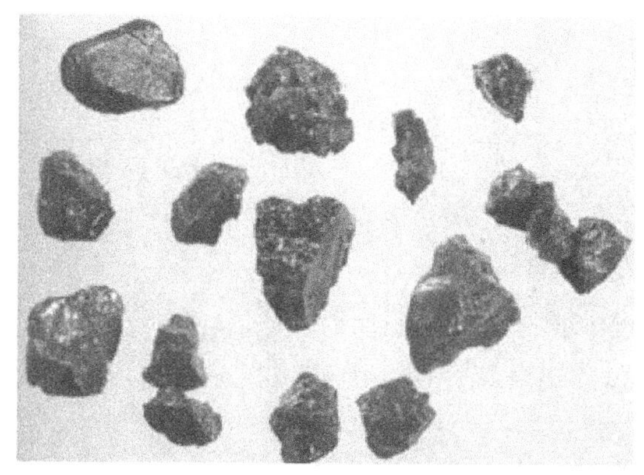

图 4-6 芦荟药材

【性状鉴别】库拉索芦荟：表面呈暗褐色，略显绿色，有光泽。体轻，质松，易碎，断面玻璃样。如图 4-6 所示。

【成分】库拉索芦荟主含芦荟苷，少量异芦荟苷和芦荟大黄素等。好望角芦荟含芦荟苷及芦荟树脂等。

【含量】按分光光度法测定，《中国药典》规定：本品含芦荟苷，库拉索芦荟不得少于 28.0%，好旺角芦荟不得少于 18.0%。

附：我国产芦荟是百合科植物芦荟 *Aloe vera* L. var. *chinensis*（Haw.）Berger 叶汁的

干燥物。在广东、广西、海南等地有栽培，亦含芦荟苷、芦荟大黄素等。

二、其他类中药的鉴定实施

鉴定训练 各种石细胞的鉴别

1. 目的要求

（1）掌握几种常见石细胞的鉴别及分类方法。

（2）掌握茶叶、虎杖、肉桂、杜仲、厚朴、黄柏、黄连、秦皮、五味子的显微鉴别主要特征。

2. 仪器、试剂、材料

仪器：生物显微镜、酒精灯。

试剂：水合氯醛、甘油。

粉末：茶叶、虎杖、肉桂、杜仲、厚朴、黄柏、黄连、秦皮、五味子。

3. 训练内容

观察茶叶、虎杖、肉桂、杜仲、厚朴、黄柏、黄连、秦皮、五味子粉末中的不同石细胞显微特征。

4. 训练方法

取以上药材粉末透化装片，观察各种石细胞显微特征。

5. 作业

绘制各种石细胞形态特征图。

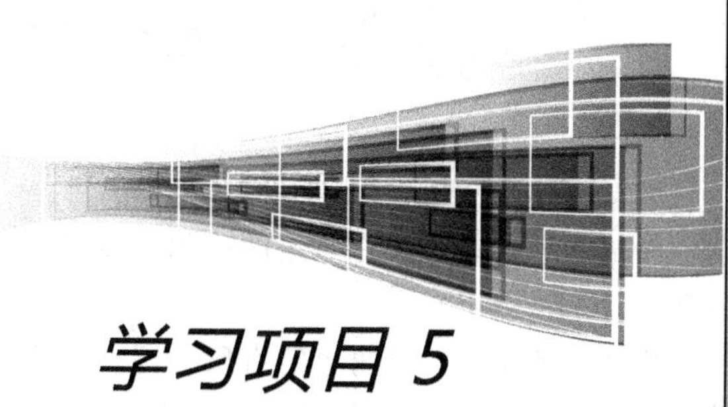

学习项目 5
中成药的鉴定

学习目标

1. 掌握中成药鉴定的依据、一般程序、真伪鉴定的方法和品质的优劣评价方法。
2. 熟悉中成药显微鉴定的操作技能。
3. 了解常用中成药的鉴定内容。

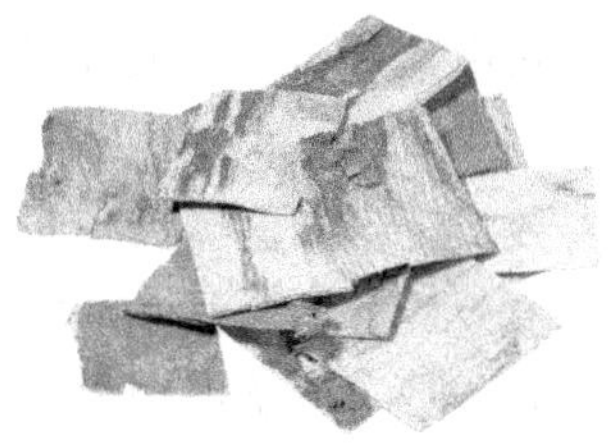

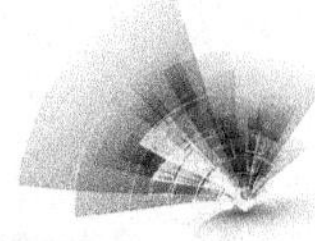

学习任务1 中成药鉴定概述

一、中成药鉴定的特点

中成药鉴定就是通过一定的检测手段和方法对其组成进行品种和质量把关，控制中成药的质量。

中成药鉴定同中药材鉴定有所不同。其鉴定对象是：成药的组分和起主要作用的有效成分、毒性成分或指标性成分。

中成药鉴定的特点：①原料品种繁多、炮制方法不一等造成质量控制较难；②化学成分复杂多样，检测不易；③有效成分不明，需要综合考查；④剂型种类繁多，工艺差异大，鉴定困难。

二、中成药鉴定常用方法

中成药的鉴定根据剂型不同，可选择采用性状、显微、化学和生物等鉴定方法。根据鉴定的目的不同可分为定性鉴别、定量鉴别和常规检查3项主要内容。

（一）定性鉴别

中成药的定性鉴别是利用其原料药的形态、组织学特征及所含有化学成分的物理和化学性质或生物学特性等进行鉴别。

常用的方法主要有性状鉴别、显微鉴别法、化学定性法、物理常数测定法、升华法、光谱法、色谱法等。

其中显微鉴定的步骤包括处方分析、制片、显微特征的观察及描述、特征的综合分析等。

（二）定量鉴别

中成药的定量鉴别是依据原料药的主要化学成分、有效成分或有效部位群进行含量测定的一种方法。主要有以下几种方式。

（1）对有效成分明确的中成药要进行有效成分的含量测定。

（2）中成药中某些药材，大致明确有效成分，如生物碱、黄酮、挥发油等，要测定这些成分的总含量。

（3）对有效成分已知但尚无理想的测定方法的中成药，可以通过对某些化学成分的测定来间接地反映有效成分的含量。

（4）对有效成分不明确的中成药，可采用以下方法：选择一个或几个认为可能的有效成分或主成分进行含量测定；测定药物的浸出物含量，如水浸出物、醇浸出物、乙醚浸出物等；选择在加工炮制时或制备、贮藏过程中易损失、破坏的成分进行含量或限度测定。

（5）中成药中若含有剧毒药或药理作用毒性较大的药物时，要测定其毒性成分的含量。

（6）含贵重药材的中成药应测定贵重药材的含量，以确定贵重药材的投料量。

用于中成药含量测定的方法主要有可见或紫外分光光度法、薄层色谱法、高效液相色谱法、气相色谱法、荧光分光光度法、原子吸收分光光度法、库仑滴定法等。

（三）检查

中成药的检查主要包括杂质检查和药品标准中对剂型规定的检查项目。

1. 杂质的检查

（1）一般杂质的检查　所谓一般杂质是指在自然界中广泛存在，在多种药材的采集、收购、加工以及中成药的生产、贮存过程中容易引入的杂质，如水分、重金属、砷盐、灰分、微生物及残留农药等。它们的检查方法均在《中国药典》附录中加以规定。

（2）特殊杂质检查　特殊杂质是指某些中成药中单独存在的杂质，因其特殊组成而在中成药的制备或贮存时可能产生。一般包括对掺假、毒性成分的限量及贮存过程中因理化性质改变而产生的异物的检查等。

2. 剂型规定的检查项目

重量差异检查、装量差异检查、最低装量检查、溶散时限检查、崩解时限检查、融变时限检查、水分检查、粒度检查、澄明度检查、无菌检查、不溶性微粒检查、微生物限度检查等。

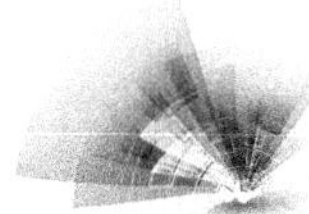

学习任务 2　中成药的鉴定

一、中成药的鉴定选论

1. 六味地黄丸

【处方】熟地黄 160g、山茱萸（制）80g、牡丹皮 60g、山药 80g、茯苓 60g、泽泻 60g。

【制法】取以上 6 味药，粉碎成细粉，过筛，混匀。每 100g 粉末加炼蜜 35～50g 与适量的水，泛丸，干燥，制成水蜜丸；或加炼蜜 80～110g 制成小蜜丸或大蜜丸，即得。

【性状鉴别】本品为黑棕色的水蜜丸、黑褐色的小蜜丸或大蜜丸，味甜而酸。

【显微鉴别】粉末特征。

① 山药：淀粉粒三角状卵形或矩圆形，直径 24～40μm，脐点短缝状或人字状；草酸钙针晶束存在于黏液细胞中，长 80～240μm。

② 茯苓：不规则分枝状团块，无色，遇水合氯醛液溶化；可见无色菌丝，直径 4～6μm。

③ 熟地黄：薄壁组织灰棕色至深褐色，细胞多皱缩，内含棕色核状物。

④ 牡丹皮：草酸钙簇晶存在于无色薄壁细胞中，有时数个排列成行。

⑤ 山茱萸：果皮表皮细胞橙黄色，表面观类多角形，垂周壁略连珠状增厚。

⑥ 泽泻：薄壁细胞类圆形，有椭圆形纹孔，集成纹孔群。

【功能主治】滋阴补肾。用于肾阴亏损、头昏耳鸣、腰膝酸软、骨蒸潮热、盗汗遗精、消渴。

2. 牛黄解毒片

本品是由牛黄、雄黄、石膏、大黄、黄芩、桔梗、冰片、甘草制成的片剂。为素片或包衣片，素片或包衣片除去包衣后显棕黄色；有冰片香气，味微苦、辛。

薄层色谱：取本品甲醇提取液，蒸干，残渣加水溶解，加盐酸适量回流，放冷用乙醚提取，蒸干乙醚液，残渣加氯仿溶解。用大黄标准药材和大黄素作对照。用硅胶 H-CMC 薄层板，以石油醚（30～60℃）-甲酸乙酯-甲酸（15∶5∶1）的上层溶液为展开剂，在紫外线灯下可见橙色荧光主斑点（对照药材 5 个斑点）。

黄芩苷的含量测定：高效液相色谱法。用十八烷基硅烷键合硅胶为填充剂，甲醇-水-磷酸（45∶55∶0.2）为流动相，检测波长为 315nm，理论板数按黄芩苷峰计算应不低于 3000。本品每片含黄芩以黄芩苷（$C_{21}H_{18}O_{11}$）计，小片不得少于 0.5mg，大片不得少于 0.75mg。

3. 六神丸

本品是由牛黄、麝香、冰片、蟾酥、珍珠、雄黄等制成的水丸剂。为黑色光亮细小丸，小丸均匀，去外衣，呈棕黄色。

薄层色谱：取本品研匀，加氯仿及冰醋酸适量回流，滤液蒸干，残渣加乙醇溶解。用胆酸作对照。用硅胶 G 薄层板，以醋酸乙酯-正己烷-醋酸-甲醇（32∶6∶1∶1）为展开剂，喷 10%硫酸乙醇溶液加热显色。

取本品氯仿回流提取液，用酯蟾毒配基作对照。用硅胶 G 薄层板，以苯-丙酮（7∶3）上行展开，在紫外线灯（254nm）下显暗红色斑点。

4. 柴胡口服液

本品是由柴胡经加工制成的口服液。为棕红色的液体；味微甜、略苦。

化学定性：本品水蒸馏液加红亚硫酸试液两滴，摇匀，放置 5min，显玫瑰红色。本品在水浴上蒸干，残渣加甲醇溶解，取上清液加 33%对二甲氨基苯甲醛甲醇溶液摇匀，加磷酸，混匀，加热显淡红紫色。

检查：相对密度应不低于 1.01；pH 值应为 3.0～5.0。

5. 藿香正气水

本品是由苍术、陈皮、姜制厚朴、白芷、茯苓、大腹皮、生半夏、甘草浸膏、广藿香油、紫苏叶油制成的合剂。为深棕色的澄清液体（久贮略有混浊）；味辛、苦。

薄层色谱：取本品石油醚（30～60℃）提取液，低温蒸干，残渣加醋酸乙酯溶解。用百秋李醇、厚朴酚、和厚朴酚作对照。用硅胶 G-CMC-Na 薄层板，以石油醚（60～90℃）-醋酸乙酯-甲酸（85∶15∶2）为展开剂，喷 5%香草醛硫酸溶液加热显色。

厚朴酚及和厚朴酚的含量测定：高效液相色谱法。用十八烷基硅烷键合硅胶为填充剂，甲醇-乙腈-水（50∶20∶40）为流动相，检测波长 294nm。理论板数按厚朴酚峰计算应不低于 5000。本品每支含厚朴以厚朴酚（$C_{18}H_{18}O_2$）及和厚朴酚（$C_{18}H_{18}O_2$）的总含量计算，不得少于 5.8mg。

检查：乙醇量应为 40%～50%；取供试品 5 支，将内容物分别倒入经校正的干燥量筒内，在室温下观察，每支装量与标示装量相比较，少于标示装量的不得多于 1 支，并不得少于标示装量的 95%。

二、中成药的鉴定实施

鉴定训练 各种特异薄壁细胞的鉴别

1. 目的要求

(1) 掌握当归、山茱萸、小茴香、蛇床子、泽泻、地黄、玄参、防风的性状鉴别主要特征。

（2）掌握当归、山茱萸、小茴香、蛇床子、泽泻、地黄、玄参、防风粉末中特异薄壁细胞的鉴别。

2. 仪器、试剂、材料

仪器：生物显微镜、酒精灯。

试剂：水合氯醛、甘油。

药材：当归、山茱萸、小茴香、蛇床子、泽泻、地黄、玄参、防风。

粉末：当归、山茱萸、小茴香、蛇床子、泽泻、地黄、玄参、防风。

3. 训练内容

观察当归、山茱萸、小茴香、蛇床子、泽泻、地黄、玄参、防风粉末中各种特异薄壁细胞。

4. 训练方法

取以上粉末分别以水合氯醛透化装片，观察各种特异薄壁细胞的显微特征。

5. 作业

绘各种特异薄壁细胞显微特征图。

参 考 文 献

[1] 国家药典委员会．中华人民共和国药典（2010年版）一部［M］．北京：化学工业出版社，2010.

[2] 黄达芳．实用中药鉴定［M］．北京：科学出版社，2004.

[3] 康廷国．中药鉴定学［M］．北京：中国中医药出版社，2003.

[4] 郑小吉．药用植物学［M］．北京：人民卫生出版社，2006.

[5] 张贵君．中药鉴定学学习指导［M］．北京：科学出版社，2002.

[6] 郝近大．实用中药材经验鉴别［M］．北京：人民卫生出版社，2001.